常见病饮食

营养一本通

求医不如求己养生别养病

于雅婷◎编著

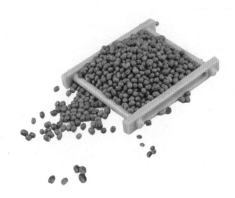

天津出版传媒集团

天津科学技术出版社

图书在版编目（CIP）数据

常见病饮食营养一本通 / 于雅婷编著 . -- 天津：
天津科学技术出版社 , 2022.7
ISBN 978-7-5742-0147-7

Ⅰ . ①常… Ⅱ . ①于… Ⅲ . ①常见病—食物疗法
Ⅳ . ① R247.1

中国版本图书馆 CIP 数据核字 (2022) 第 112360 号

常见病饮食营养一本通
CHANGJIANBING YINSHI YINGYANG YIBENTONG

责任编辑：孟祥刚
责任印制：兰　毅
出　　版：天津出版传媒集团
　　　　　天津科学技术出版社
地　　址：天津市西康路 35 号
邮　　编：300051
电　　话：（022）2332490
网　　址：www.tjkjcbs.com.cn
发　　行：新华书店经销
印　　刷：三河市同力彩印有限公司

开本 710×1000　1/16　印张 16　字数 200 000
2022 年 8 月第 1 版　第 1 次印刷
定价：48.00 元

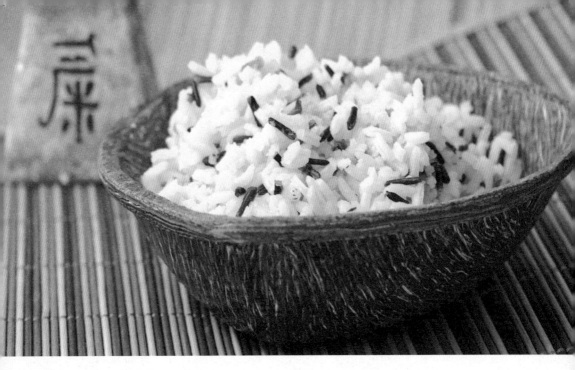

序言

人吃五谷杂粮，也生百病。但生病并不可怕，可怕的是防病意识弱，不懂得自我调理和自我保健，从而导致一些常见病慢慢发展成重大疾患。那么，如何在日常生活中应对常见病呢？

俗话说"三分治七分养"，而日常生活中调理疾病最常见、最简便的方式也莫过于饮食调理。"病从口入"，病也可以在饮食调理中得到好转。尤其是一些慢性常见病和生活方式疾病，如慢性胃炎、贫血、便秘、咽炎等，通过调整饮食习惯，采用科学的食疗保健方案，能够达到很好的防治效果。再如糖尿病、高血压等常见病，目前只能通过药物来维持，而不能完全根除，若通过饮食进行调理，则可以有效缓解病情。

本书从饮食防治常见病的角度出发，介绍了呼吸系统、消化系统、心脑血管、免疫及内分泌系统、泌尿生殖系统、血液及神经系统、妇产科、儿科、骨科及皮肤科和五官科等人体九大系统、70种常见病的饮食调理办法。针对每一种常见病，

本书首先从临床症状、保健提示、治疗原则、民间秘方进行了详细介绍，方便读者正确辨识疾病的症状，及时捕捉疾病信号，了解病因，并能轻松掌握日常保健方法。除此之外，本书对每一种疾病的宜吃食物、忌吃食物都有介绍，还贴心介绍了对症菜例，让读者对每种疾病该如何进行饮食调理有清晰明确的认识，对每种疾病的饮食宜忌有准确的把握，并可以根据自己需要，更有针对性地选择日常饮食，从而达到滋补身体、防治常见病的目的。

本书不仅内容丰富，还选用了大量精美的图片，以图文并茂的方式为读者展示每种常见病的饮食宜忌，一目了然地向读者传达健康饮食的理念，使读者在阅读的过程中既有对健康的领悟，又有美的享受。

我们衷心希望本书能为人们有效防治各种常见病提供帮助，并希望每一位读者都能远离疾病、身体健康。

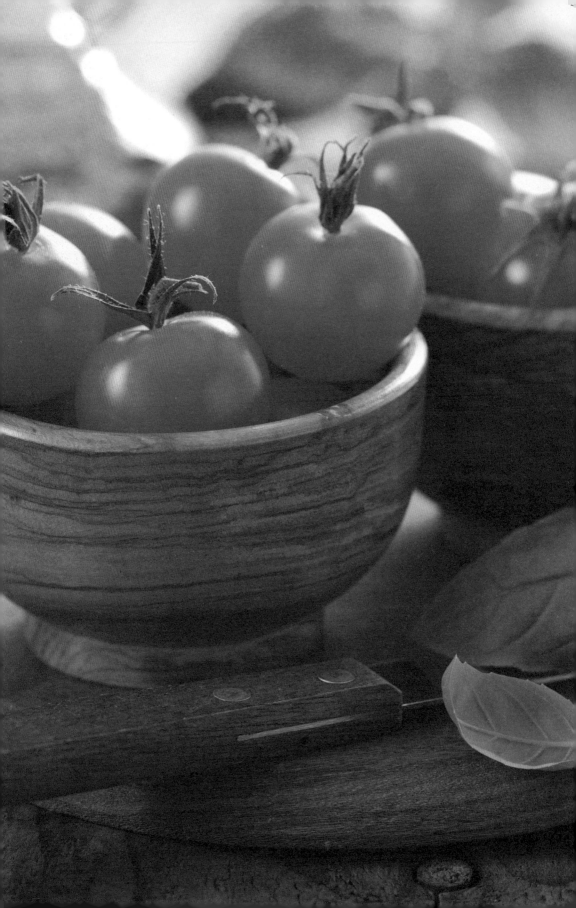

目录

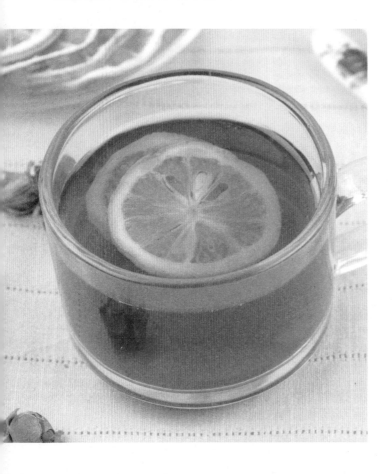

第三章　心脑血管常见病饮食宜忌

第四章 | 免疫、内分泌系统常见病饮食宜忌

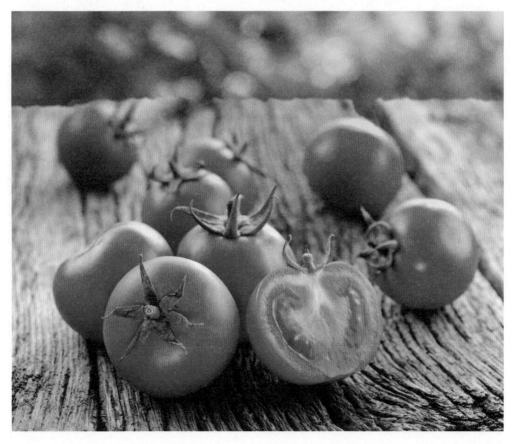

第五章 | 泌尿生殖系统常见病饮食宜忌

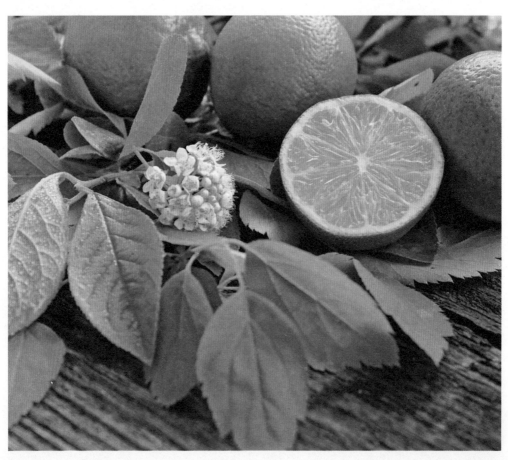

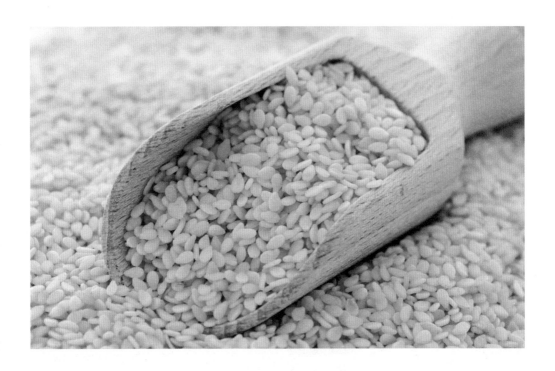

第六章 | 血液及神经系统常见病饮食宜忌

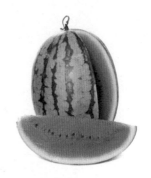

第七章 | 妇产科常见病饮食宜忌

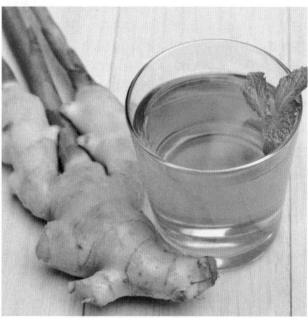

第八章 | 儿科常见病饮食宜忌

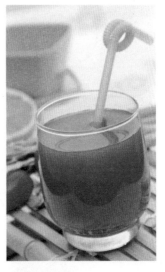

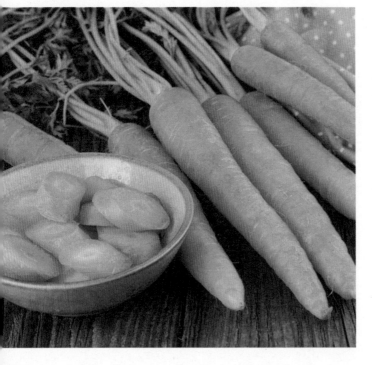

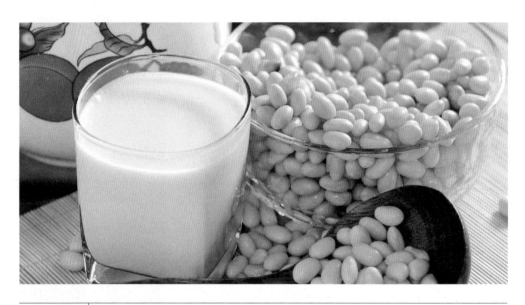

第九章 骨科及皮肤科常见病饮食宜忌

第十章 | 五官科常见病饮食宜忌

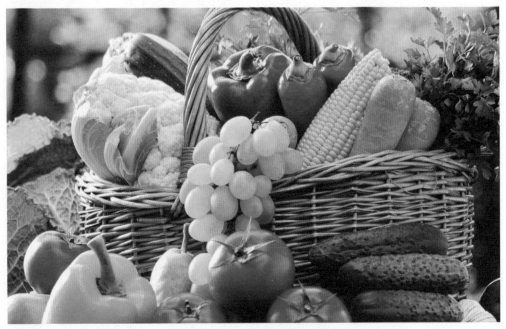

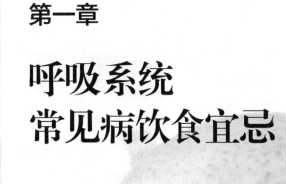

第一章

呼吸系统
常见病饮食宜忌

呼吸是生命的重要标志，呼吸系统的正常运转牵涉鼻腔、咽、喉、气管、支气管、肺等器官，任何一个环节出状况，就会引起人体不适，导致各种呼吸系统疾病，如感冒、慢性支气管炎、哮喘、肺炎、肺结核、肺气肿、肺癌等。因此，日常饮食要围绕呼吸系统各器官的"喜好"，饮食以清淡滋补为主，少吃辛辣刺激、过敏、燥热及导致伤肺的食物。

感冒

临床症状

风寒型感冒常表现为：畏寒发热、鼻塞、流清涕、咳嗽、头痛等症状。风热型感冒常表现为：有汗、鼻塞流涕、伴咽喉痛、口干喜冷饮。暑湿型感冒常表现为：畏寒、发热、口淡无味、腹痛、腹泻等症状。流感常表现为：患者突然畏寒高热、头痛剧烈、全身酸痛、恶心、食欲不振等。

保健提示

患感冒后要适当休息，减少户外活动。保持双手干净，双手被呼吸系统分泌物弄污后应立即洗手。室内要保持清洁，多通风，使空气新鲜。风寒型感冒患者可捂被闷头睡一觉，待汗出后，洗个热水澡，这一方法也可治愈其他类型的感冒。

治疗原则

治疗风寒型感冒宜发散风寒、辛温解表；治疗风热型感冒宜清热利咽、辛凉解表；暑湿型感冒常发生在夏季，治疗宜祛湿和中、解暑；对于流行性感冒，治疗应以抗流感病毒、增强患者免疫力为主。

民间秘方

方一：取姜25克洗净切片，葱白3根，切段，放入锅内加入适量清水，烧沸，加入适量的红糖搅拌即可。有发汗解表、疏风散寒的功效，适合风寒型感冒患者饮用。

方二：取金银花、连翘各15克，薄荷、枇杷叶各8克，放入锅中，加水煮沸即可。有疏散风热、利咽止咳的功效，适合风热感冒患者食用。

宜吃食物

○ **宜**　葱白、生姜、淡豆豉、豆腐、白扁豆、菊花、金银花、枇杷、板蓝根、柴胡

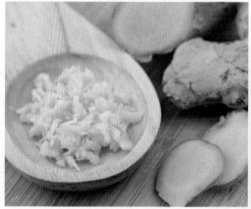
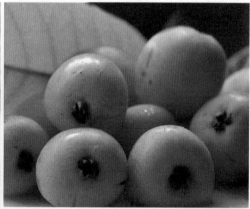

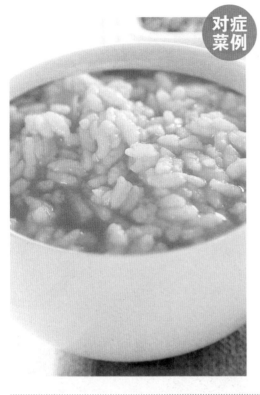

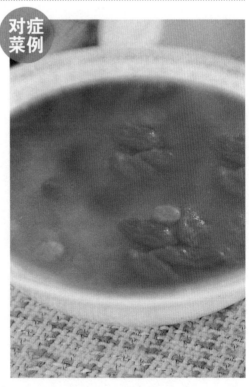

对症菜例

石膏退热粥

原料：生石膏50克，葛根25克，淡豆豉2克，麻黄2克，桑叶5克，大米100克，生姜3片。

做法：

① 将生石膏、葛根、淡豆豉、麻黄、生姜片、桑叶等洗净。

② 将所有材料放进锅中，加入清水煎煮取汁去渣。

③ 将洗净的大米加清水煮沸后，加入药汁煮成粥。

功效解读：本品具有发汗、清热的作用，适合感冒发热、头痛、口渴咽干的患者食用。

🌿 药材档案

石膏，性微寒，味辛，主治身体恶寒发热、心腹间内气逆行、心惊、气喘、口干舌燥而呼吸困难，壮热不退，肺热喘急。煅敷生肌敛疮。

菊豆枸杞汤

原料：菊花10克，绿豆30克，枸杞20克，红糖适量。

做法：

① 将绿豆洗净，用清水浸约半小时；枸杞、菊花洗净。

② 把绿豆放入锅内，加适量清水，大火煮沸后，转小火煮至绿豆开花。

③ 然后加入菊花、枸杞，再煮20分钟，加入红糖调味即可。

功效解读：本品具有疏风散热、泻火利尿的功效，适合风热感冒、目赤肿痛、口渴喜饮、小便发黄的患者食用。

🌿 药材档案

菊花性平，味苦，主治各种风邪所致的头部眩晕胀痛、目胀肿痛、眼睛流泪及肌肤麻木不知痛痒、风湿痹痛、恶风等症。长期服用能调理血气，使身体轻捷，延缓衰老。

感冒患者 忌 吃的食物

　　风寒型感冒患者不宜食用生冷、寒凉的食物，不宜食用滋补性药材和食物。以下两类是风热型感冒、暑湿型感冒和流行性感冒患者忌吃的食物。

性温热食物

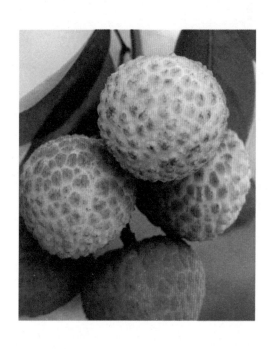

不宜食用性温热食物的原因

　　风热型感冒为感受风热之毒所致，《诸病源候论·风热候》中说："风热病者，风热之气，先从皮毛入于肺也。肺为五脏上盖，候身之皮毛，若肤腠虚，则风热之气，先伤皮毛，乃入肺也。"桂圆、荔枝、樱桃、狗肉、羊肉、胡椒、辣椒、人参等食物均为性温热之品，食用后助热上火，不利于风热型感冒患者病情，因此不宜食用。

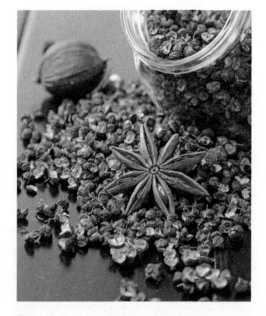

辛温燥热食物

不宜食用辛温燥热食物的原因

　　暑湿型感冒多发生于夏季或夏秋交接之时，为夏季暑湿之气过盛，侵入人体所致，食用桂圆、荔枝、羊肉等辛温燥热的食物会加重其发热、鼻塞流浊涕、头昏重、头胀痛、胸闷腹胀、恶心、心烦口渴等症状。流行性感冒是由病毒感染引起的，狗肉、花椒、鸡肉、牛肉等可伤气灼津、助火生痰，使痰不易咳出，加重流行性感冒患者的病情。

慢性支气管炎

临床症状

病初咳嗽有力，晨起咳多，白天少，睡前常有阵咳，合并肺气肿咳嗽多无力。清晨、夜间较多痰，偶有血丝，急性发作合并细菌感染时痰量增多且呈黄稠脓性痰。反复发作后，可出现过敏现象而发生气喘，症状加剧或继发感染时，常像哮喘样发作，气急不能平卧。并发肺气肿后，随肺气肿程度的增加而呼吸困难加剧。

保健提示

慢性支气管炎伴有发热、气促、剧咳者，要适当卧床休息。吸烟患者应戒烟，避免烟尘和有害气体侵入体内。冬天外出戴口罩和围巾，预防冷空气刺激气管及伤风感冒。鼓励患者参加力所能及的体育锻炼，以增强机体免疫力和主动咳痰排出的能力。

治疗原则

感染是慢性支气管炎发病和病情加剧的一个重要因素，因此只要能够有效控制病菌感染，就可以适当预防和缓解此症。慢性支气管炎常常容易导致肺气肿、肺心病的发生。因此，缓解咳嗽、气喘症状，是治疗和防止本病恶化的重要手段。

民间秘方

方一：取干品百部15～30克放进锅里，加水煎汁服用。每日1剂，分3次服用，有润肺止咳的功效，对于急性、慢性支气管炎有很好的疗效。

方二：取川贝100克研末，核桃仁200克捣碎，加入200毫升蜂蜜，搅拌均匀，倒入瓷罐内保存一周。每日早晚取20克服用，可治疗老年慢性支气管炎。

宜吃食物

○宜 无花果、杏仁、猪肺、白果、银耳、山药、百合、知母、枇杷叶、桔梗、丹参、川芎、黄芪、人参

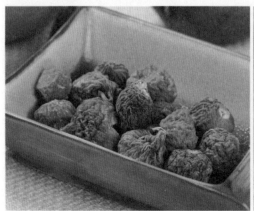
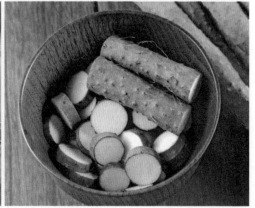

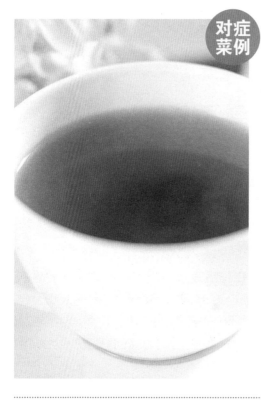

对症菜例

桑白杏仁茶

原料：桑白皮、南杏仁、枇杷叶各10克，绿茶12克，红糖20克。

做法：

❶ 将南杏仁洗净，打碎。

❷ 桑白皮、绿茶、枇杷叶洗净，与南杏仁一起放入砂锅，大火烧开后转小火熬20分钟，去渣取汁。

❸ 加入红糖溶化，即可饮服。

功效解读：本品具有泻肺平喘、止咳化痰的功效，适合慢性支气管炎伴热证、咳喘、咳吐黄痰者饮用，风热感冒患者也可饮用。

🍲 药材档案

　　枇杷叶性微寒，味苦，归肺、胃经，有清肺止咳、降逆止呕的疗效。主要用于肺热引起的肺热咳嗽、气逆喘急、胃热呕逆、烦热口渴。只需用枇杷叶，去掉叶上的毛，煎水服下即可。它是家常止咳清肺的必备药。

果仁鸡蛋羹

原料：白果仁50克，甜杏仁10克，核桃仁30克，花生仁20克，鸡蛋2个。

做法：

❶ 白果仁、甜杏仁、核桃仁、花生仁一起炒熟，混合均匀。

❷ 打入鸡蛋液，调入适量的水。

❸ 入锅蒸至蛋熟即成。

功效解读：本品具有止咳平喘、益气补虚、润肠通便等作用，适合肺气虚型慢性支气管炎、肺炎患者食用，但腹泻患者不宜食用。

🍲 食材档案

　　白果性平，味甘、苦、涩，归肺经，有敛肺气、定喘嗽、止带浊等功效，可治痰多哮喘、白带、白浊、遗精、淋病等。对肺病咳嗽、老人虚弱体质的哮喘及各种哮喘痰多者，均有辅助食疗作用。

对症菜例

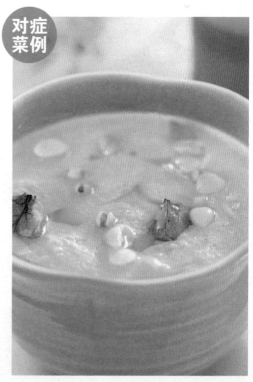

慢性支气管炎患者 忌 吃的食物

慢性支气管炎患者忌食黏腻生痰的食物，这类食物可助湿生痰，还能引起过敏反应，加重病情，使咳嗽加重。以下两类食物也不宜吃。

致敏性食物

不宜食用致敏性食物的原因

虾、蟹、带鱼等虽然美味，但是却是高致敏性食物，特别是对于一些过敏体质的人，会诱发人体的过敏反应。过敏因素是慢性支气管炎发病的一个重要因素，尤其是喘息型的慢性支气管炎患者。慢性支气管炎患者食用后可能导致病情加重。此外，虾、蟹、带鱼等多食可积温成热，且其可助湿生痰，慢性支气管炎患者应尽量不吃或少吃。

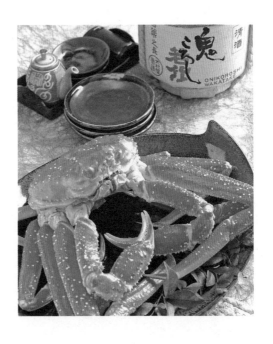

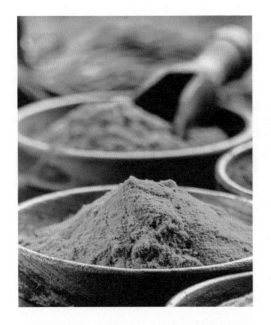

刺激性食物

不宜食用刺激性食物的原因

辣椒、胡椒、芥末、咖喱、生姜、大蒜、桂皮等均具有强烈的刺激性，会直接刺激支气管，使其黏膜充血、水肿，引起慢性支气管急性发作或加重慢性支气管炎的病情，而其也会刺激神经，加重咳嗽等病情。另外，也不宜食用过咸的食物。中医认为，多食咸则脉凝涩，故食用过咸的食物，可影响支气管的血液循环，从而不利于慢性支气管炎的病情恢复。

哮喘

临床症状

外源性哮喘是患者对致敏原产生过敏的反应，患者发作前先出现鼻痒、咽痒、流泪、打喷嚏、干咳等，发作期出现喘息、胸闷、气短、平卧困难等症。内源性哮喘一般先有呼吸道感染，表现为咳嗽、咯痰、低热等，后逐渐出现喘息、胸闷、气短症状，多数病程较长，缓解较慢。

保健提示

鼓励患者多饮水，保证每日摄入一定的水量，给患者翻身拍背，帮其排出痰液等。患者呼吸困难时，宜取半卧位。保持房间安静和整洁，居室内禁放花、草、地毯等，减少不良刺激。避免刺激性气体、烟雾、灰尘和油烟等，避免精神紧张和剧烈运动，避免受凉及上呼吸道感染。戒烟。

治疗原则

因呼吸道感染引起气道狭窄所致的哮喘，治疗的首要任务是松弛气管平滑肌。对于因花粉、动物毛发、刺激性气味等因素引起气道过敏所导致的哮喘，治疗以抗过敏为主。哮喘易导致肺气、肾气虚弱，因此治疗应补肾敛肺、纳气定喘。

民间秘方

方一：取五味子250克加水煎浓汁，待凉后，将7个鸡蛋浸没在药汁中，浸7天后，每天取出1个鸡蛋蒸熟食用，对于哮喘有很好的疗效。

方二：取3克麻黄塞入一头去节的芦根中，再将芦根封口，加入适量的水煎服。每日1次，服3~4天，适用于哮喘及慢性咳嗽患者。

宜吃食物

○ 宜　大枣、奶类、瘦肉类、白果、核桃、猪肺、麻黄、桔梗、紫菀、陈皮、佛手、香附、木香、款冬花、黄芩、防风、五味子

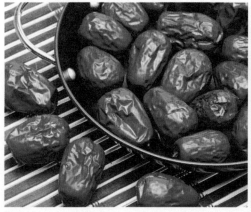
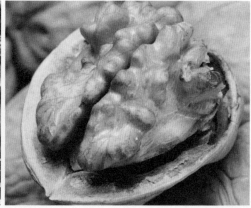

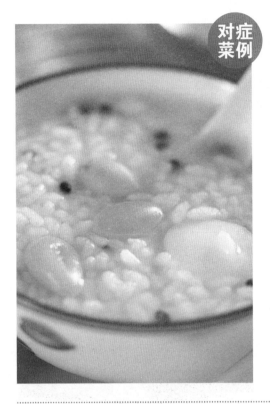

果仁粥

原料：白果10克，浙贝母10克，莱菔子15克，大米100克，盐3克，鸡精2克，香油10毫升。

做法：

❶ 白果、大米、浙贝母、莱菔子先用清水洗净，一起装入瓦煲内。

❷ 瓦煲中加入适量清水，烧开后，改为小火慢煮成粥。

❸ 下盐、鸡精，淋香油，调匀即可。

功效解读：此粥具有下气、平喘、止咳、化痰的功效，对哮喘咳嗽、痰多的患者有一定食疗效果。

🌿 药材档案

　　莱菔子性平，味辛、甘，归肺、脾、胃经，主要的功效是消食除胀、降气化痰，临床上常常用于治疗饮食停滞、脘腹胀痛、大便秘结、积滞泻痢、痰壅喘咳等病症，对哮喘有较好的治疗作用。

菊花桔梗雪梨汤

原料：甘菊5朵，桔梗5克，雪梨1个，冰糖5克。

做法：

❶ 甘菊、桔梗洗净，放入砂锅。砂锅中加入1200毫升水，大火煮开，转小火继续煮10分钟，去渣留汁。

❷ 加入冰糖搅匀后，盛出待凉。

❸ 梨子洗净，削去皮，梨肉切丁，加入已凉的甘菊桔梗水即可。

功效解读：本品有开宣肺气、清热止咳的作用，适合有咳嗽气喘、咳吐黄痰等症的哮喘患者食用。

🌿 药材档案

　　桔梗性微温，味辛，利五脏肠胃，补血气，除寒热风痹，温中消谷，疗咽喉痛。除蛊毒，利窍，除肺部风热，清利头目，利咽喉。主治胸胁如刀刺般疼痛、腹中胀满、肠鸣不断、惊恐、心悸等症。

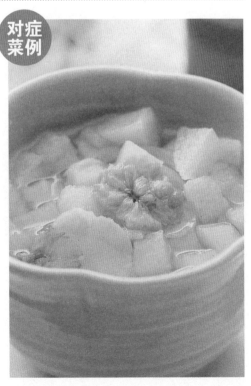

哮喘患者 忌 吃的食物

哮喘患者忌食容易产气的食物，否则会使腹部胀气，横膈上抬，胸腔缩小，影响肺通气，加重哮喘患者呼吸困难的症状。以下两类食物也不宜吃。

致敏性食物

不宜食用致敏性食物的原因

大多数哮喘患者属于过敏体质，本身可能伴有过敏性鼻炎或者特应性皮炎，又或者会对某些变应原、食物、药物过敏。带鱼、海鳗、黄鱼等许多无鳞鱼以及虾、蟹等海鲜很可能是哮喘的重要过敏源，哮喘患者应特别注意。而且带鱼等性温，富含油脂，哮喘患者食用可助湿生痰，不利于患者的病情。

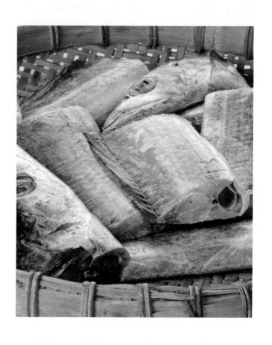

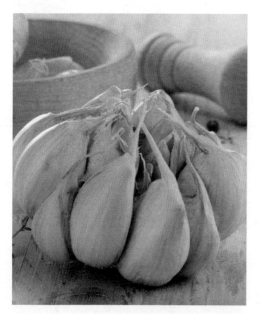

刺激性食物

不宜食用刺激性食物的原因

辣椒、芥末、大葱、蒜等均具有强烈的刺激性，白酒、冰激凌、碳酸饮料的刺激均可增加副交感神经兴奋，使支气管收缩痉挛，从而引发哮喘。中医认为，辣椒、芥末、大葱、蒜均为性温热之品，食用后可助热生痰，加重炎症。此外，酒精、碳酸饮料及冷饮进入血液后还会使心跳加快，肺重哮喘患者的病情，因而也不宜食用。

肺炎

临床症状

肺炎患者多表现为突然寒战，继发高热，体温可高达39～40℃，伴有头痛、全身肌肉酸痛，食量减少。先干咳，后咳出白色黏液痰或带血丝痰。常有剧烈针刺样胸痛。呼吸困难、呼吸快而浅。少数患者有恶心、呕吐、腹胀或腹泻等症状，严重者可出现神志模糊、烦躁、嗜睡、昏迷等症。

保健提示

生病时要卧床休息。肺炎患者大多体质较弱，抵抗力差，所以在治疗的同时，应多进食补益肺气的食物，以及富含优质蛋白质的食物，以增强体质。平时要经常锻炼身体，增强机体抵抗力。季节交换时注意保暖，避免受凉，避免过度疲劳，感冒流行时少去公共场所。

治疗原则

肺炎多因感染葡萄球菌或肺炎球菌所引起，因此治疗此病的首要任务是对抗致病菌。其次，肺炎患者大多体质较弱，抵抗力差，所以在治疗的同时，应多进食补益肺气的食物，有利于辅助治疗。

民间秘方

方一：取白茅根30克、鱼腥草30克、金银花15克、连翘10克加水煎汁，取汁服用。每日1剂，分3次服用，连续服用3日，可消炎止咳。

方二：取牛蒡子、防风、荆芥穗各10克，大黄、生甘草各5克洗净放入锅中，加水煎浓汁，最后加入5克薄荷煎煮片刻即可。每日1次。有疏风散热、宣肺透疹的功效，适用于肺炎患者。

宜吃食物

○宜　瘦肉、奶类、河鱼、白果、杏仁、枇杷、菊花、金银花、鱼腥草、桑叶、牛蒡子、紫苏、川贝、柴胡、莱菔子、薄荷

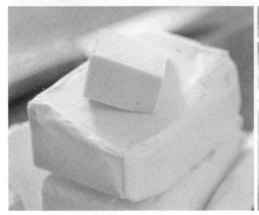
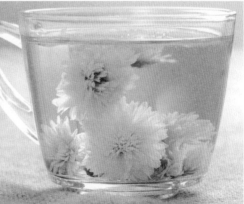

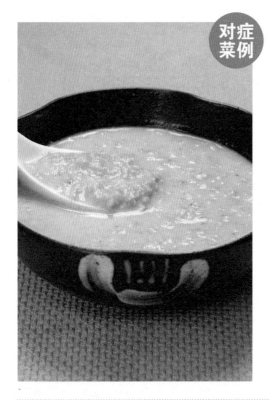

四仁鸡蛋粥

原料：核桃仁、花生仁各40克，白果仁、甜杏仁各20克，鸡蛋2个，糖适量。

做法：

❶ 白果仁洗净，去壳、去皮；甜杏仁、核桃仁、花生仁洗净。

❷ 将白果仁、甜杏仁、核桃仁、花生仁共研成粉末，用干净、干燥的瓶罐收藏，放于阴凉处。

❸ 每次取20克，加水煮沸，冲入鸡蛋，煮成一小碗，加糖搅拌均匀即可。

功效解读：本品具有补气敛肺、止咳化痰的作用，适合肺气虚弱、久病不愈的肺炎患者食用。

🌿 药材档案

杏仁性温，味苦，有小毒，主要具有降气、止咳、平喘、润肠通便等功效，多用于治疗咳嗽气喘、胸满痰多、血虚津枯、肠燥便秘等症。

白果扒草菇

原料：白果15克，草菇450克，陈皮6克，姜丝10克，葱花、花生油、盐、味精、香油各适量。

做法：

❶ 草菇洗净，切片；白果去皮发好；陈皮泡后切成丝。

❷ 锅内加少许油，下葱花、姜丝爆香后，下入陈皮和草菇炒。

❸ 最后加入白果，调入盐、味精、香油翻炒均匀即可。

功效解读：本品具有补气健脾、止咳化痰的功效，适用于咳吐白痰或咳嗽痰少的肺炎患者食用。

🌿 药材档案

陈皮性温，味苦、辛，归肺、脾经，由成熟橘子的果皮晒干或低温干燥而成，气香。陈皮具有理气健脾、燥湿化痰的功效，用于治疗胸脘胀满、食少吐泻、咳嗽痰多等症。

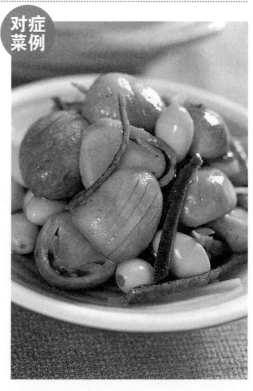

肺炎患者 忌 吃的食物

肺炎患者不宜食用肥腻食物，否则可导致中焦受遏，运化不利，还会增加痰液的分泌，从而加重肺炎患者咳痰的症状。以下两类食物也不宜吃。

甘温水果

不宜食用甘温水果的原因

桃子、李子、杏、石榴，这些水果性甘温，肺炎患者食用后容易助湿生痰，从而加重肺炎患者的病情。关于这些食物的食用禁忌，古书中早有记载。如石榴，《日用本草》中指出："其汁恋膈成痰，损肺气，病人忌食。"又如杏，古人早有多食可"伤筋骨，生痰热，发疮痈，动宿疾"的说法。再如李子，在《随息居饮食谱》中有"多食生痰，助湿发疟疾，脾虚者尤忌之"的记载。

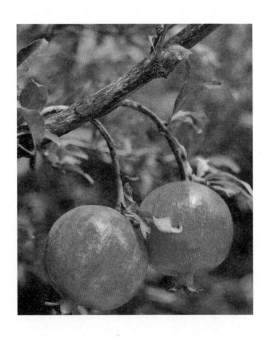

刺激性食物

不宜食用刺激性食物的原因

辣椒、芥末等具有强烈的刺激性，可刺激呼吸道黏膜，使其高度充血、水肿，不利于慢性肺炎患者的病情。而浓茶、咖啡和可乐中含有咖啡因，咖啡因是一种黄嘌呤生物碱化合物，它可刺激支气管引起支气管痉挛从而加重咳嗽，故慢性肺炎患者不宜饮用。冰激凌等生冷食物的刺激，也有可能引起支气管痉挛，从而加重慢性肺炎患者的咳嗽症状，因此也不宜食用。

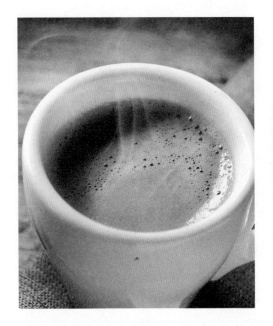

肺气肿

临床症状

早期无症状或仅在劳动、运动时感到气短。发展期呼吸困难程度加重，稍一活动甚或完全休息时仍感气短，并有乏力、食欲减退、上腹胀满、咳嗽、咳痰等症状。晚期表现为心慌、颈静脉怒张、肝大、下肢水肿及（或）神志—意识障碍、球结膜水肿等心力及呼吸衰竭的表现。

保健提示

患者平时要注意改善肺功能，可积极参加一些适当的体育活动，如慢跑、太极拳、柔软操、步行等以增加肺活量和耐力。肺气肿患者冬季最怕冷，也易感冒，进行耐寒锻炼可以提高患者的抵抗力。肺气肿患者在肺部感染时，一定要卧床休息，遵照医嘱积极抗感染，解痉平喘，按时服药。

治疗原则

治疗本病应标本兼治，以止咳为标，补肺为本，重在补益肺气、增强患者的免疫力，从而改善气短、呼吸困难等肺虚症状。肺热型肺气肿患者常有咳吐脓痰等肺热症状，治疗应排脓化痰。肺寒型肺气肿患者冬季较怕冷、咳吐清痰，应注意温补肺气。

民间秘方

方一：取鲜品鱼腥草200克煎汤。每日1剂，分2次服用。有清热排脓的功效，适合肺脓肿患者。

方二：取人参10克、白术20克、五味子15克、炙甘草10克，放入锅中，加2碗水煎至1碗，然后加入15毫升酒煎沸。分3次服用。适合肺肾气虚，易感冒的肺气肿患者食用。

宜吃食物

○ **宜** 　猪肺、杏仁、木舌楼、旋覆花、桔梗、蒲公英、鱼腥草、桑白皮、党参、人参、沙参、冬虫夏草、五味子、玉竹

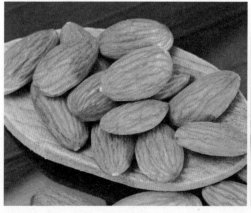
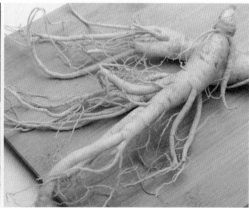

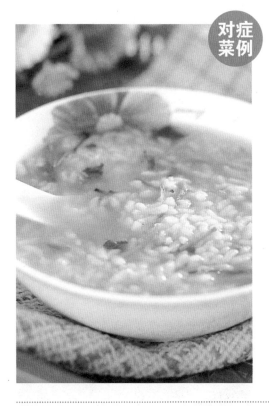

复方鱼腥草粥

原料：鱼腥草、金银花、生石膏各30克，竹茹9克，大米100克，冰糖30克。

做法：

① 将鱼腥草、金银花、生石膏、竹茹洗干净，放入砂锅中，加水没过药材5厘米，大火烧开后，转小火煮20分钟，取药汁去渣。

② 大米洗净备用。锅中下入大米、药汁及适量水，共煮为粥。

③ 最后加入冰糖，稍煮即可。

功效解读：本品可清热养肺、化痰排脓，适合热证慢性肺炎、肺气肿患者食用，症见咳嗽痰少、痰色黄或腥臭、口干等。

🌿 药材档案

竹茹性微寒，味甘，归肺、胃经，具有清热化痰、除烦止呕的作用，常用于痰热咳嗽、胆火挟痰、烦热呕吐、中风痰迷、胃热呕吐等症。

杏仁菜胆猪肺汤

原料：菜胆50克，苦杏仁10克，猪肺750克，黑枣5颗，盐、姜片各适量。

做法：

① 苦杏仁洗净，温水浸泡，去皮、尖；黑枣、菜胆洗净。

② 猪肺处理干净，洗净沥干，切成块状。水烧开，放入猪肺汆烫。

③ 炒锅放入姜片，将猪肺爆炒5分钟左右。

④ 将2升清水放入瓦煲内，煮沸后加入除盐外的其余用料，改用小火煲3小时，加盐调味即可。

功效解读：本品具有益气补肺、平喘化痰的作用，适合肺气肿迁延不愈、体质虚弱的患者食用。

🌿 药材档案

苦杏仁性温，味苦，有毒，归肺、大肠经，具有祛痰止咳、润肠等功效，主治咳嗽气逆、哮喘。

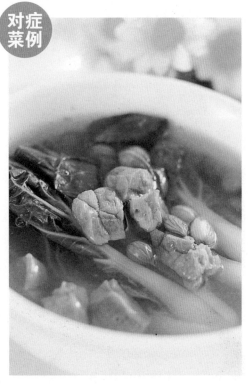

肺气肿患者 忌 吃的食物

肺气肿患者不宜食用辛热刺激、油腻的食物，如辣椒、胡椒、白酒、姜、羊肉、狗肉、带鱼、糯米、肥肉等。以下两类食物也不宜食用。

损肺气食物

不宜食用损肺气食物的原因

肺气肿患者久咳伤肺，正气不足，不宜食用香蕉、冰激凌、凉菜、红薯、韭菜等耗损肺气的食物。香蕉、冰激凌、凉菜等为性质寒凉、易损伤正气之物，可产生寒痰，加重肺气肿患者的病情。红薯中含有一种氧化酶，容易在人的胃肠道产生大量的二氧化碳气体；韭菜含有大量的粗纤维，如大量摄入不容易消化，在胃肠道里产生大量的气体，这类食物对肺气的宣降不利，应禁用。

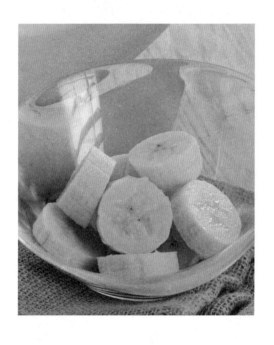

腥臊发物

不宜食用腥臊发物的原因

中医认为，肺气肿患者食用鲑鱼、虾、黄鱼、蟹等腥臊发物，可助湿生痰，使患者痰浊壅滞，从而加重咳嗽、咯痰、气喘等症状，加剧肺气肿患者的病情。另外，也不宜饮用咖啡、浓茶，这两种食物中的咖啡因有兴奋中枢神经的作用，一来会增加肺气肿患者身体内的消耗，不利于肺气肿患者的病情；二来会影响肺气肿患者的睡眠质量，使患者的精神状态不佳，不利于疾病的好转。

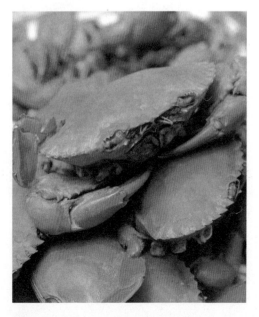

肺癌

临床症状

早期肺癌患者并无特殊症状，仅有一般呼吸系统疾病所共有的症状，表现有：咳嗽、低热、胸痛（可为闷痛、隐痛或胀痛）、痰血（痰中带血）。部分患者会出现骨关节肿胀疼痛、变形等症，少数患者有肩背痛症状。晚期肺癌患者胸部疼痛，患者还可出现声音嘶哑，面、颈部水肿，气促、呼吸困难、胸腔积液等症。

保健提示

疼痛是晚期肺癌患者的主要症状，在使用止痛药之前可先尝试以下三种止痛方案：一是按摩、涂清凉止痛药、热敷疼痛周围皮肤；二是播放一些快节奏的音乐，或让患者看一些笑话、小说等以转移注意力；三是闭眼、放松，做慢而深的呼气与吸气。

治疗原则

治疗肺癌的首要任务是抑制癌细胞生长、扩散、浸润，因此患者应多进食具有防癌抗癌的药材和食物。此外，肺癌患者在抗癌、抑制癌细胞扩散转移的同时，还应补益肺气、止咳化痰，增强抗癌抗病的能力。

民间秘方

方一：取银杏叶5克洗净放入杯中，加入2～3克绿茶，加入沸水冲泡饮用。每天晨起空腹和睡前各饮1次，有助于抑制细胞的恶变。

方二：取白花蛇舌草、鱼腥草、枇杷叶、猪苓、薏米、通光散各30克加水煎汁，取汁服用。每天1剂，分3次服用，具有清热利尿、活血止痛的功效，对于各期的肺癌都有一定的辅助治疗作用。

宜吃食物

○宜 薏米、大米、燕窝、牡蛎、海蜇、海参、山药、菜花、香菇、甲鱼、杏仁、白果、沙参、百合、白及、玉竹、麦冬

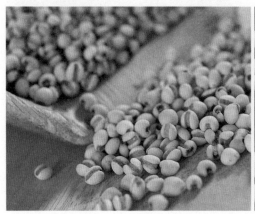
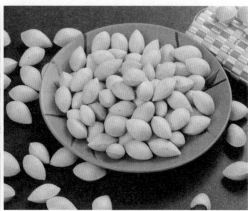

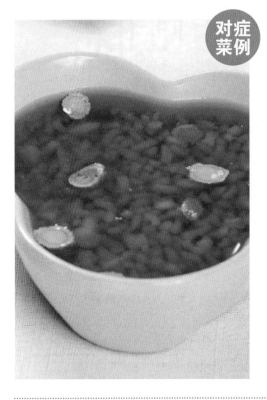

对症菜例

阿胶粥

原料：阿胶15克，杏仁10克，蜜制马兜铃5克，西洋参3克，川贝、葶苈子、薏米各5克，大米50克，白糖适量。

做法：

❶ 西洋参研成粉末；阿胶烊化为汁；大米淘洗备用。

❷ 将杏仁、马兜铃、川贝、葶苈子、薏米洗净先煎，去渣，取清汁。

❸ 加入大米，用小火煮成稀粥，熟时调入西洋参末、阿胶汁、白糖即可。

功效解读：本品具有补中益气、降气化痰、止咳平喘的作用，对肺癌患者有很好的辅助疗效。

🌿 药材档案

川贝性微寒，味甘、苦，归肺、心经，具有清热润肺、止咳化痰等功效，其主要适用于外感风热咳嗽、肺虚久咳、痰少咽燥、阴虚劳嗽、咯痰带血等症状。

白及玉竹养肺饮

原料：燕窝6克，白及、玉竹各5克，冰糖适量。

做法：

❶ 燕窝、玉竹冲净泡发；白及略洗；将燕窝、玉竹、白及入瓦锅中。

❷ 瓦锅置于火上，先大火烧开，再转小火，直至食材炖烂，然后加适量冰糖再炖5分钟，待冰糖溶化后拌匀即可。

❸ 每日早晚各服一次。

功效解读：本品具有补益肺肾、纳气止血的功效，适合老年慢性支气管炎、肺气肿、肺结核或肺癌咯血等患者食用。

🌿 药材档案

玉竹性平，味甘，归肺、胃经，具有养阴润燥、生津止渴的作用，常用于治疗肺胃阴伤、燥热咳嗽、咽干口渴、内热消渴等症，长期服用能去掉面部黑斑，令人肌肤润泽。

对症菜例

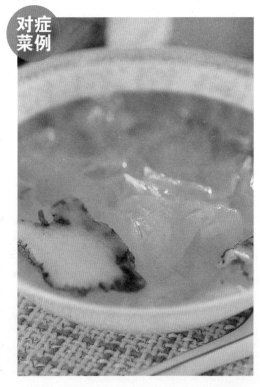

肺癌患者 忌 吃的食物

　　肺癌患者不宜食用油煎、烧烤类食物，如烤鸭、炸鸡、油条、薯片等。这类食物在制作的过程中会产生大量致癌物。以下两类食物也不宜食用。

肥甘厚味食物

不宜食用肥甘厚味食物的原因

　　肺癌患者不宜食用肥甘厚味食物，如肥肉、香肠、动物油、糯米、蛋糕、甜点等。肥肉的脂肪含量很高，一般的猪肥肉，每100克中含有脂肪70.99克。由于香肠的原料有肥肉，它的脂肪含量也是极高的，一般的香肠脂肪含量可高达40.7%。而糯米、甜点均为黏滞之品，中医认为，肺癌患者多食此类食物，不易消化，易损伤脾胃，内生痰湿，使痰浊瘀毒不消反增，从而致使病情加重。

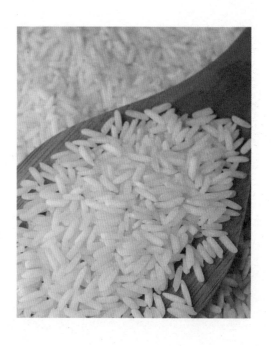

辛辣刺激性食物

不宜食用辛辣刺激性食物的原因

　　葱、姜、花椒、辣椒等食物均具有强烈的刺激性，肺癌患者不宜食用，否则会刺激其支气管黏膜，引起咳嗽、气喘症状加重，严重影响肺癌患者的病情。而且这类辛辣刺激的食物均为温热之品，肺癌患者食用可助火生热，使痰热加重，从而加重病情，严重者还可能诱发咯血。而且多食这类食物，还可使大便干燥，从而使患者发生肠燥便秘。

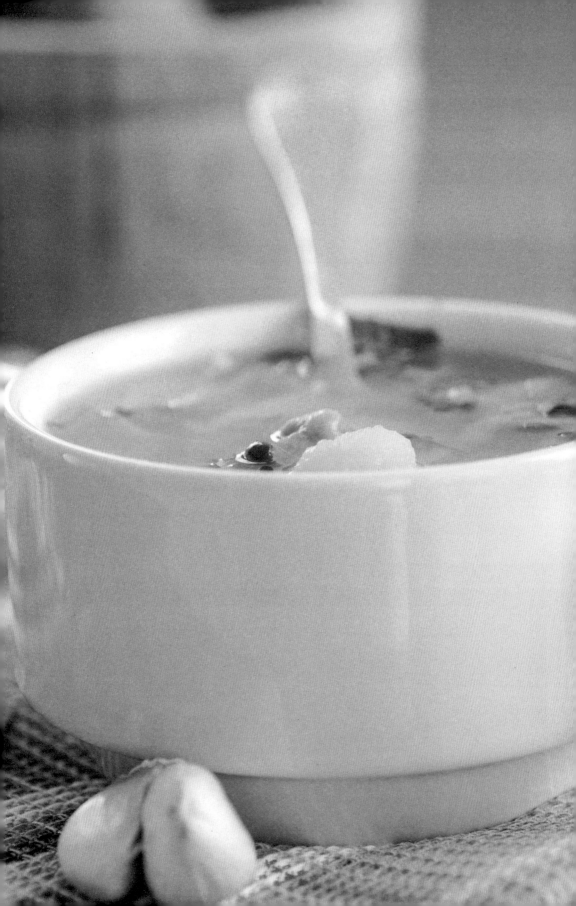

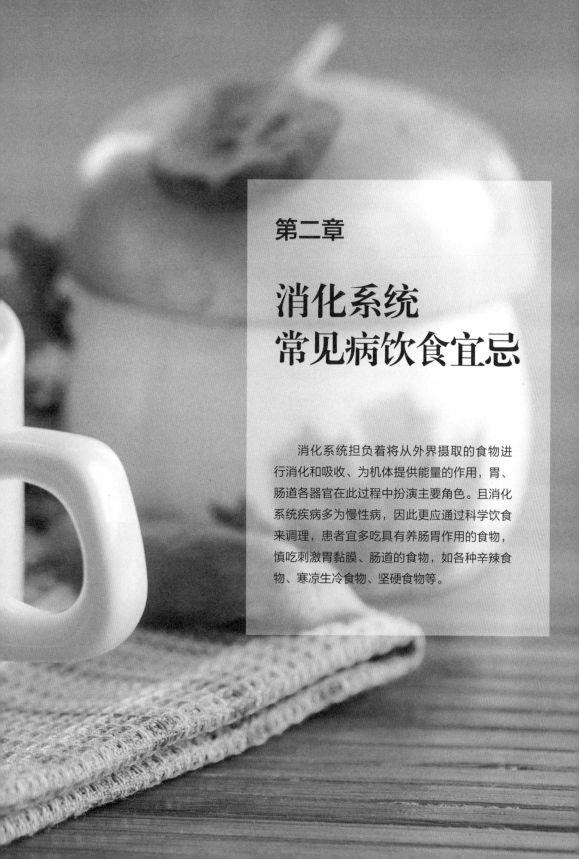

第二章

消化系统
常见病饮食宜忌

消化系统担负着将从外界摄取的食物进行消化和吸收、为机体提供能量的作用，胃、肠道各器官在此过程中扮演主要角色。且消化系统疾病多为慢性病，因此更应通过科学饮食来调理，患者宜多吃具有养肠胃作用的食物，慎吃刺激胃黏膜、肠道的食物，如各种辛辣食物、寒凉生冷食物、坚硬食物等。

慢性胃炎

临床症状

慢性浅表性胃炎表现为上腹疼痛，疼痛大多无规律，腹胀、嗳气等。慢性萎缩性胃炎有上腹部灼痛、胀痛或胀满，伴食欲不振、恶心、便秘或腹泻等症。慢性糜烂性胃炎起病往往较急且重，出现上消化道大出血、呕血、黑便乃至休克，出血停止后常易复发，患者常伴有贫血症状。

保健提示

慢性胃炎患者进食的食物应营养丰富而又易于消化，进食时应细嚼慢咽，和唾液充分混合。进食要定量和少食多餐，生活作息要有规律，避免在情绪紧张、愤怒、抑郁、过分疲劳时勉强进食。如患者突然出现大量呕血或黑粪，且有冷汗和脉速、血压波动等症状，应立即送医院诊治。

治疗原则

胃黏膜损伤是引起慢性胃炎的一个重要原因，因此治疗应注意保护胃黏膜，忌食对胃黏膜有刺激或损伤的食物。胆汁反流也是造成慢性胃炎的一个重要因素，治疗时应抗胆汁反流。患者大多脾胃功能较弱，治疗应补脾健胃，增强胃肠功能。

民间秘方

方一：将制大黄3克磨成粉，放入杯中，冲入开水，待其略凉后，加入蜂蜜15毫升，搅拌均匀后10分钟即可饮用。每日1次，有清热解毒、活血益气、润肠通便的作用。

方二：将香附10克、青皮8克、玉竹8克加适量的水煎汁，取汁空腹服用，对于慢性胃炎伴胸胁胀痛有良好的疗效。

宜吃食物

○ 宜　木瓜、大枣、山药、鳝鱼、猪肚、羊肚、麦芽糖、党参、黄芪、白芍、白术、姜、茯苓、炙甘草

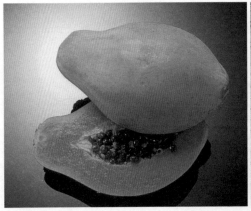
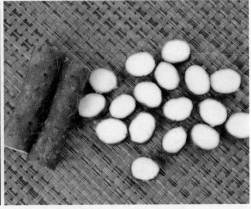

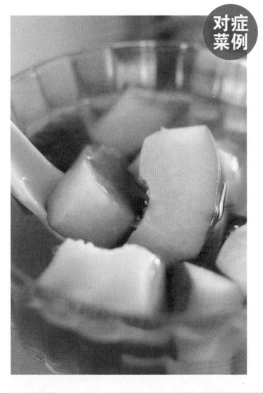

对症菜例

生姜米醋炖木瓜

原料：生姜5克，白芍5克，木瓜100克，米醋少许。

做法：

❶ 木瓜洗净，切块；生姜去皮洗净，切片；白芍洗净，备用。

❷ 先将木瓜、生姜、白芍一同放入砂锅，然后加入适量清水和米醋。

❸ 先大火烧开，再转用小火炖至木瓜熟透即可。

功效解读：本品具有补气益血、解郁调中、益胃止痛的功效，对慢性胃炎患者有一定的疗效。

🍲 **食材档案**

　　木瓜性温，味酸，归脾、肝经，具有平肝舒筋、和胃化湿、消暑解渴、润肺止咳、提高免疫力、净化血液、润肤养颜、促进代谢等功效，主治湿痹拘挛、肾炎、便秘、消化不良等症。

山药白术羊肚汤

原料：羊肚250克，大枣10颗，枸杞15克，山药50克，白术10克，盐3克，鸡精2克。

做法：

❶ 羊肚洗净，切块，汆水；山药洗净，去皮，切块；白术洗净，切段；大枣、枸杞洗净，浸泡。

❷ 锅中烧水，放入羊肚、山药、白术、大枣、枸杞，加盖。

❸ 炖2小时后调入盐和鸡精即可。

功效解读：本品具有健脾益气、暖胃宽中的功效，适合慢性胃炎患者食用。

🍲 **食材档案**

　　山药性平，味甘，归肺、脾、肾经，具有健脾补肺、固肾益精、聪耳明目、助五脏、长志安神、延年益寿的功效，可用于脾虚食少、久泻不止、肺虚喘咳、肾虚遗精、带下、尿频、虚热消渴等常见病症的治疗。

对症菜例

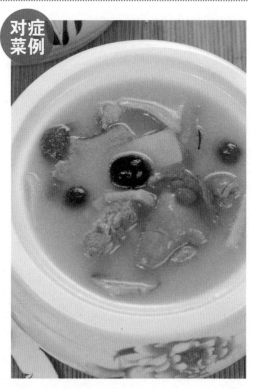

慢性胃炎患者 忌 吃的食物

慢性胃炎患者忌食难消化、易产气的食物，这类食物在消化吸收的过程中会产生气体、导致腹胀，加重不适。除此之外，以下两类食物也不宜食用。

辛辣刺激性食物

不宜食用辛辣刺激性食物的原因

辣椒、胡椒、茴香、洋葱等均为性热、辛辣刺激之品，可刺激胃的腺体，加重慢性胃炎患者的病情。白酒能够直接破坏胃黏液屏障，使胃腔内的氢离子反弥散进入胃黏膜，从而导致胃黏膜发生充血、水肿，甚至可导致胃黏膜糜烂，严重影响慢性胃炎患者的病情。浓茶和咖啡含有的咖啡因成分可刺激胃的腺体分泌胃酸，使胃酸浓度增加，破坏胃黏膜屏障，直接加重慢性胃炎患者的病情。

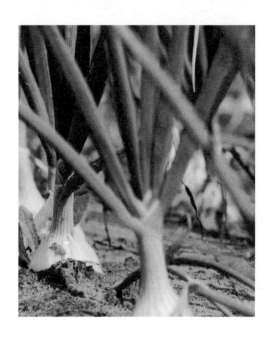

寒凉生冷食物

不宜食用寒凉生冷食物的原因

螃蟹、马蹄、苦瓜等食物性寒凉，多食容易导致腹泻，脾胃虚寒的慢性胃炎患者不宜食用。冰激凌的温度很低，甚至接近 0℃，而人体的正常体温为 37℃，如此悬殊的温差可对人体的胃肠道形成较大的刺激，导致胃肠道血管收缩，还会削弱胃黏膜的保护作用，引起肠道功能紊乱，影响慢性胃炎患者的病情。

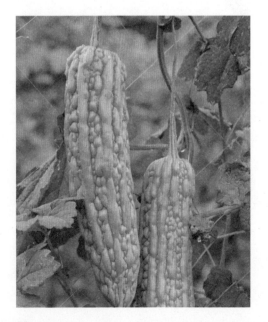

胃及十二指肠溃疡

临床症状

上腹部疼痛，疼痛的性质常为隐痛、灼痛、胀痛、饥饿痛或剧痛，具有慢性、周期性、节律性等特点。消化性溃疡的发作可伴有嗳气、反酸、流涎、恶心、呕吐等症状。病情严重者会出现消化道出血症状，如黑便或便血、吐血。

保健提示

胃及十二指肠溃疡患者在胃痛时应忌用解热镇痛片，因为解热镇痛片含有阿司匹林、非那西丁、咖啡因，这些成分会直接刺激胃黏膜分泌胃酸，加重胃肠溃疡症状。此外，阿司匹林、关节炎患者所使用的类固醇及非类固醇消炎药、保泰松、吲哚美辛、利舍平、泼尼松等对胃黏膜也有刺激作用，应谨慎服用。

治疗原则

患者往往表现为胃酸分泌过多，腐蚀胃及十二指肠黏膜，只有抑制胃酸分泌，才能帮助胃黏膜修复。此外，90%以上的消化性溃疡都因感染幽门螺旋杆菌引起，因此治疗时还要清除幽门螺旋杆菌。

民间秘方

方一：甘草适量研碎成细粉，加入适量水蒸熟，连汤带粉一起服用。每次3克，1日3次，有抑制胃酸分泌、缓急止痛、补脾益气的作用，适用于胃及十二指肠溃疡。

方二：将人参15克、白术15克、炙甘草9克、姜10克、茯苓粉15克、大枣5颗一起煎，取药汁饮用。每日1剂，有抑制胃酸分泌、增进食欲的作用，适用于消化性溃疡。

宜吃食物

○宜　馒头、米饭、鸡蛋羹、豆制品、莲子、胡萝卜、西蓝花、西红柿、菜花、白芍、三七、麦芽、甘草、黄柏、延胡索、蒲公英

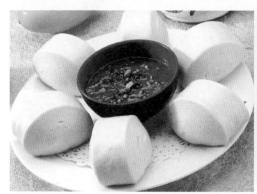
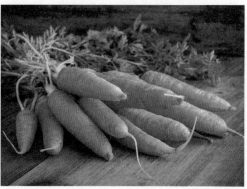

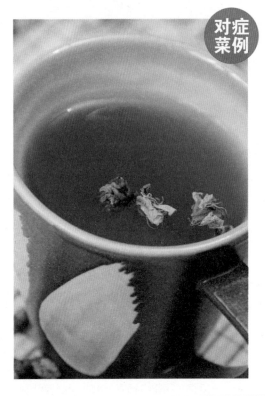

对症菜例

麦芽槐花茶

原料：炒麦芽30克，槐花、牡丹皮各10克，玄参、白芍各8克。

做法：

① 将所有的药材洗净，备用。

② 锅中放入炒麦芽，加水700毫升，大火煮开后转小火煮15分钟，再加入槐花、牡丹皮、玄参、白芍，小火煮15分钟即可。

③ 去渣取汁，分两次服用。

功效解读：本品具有健胃消食、凉血滋阴、止血止痛的功效，对胃及十二指肠溃疡出血以及消化不良有一定的疗效。

🍲 **食材档案**

麦芽性平，味甘，归脾、胃经，具有行气消食、退乳消胀等功效，常用于治疗食积不消、脾虚食少、乳汁郁积、乳房胀痛等症。炒麦芽可用于妇女回乳。而生麦芽和焦麦芽对消化系统疾病的治疗作用更佳。

白芍山药鸡汤

原料：莲子、山药各50克，鸡肉100克，白芍10克，枸杞5克，盐适量。

做法：

① 山药去皮，洗净切块；莲子、白芍及枸杞洗净，备用。

② 鸡肉洗净、切块，入沸水氽去血水。

③ 锅中加入适量水，将山药、白芍、莲子、鸡肉放入；开火烧至水沸腾，转中火煮至鸡肉熟烂，加枸杞，调盐即可食用。

功效解读：本品具有补气健脾、敛阴止痛的功效，适合脾胃气虚型胃痛、消化性溃疡患者食用。

🍲 **食材档案**

莲子鲜者性平，味甘、涩，归心、脾、肾经，能益心肾、固精气、强筋骨、补虚损、利耳目，主治女子带下过多、心烦失眠、脾虚久泻、大便溏泄、久痢等症。

对症菜例

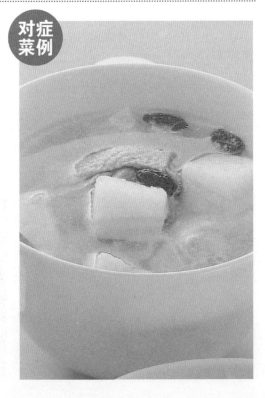

胃及十二指肠溃疡患者 忌 吃的食物

胃及十二指肠溃疡患者忌食难以消化的食物，如糯米、芹菜、韭菜等，患者食用后会增加胃的消化负担。以下两类食物也不宜食用。

酸味食物

不宜食用酸味食物的原因

如柠檬、李子、山楂、橘子、醋等。这些食物含有大量的有机酸，食用后可刺激胃酸的分泌，从而刺激胃黏膜，影响溃疡的愈合，甚至使溃疡程度加重。若空腹食用，更会令胃酸猛增，使胃发胀、泛酸，加重胃及十二指肠溃疡患者胃痛的症状。而且醋酸能够改变人体局部环境的酸碱度，从而使碳酸氢钠、氧化镁、氢氧化铝、碳酸钙等碱性药不能发挥作用或者使药物的作用减弱。

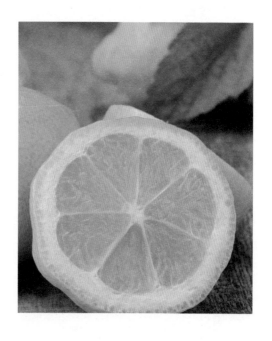

刺激性食物

不宜食用刺激性食物的原因

辣椒、大蒜具有强烈的刺激性，胃及十二指肠溃疡患者食用后会由于胃酸的分泌增加，刺激溃疡面，使溃疡的程度加重，不利于患者的病情。浓茶中的茶碱和咖啡中的咖啡因以及白酒中的酒精也可刺激胃的腺体分泌胃酸，损害胃黏膜屏障，使胃黏膜出现炎性改变或溃疡性病变。而冰激凌等生冷食物会导致胃肠道血管收缩，还会削弱胃黏膜的保护作用，加重病情，因此也不宜食用。

胃下垂

临床症状

胃下垂患者自觉腹部有胀满感、沉重感、压迫感。腹部常于餐后持续性隐痛，进食量越大，疼痛时间越久、程度越重。饭后活动时常有恶心、呕吐。常有顽固性便秘。由于病痛折磨，患者通常精神负担过重，不少患者会产生失眠、头痛、头昏、迟钝、忧郁等神经精神症状。

保健提示

胃下垂患者在饮食调养方面要定时定量，少食多餐，可每日3~5餐，每次吃七八成饱，要细嚼慢咽。胃下垂患者因受摄入量和食物种类的限制，容易缺乏营养，所以膳食要以富含蛋白质且容易消化的食物为主。平时要加强锻炼，增强体质。饭后不能剧烈运动，忌久站不卧。

治疗原则

胃下垂患者大多脾胃气虚，所以治疗胃下垂的根本方法是补中益气，提升内脏活力。此外，促进胃肠食物消化，减轻腹胀也是缓解胃下垂的一个重要治疗方法。

民间秘方

方一：鸡内金5克用火烤黄，研成细末，用开水送服。每日3次，可治疗消化不良、腹部胀满等，适合胃下垂患者。

方二：莱菔子30克，大黄、砂仁各9克，三者混合在一起研成细末，用开水送服。每次服用3~6克，1日2次，可治疗食积腹胀等症，适合胃下垂患者。

宜吃食物

○宜

山楂、苹果、山药、猪肚、牛肚、土鸡、乌鸡、麦芽、神曲、鸡内金、黄芪、人参、党参、白术、柴胡

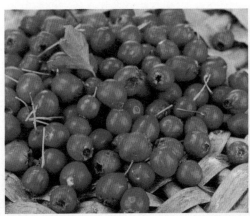
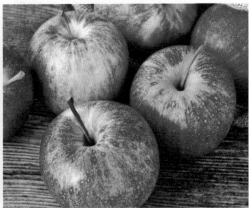

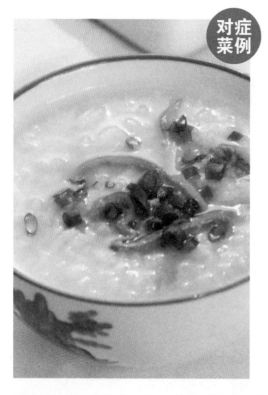

白术猪肚粥

原料: 白术20克,升麻10克,猪肚100克,大米80克,盐3克,鸡精2克,葱花5克。

做法:

❶ 大米淘净,浸泡半小时后,捞起沥干水分;猪肚洗净,切成细条;白术、升麻洗净。

❷ 大米入锅,加入适量清水,以大火烧沸,下入猪肚、白术、升麻,转中火熬煮。

❸ 煮至米粒开花,改小火熬煮至粥浓稠,加盐、鸡精调味,撒上葱花即可。

功效解读: 此粥具有补脾益气、升阳举陷的功效,适用于脾胃虚弱、内脏下垂的患者。

🍲 **药材档案**

白术性温,味甘,无毒,主治风寒湿痹、胸腹胀满、腹中冷痛及胃虚下痢、多年气痢等症,能除寒湿、止呕逆。

牛肚汤

原料: 牛肚1000克,鲜荷叶半张,白术、黄芪、升麻、神曲各10克,桂皮、黄酒、盐、醋各适量。

做法:

❶ 牛肚用盐、醋反复搓洗干净,将鲜荷叶垫于锅底,放入牛肚;白术、黄芪、升麻、神曲洗净放入锅内。加水大火烧沸,转中火炖30分钟,将牛肚取出切小块后复入砂锅,加黄酒和桂皮,转小火煨2小时。

❷ 加盐,继续煨至牛肚烂即可。

功效解读: 本品可益气健脾、升阳举陷,适合脾胃气虚所致的内脏下垂的患者食用。

🍲 **药材档案**

神曲性温,味甘、辛,归脾、胃经,具有健脾和胃、消食调中的功效,主治胸痞腹胀、呕吐泻痢、产后瘀血腹痛、小儿腹大坚积等症。

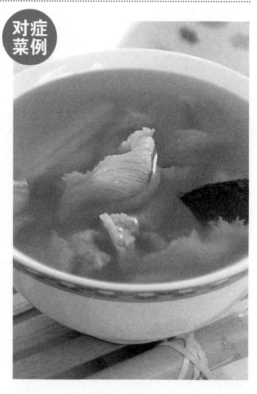

胃下垂患者 忌 吃的食物

胃下垂患者不宜食用过冷、过热的食物，如冰激凌、冰水、热开水、热汤等。此外，以下两类食物，胃下垂患者也不宜食用。

辛辣燥热食物

不宜食用辛辣燥热食物的原因

如胡椒、生姜、芥末、大蒜。这类辛辣刺激的食物均属于性燥热之品，胃下垂患者食用后会耗气伤阴，加重脾胃气虚，无力升举内脏而加重内脏下垂的程度。而且这些食物均具有非常强烈的刺激性，可刺激胃的腺体，使胃酸分泌增多，多食还有可能造成胃黏膜的损伤，引起胃炎、胃溃疡等病症。所以，胃下垂患者应忌食这类食物。

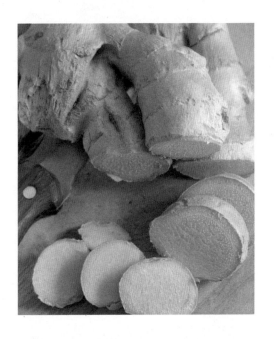

难消化食物

不宜食用难消化食物的原因

胃下垂患者不宜食用难消化、易造成腹胀、增加胃肠负担的食物，如年糕、花生、蚕豆、腊鱼、腊肉、烤肉等。年糕多用糯米粉制成，糯米的淀粉成分与其他粮食的成分有所不同，它属于支链淀粉，其葡萄糖分子缩合时的连接方式很特别，人食用后很难消化。而腊鱼、腊肉、烤肉均不容易消化。花生中的脂肪含量极为丰富，达到44%～45%，脂肪不容易被消化。蚕豆多食易引起胃胀。

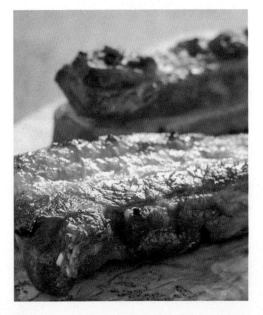

胃癌

临床症状

70%的胃癌患者早期无明显症状，仅有胃脘疼痛，上腹部不适、饱胀感。进展期胃癌患者自觉上腹部饱胀，伴有嗳气、反酸、呕吐，部分患者明显食欲减退。晚期胃癌患者有明显消瘦、贫血、神疲乏力、食欲不振等症状，多有明显上腹部持续疼痛，可能出现大量呕血、黑便。

保健提示

首先要注意心理调节，早期胃癌的治愈率很高，没有必要过度紧张和悲观，而对于晚期患者，虽然治愈率较低，但是也应该保持良好的心情，这样有助于增强免疫力，而紧张和悲观的精神状态只会对病情产生不利的影响。其次应注意保持生活规律，不可过度劳累。

治疗原则

胃癌多因长期的不良饮食习惯引起，如吸烟、酗酒以及嗜食烧烤、煎炸等易致癌食物，治疗宜增强免疫力、防癌抗癌。胃癌晚期患者，尤其是做了胃大部分切除手术者，由于进食量减少很多，要注意补充营养。

民间秘方

方一：取莼菜叶500克洗净切片，加适量的水煎服。隔2小时服1次，每次服50毫升，对于胃癌早期、晚期均有疗效，而且长期服用无任何毒副作用。

方二：取西蓝花400克洗净，掰成朵、焯水后放入油锅煸炒，然后放入100克玉米粒及适量盐和鸡精，加水烧沸，淋上香油即可。本品可防癌抗癌、补脾和胃。

宜吃食物

○ 宜　佛手、蘑菇、猕猴桃、蜂蜜、鸽子蛋、牛奶、牡蛎、甲鱼、乌鸡、鸽子、鸡蛋、鸭肉、泥鳅、黄鱼、鲫鱼、核桃

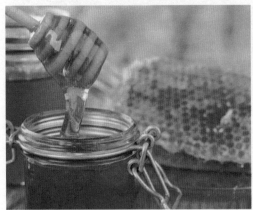
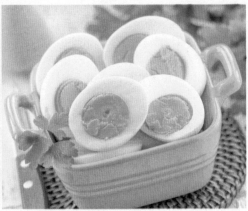

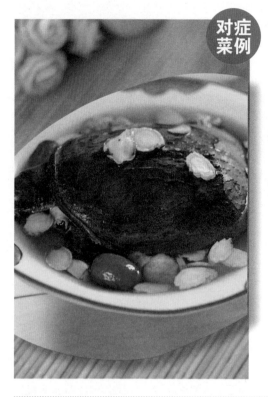

对症菜例

西洋参无花果甲鱼汤

原料： 西洋参10克，无花果20克，甲鱼500克，大枣3颗，生姜5克，盐5克。

做法：

❶ 西洋参、无花果、大枣均洗净。

❷ 将甲鱼捞出煺去表皮，去内脏，洗净，焯水。

❸ 将2升清水放入瓦煲内，煮沸后加入除盐外的所有原料，改小火煲3小时，加盐调味即可。

功效解读： 本品具有滋阴益胃、益气健脾、抗癌散结的作用，适合胃癌、子宫癌等患者食用。

🍲 **食材档案**

　　甲鱼性平，味甘，归肝经。甲鱼具有益气补虚、滋阴润燥、益肾健体、净血散结的功效，对预防和治疗胃癌、肝癌、急性淋巴性白血病和因放疗、化疗引起的贫血、虚弱、白细胞减少等症疗效显著。

佛手娃娃菜

原料： 娃娃菜350克，佛手10克，红甜椒10克，盐、生抽、味精、香油各适量。

做法：

❶ 娃娃菜洗净切细条，入沸水焯熟，捞出沥干水分，装盘；红甜椒洗净，切末；佛手洗净，备用。

❷ 佛手放进锅里加水煎汁，取汁备用。

❸ 用盐、生抽、味精、香油、佛手汁调成味汁，淋在娃娃菜上，撒上红甜椒末即可。

功效解读： 本品具有防癌抗癌、开胃消食的作用，可缓解胃癌患者食欲不振、胃脘胀痛等症状。

🍲 **药材档案**

　　佛手性温，味辛，归肝、脾、胃经，具有疏肝理气、健胃止呕、消食除胀、化痰止咳的功效，尤其适合消化不良、腹胀、食欲不振、忧郁症、胃病等患者食用。

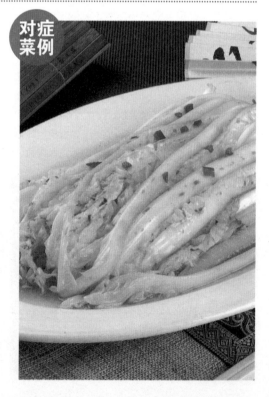

对症菜例

胃癌患者 忌 吃的食物

胃癌患者忌吃煎、炸、烟熏、腌渍食物，如油条、腊肉、烤肉、酸菜等。这些食物在制作的过程中会产生大量致癌物质。以下两类食物也不宜食用。

难消化食物

不宜食用难消化食物的原因

压缩饼干、干蚕豆、花生等质地较坚硬，可直接刺激胃肠，加剧胃肠的损伤，而且它们难以消化，长期停留在胃肠道中，会加重消化道的负担。糙米、芹菜、韭菜等食物含纤维粗而多，不容易消化，胃癌患者食用后容易导致局部充血、水肿，甚至引起出血。糯米性黏滞，特别是冷的糯米制品的黏度较高，不易被胃磨成"食糜"而消化吸收，胃癌患者也不宜食用。

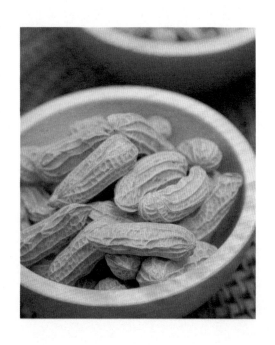

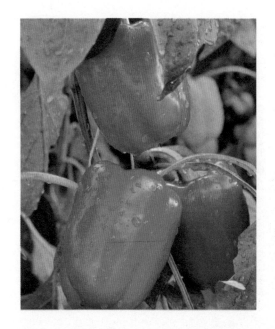

刺激性食物

不宜食用刺激性食物的原因

如辣椒、胡椒、浓茶、咖啡等。这类食物均具有强烈的刺激性，食用后，会对胃腺体产生刺激，使其产生过多的胃酸，进而刺激胃黏膜，损伤胃黏膜屏障，尤其是对有胃部溃疡病变者，会引起炎症，加重疼痛、反酸等症状。胃癌患者需要良好充足的睡眠，而浓茶含有的茶碱和咖啡中含有的咖啡因有兴奋中枢神经的作用，会影响睡眠质量，甚至造成失眠，故不适宜饮用。

肝硬化

临床症状

肝硬化起病隐匿，有轻度乏力、腹胀、肝脾轻度肿大、轻度黄疸、肝掌、蜘蛛痣等症状。失代偿期阶段，全身乏力、消瘦、面色晦暗、腹胀、胃肠功能紊乱，有出血倾向及贫血。有女性月经失调、男性乳房发育、腮腺肿大等内分泌障碍，有低蛋白血症。

保健提示

家人宜每日用温水帮患者擦身，保持皮肤清洁、干燥；有牙龈出血的患者，用软毛牙刷或含漱液清洁口腔。注意观察用利尿药后的尿量变化及电解质情况，随时与医生取得联系。避免感冒等各种感染的不良刺激。肝功能代偿期患者，可参加力所能及的工作。肝功能失代偿期患者应卧床休息。

治疗原则

治疗肝硬化的关键是减少肝细胞坏死、促进肝细胞修复，这样才能有效改善肝功能，防止肝硬化。另外，肝脏纤维组织不断增生，侵入肝组织内，破坏正常肝组织结构，导致肝脏组织变硬而发生肝硬化，因此抗肝纤维化可防治此病。

民间秘方

方一：取大腹皮、猪苓、泽泻各15克，苍术、白术、茯苓、青皮、砂仁各10克，厚朴、枳实各8克，香附、丁香各6克，姜3片一同煎药汁饮用，主治肝硬化腹水。

方二：取茯苓25克、猪苓20克、白术15克、桂枝10克，煎水服用。每日1剂，分两次服用，有健脾利湿、消除腹水的作用。

宜吃食物

○宜　奶酪、鸡肉、鱼肉、莲藕、冬瓜、南瓜、茄子、蘑菇、莴笋、茯苓、猪苓、丹参、冬虫夏草、红花、莪术、玉米须、车前草

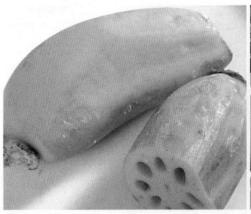
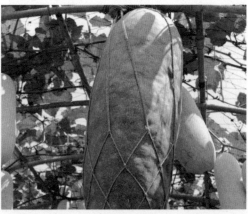

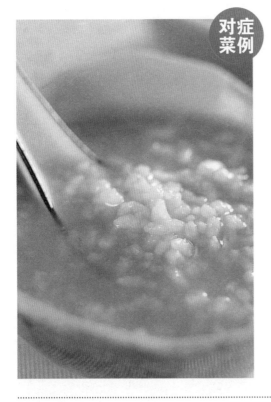

对症菜例

莪术粥

原料：鱼腥草30克，知母15克，莪术9克，三棱9克，大米100克。

做法：

❶ 将鱼腥草、知母、莪术、三棱分别洗净，放入药用纱布包好备用。

❷ 将包有药材的药用纱布放入瓦锅中，加适量的水煎煮，去渣取汁。

❸ 加入洗净的大米，大火烧开后转小火煮成粥即可。

功效解读：本品具有清热解毒、行气破血、散结止痛的作用，适合湿热瘀结以及气滞血瘀型慢性肝硬化患者食用。

🍄 药材档案

　　莪术性温，味辛、苦，归肝、脾经，具有行气破血、消积止痛的作用，主治血瘀腹痛、肝脾肿大、心腹胀痛、瘀血经闭、食积胀痛、早期宫颈癌，对于饮食积滞之胃腹胀痛有较好的治疗作用。

溪黄草泥鳅汤

原料：溪黄草30克，活泥鳅200克，生姜2片，盐适量。

做法：

❶ 活泥鳅宰杀，去内脏，用温水冲去血污，再用清水冲洗干净；溪黄草洗净备用。

❷ 将泥鳅、溪黄草与生姜同入锅，加适量水，先用大火烧开，然后转小火煮2小时。

❸ 汤将熟时，加入适量盐调味即可。

功效解读：本品有清热祛湿、健脾利水的作用，可辅助治疗慢性病毒性肝炎、肝硬化，可调理各种肝病。

🍄 药材档案

　　溪黄草性寒，味苦，具有清热利湿、凉血散瘀等作用，常用于急性黄疸型肝炎、急性胆囊炎、肠炎、痢疾、跌打肿痛等病症的治疗。

对症菜例

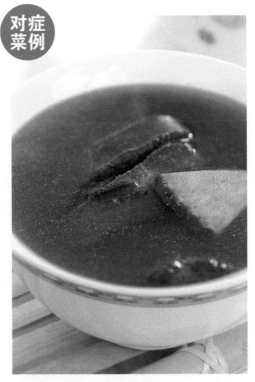

肝硬化患者 忌 吃的食物

肝硬化患者忌吃含钠高、可能加重肝脏负担的食物，如咸菜、腌雪里蕻、苏打饼干、松花蛋等。以下两类食物，肝硬化患者也不宜食用。

高蛋白食物

不宜食用高蛋白食物的原因

如松花蛋、牛肉、虾、海参、乌鸡、羊肝等。这类食物中的蛋白质含量很高，如每100克松花蛋含蛋白质14.2克，每100克牛肉含蛋白质17.8克，每100克河虾含蛋白质16.4克，每100克海参含蛋白质16.5克，每100克乌鸡含蛋白质22.3克，每100克羊肝含蛋白质17.9克。过量蛋白质的摄入会在体内产生过多的氨，肝硬化患者的肝脏不能将其转化为无毒物质排出，容易发生氨中毒。

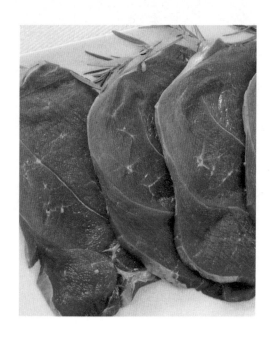

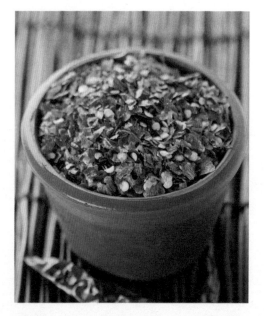

刺激性食物

不宜食用刺激性食物的原因

肝硬化患者常常并发有胃黏膜糜烂和溃疡病，这时再进食辣椒、花椒、胡椒、芥末等辛辣刺激性的食物，会促使胃黏膜充血、蠕动增强，从而诱发上消化道出血。芹菜、韭菜等含有大量不容易消化的粗纤维，同样容易诱发上消化道出血。金枪鱼、沙丁鱼、秋刀鱼、青花鱼中含有一种叫二十碳五烯酸的不饱和脂肪酸，能够抑制血小板聚集，对于原本就有凝血障碍的肝硬化患者来说十分不利，因此也不宜食用。

脂肪肝

临床症状

轻度脂肪肝患者多无明显症状，部分患者通常仅有疲乏感，而多数脂肪肝患者较胖，故更难发现轻微的自觉症状。中重度脂肪肝患者可有食欲不振、疲倦乏力、恶心、呕吐、体重减轻、肝区或右上腹隐痛等。75%的患者肝脏轻度肿大，少数患者可出现脾肿大、蜘蛛痣和肝掌。

保健提示

脂肪肝患者应保持一颗平常心，保持情绪稳定，饮食宜清淡，限制饮酒；可选择散步、慢跑、乒乓球、羽毛球等运动，以消耗体内的脂肪；慎用对肝脏有损害的药物。另外，要补充足够的维生素、矿物质和微量元素、膳食纤维等。

治疗原则

本病主要从改善肝脏血液循环、促进肝细胞修复、增强肝脏免疫功能着手；治疗单纯性脂肪肝，主要从降低血清胆固醇以及甘油三酯着手。此外，保肝排毒、保护肝脏免受药物、毒素的侵害，也是治疗本病的一个重要方面。

民间秘方

方一：取泽泻15克加水煎汁，取汁服用。每日1次，具有利水渗湿、清热解毒的作用，适合脂肪肝患者。

方二：取冬瓜500克去皮洗净切块备用，薏米30克洗净放入锅内，注入高汤，炖至八成熟，然后加入冬瓜、盐、味精即可食用。本品有清热消肿的作用，适合脂肪肝患者食用。

宜吃食物

○ 宜　赤小豆、海带、薏米、黑芝麻、木耳、山楂、无花果、山药、芹菜、白菜、萝卜、白芍、泽泻、板蓝根、茵陈、何首乌

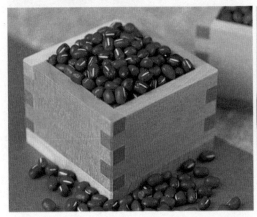
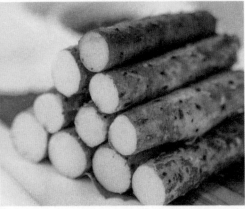

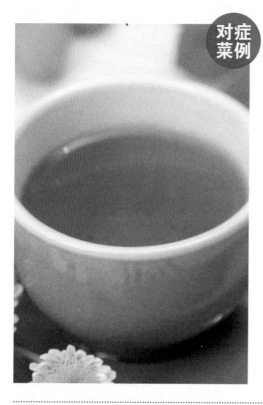

对症菜例

山楂薏米荷叶茶

原料：山楂、荷叶各10克，薏米3克，白糖适量。

做法：

❶ 山楂、荷叶分别洗净；薏米洗净后，用温水浸泡30分钟。

❷ 先将薏米和适量水放入锅中，大火煮开后转小火煮熟，再放入山楂、荷叶，煮5分钟即可关火。

❸ 滤去残渣，加白糖调匀即可饮用。

功效解读：此茶具有清热利水、帮助排石的功效，适合慢性病毒性肝硬化、尿路感染的患者饮用。

🍄 药材档案

荷叶性平，味苦，归肝、脾、胃经，具有清热解暑、升发清阳、凉血止血等作用，主治暑热烦渴、暑湿泄泻、脾虚泄泻、血热吐衄、便血崩漏等症，对脂肪肝引起的食欲不振、疲倦乏力有一定的缓解作用。

泽泻枸杞粥

原料：泽泻、枸杞、青菜丝各适量，大米80克，盐1克。

做法：

❶ 大米泡发洗净；枸杞洗净；泽泻洗净，加水煮好，取汁待用。

❷ 锅置火上，加入适量清水，放入大米、枸杞以大火煮开。

❸ 再倒入熬煮好的泽泻汁、青菜丝，以小火煮至浓稠状，调入盐拌匀即可。

功效解读：此粥具有利小便、清湿热、降脂瘦身的功效，适合脂肪肝、小便不利、肥胖的患者食用。

🍄 药材档案

泽泻性寒，味甘，主治风寒湿痹、分娩困难，可消除水湿，补养心、肝、脾、肺、肾五脏，增加气力，强健体魄，长期服用能够使人耳聪目明，延年益寿。

对症菜例

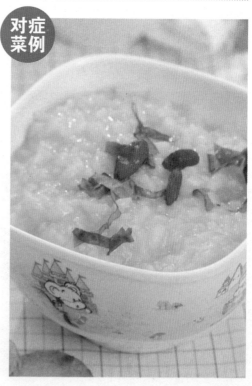

脂肪肝患者 忌 吃的食物

脂肪肝患者忌食高胆固醇食物，如动物内脏、蛋黄、蟹、松花蛋、墨鱼等，否则会加重病情。此外，以下两类食物也不宜食用。

高脂肪食物

不宜食用高脂肪食物的原因

脂肪肝患者忌食脂肪含量高的食物，如猪肥肉、牛骨髓、奶油、动物油、鹅肉等。猪肥肉的脂肪含量可高达90.8%；牛骨髓的脂肪含量可高达95.8%；奶油的脂肪含量也极高，可达97%以上。脂肪肝患者食用以上食物后会导致肝脏细胞内的脂肪堆积过多，妨碍肝糖原的合成，降低肝细胞的功能，从而加重脂肪肝患者的病情。

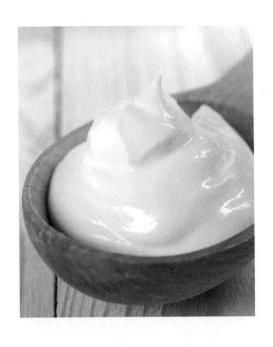

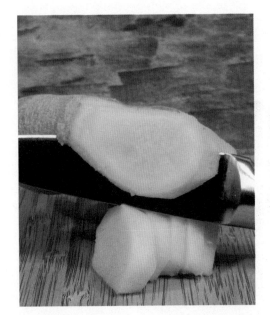

刺激性食物

不宜食用刺激性食物的原因

葱、姜、蒜、辣椒等食物具有强烈的刺激性，可对肝脏细胞形成刺激，从而影响肝功能，加重脂肪肝患者的病情。白酒中的乙醇能直接损害肝细胞，从而使肝病患者的病情加重，白酒还能够促使β-脂蛋白的产生，升高血液中的胆固醇和甘油三酯的浓度，使大量的脂类物质沉积，引起动脉硬化等，不利于脂肪肝患者的病情。

痔疮

临床症状

大便出血是痔疮早期常见症状，一般发生在便前或者便后，有单纯的便血，也会与大便混合而下。大便时，一般表现为轻微疼痛、刺痛、灼痛、胀痛等。内痔患者有肛门直肠胀满下坠感，如果内痔被感染，会导致剧烈的坠痛。另伴有肛门有肿物脱出、肛周瘙痒，或伴有肛周湿疹。

保健提示

痔疮患者首先要加强体育锻炼，可选择不同方式，如工间操、太极拳、气功等。这样可以改善盆腔长时间充血的状况，对预防痔疮有帮助。其次要避免久坐、久站、久蹲，保持大便通畅，预防便秘，同时要养成定时排便的习惯，并且保持肛门周围清洁，每日用温水清洗，勤换内裤。

治疗原则

痔疮的发病多因患者不良的生活饮食习惯，如久站、久坐使得血液循环不畅，盆腔内血流缓慢，腹内脏器充血，导致直肠部位静脉过度充盈、曲张、隆起，静脉壁张力下降，从而引起痔疮。因此，改善微循环，使血液循环正常运行，就可以在一定程度上控制痔疮的发生。

民间秘方

方一：取生地、苦参各30克，生地、槐花各9克，放入砂锅中加适量清水煎汁，取汁服用。

方二：取苦参60克加水煎浓汁，滤渣取汁，然后放入鸡蛋2个和红糖60克，煮至鸡蛋熟后去壳连汤一起服用。每日1剂，4日为1个疗程，对痔疮患者有较好的疗效。

宜吃食物

○ 宜　韭菜、苹果、香蕉、苦瓜、黄瓜、茄子、西红柿、乌梅、绿豆、绿茶、赤小豆、槐花、大枣、川贝、麦冬

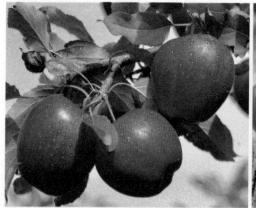
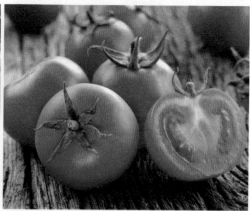

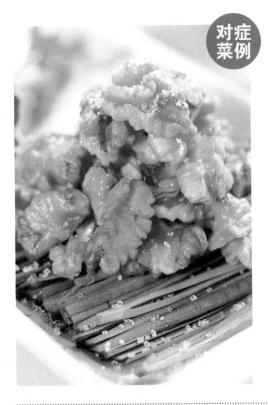

对症菜例

核桃仁拌韭菜

原料：核桃仁300克，韭菜150克，白糖10克，白醋3毫升，盐5克，香油8毫升，油适量。

做法：

❶ 韭菜洗净，切段。

❷ 锅内放入油，待油烧至五成热下入核桃仁炸成浅黄色捞出。

❸ 在另一只碗中放入韭菜、白糖、白醋、盐、香油拌匀，和核桃仁一起装盘即成。

功效解读：本品可润肠通便，加快胃肠道蠕动，促进消化，有预防便秘和痔疮的作用，尤其适合便秘、痔疮患者食用。

🍲 食材档案

　　韭菜性温，味辛、甘，归肝、胃、肾经，具有温中、行气、散血、解毒等功效，主治胸痹、噎膈、反胃、吐血、衄血、尿血、痢疾、消渴、痔漏、脱肛、跌仆损伤。

生地乌鸡汤

原料：生地10克，牡丹皮10克，大枣6颗，午餐肉100克，乌鸡1只（约重1500克），盐、味精、料酒、骨头汤各适量。

做法：

❶ 将生地洗净，切成薄片；大枣、牡丹皮洗净；午餐肉切片。

❷ 乌鸡去内脏及爪尖，切成块，入开水中汆去血水。

❸ 将骨头汤倒入净锅中，放入所有原料，炖至鸡肉熟烂即可。

功效解读：此汤具有补虚损、凉血止血的功效，对痔疮出血有一定的疗效。

🍲 药材档案

　　生地性寒，味苦、甘，归心、肝、肾经，具有清热凉血、养阴生津的作用，对于热病伤阴所引起的各种燥证，如口干、咽痛、上火、便秘、肠燥痔疮等症均有较好的疗效。

对症菜例

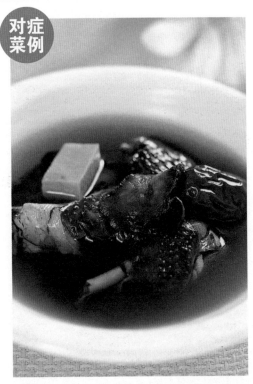

痔疮患者 忌 吃的食物

痔疮患者忌食烟熏、煎炸食物，如烤鸭、熏肉、油条、煎饼等，这些食物会加重其便血、便质秽臭、肛门灼痛等症状。以下两类食物也不宜食用。

发热疮食物

不宜食用发热疮食物的原因

如荔枝、桂圆、芥菜、莼菜。痔疮患者食用这类发物后可加重病情，如果是做完痔疮手术后的患者食用，还可能导致痔疮复发。关于它们的食用禁忌，古书中早有记载，如芥菜，《本草纲目》曰："久食则积温成热，辛散太甚，耗人真元，发人痔疮。"再如荔枝，《海药本草》中记载："食之多则发热疮。"

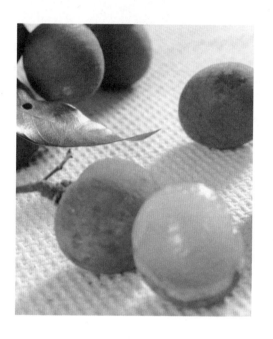

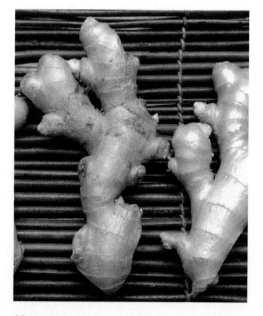

刺激性食物

不宜食用刺激性食物的原因

如肉桂、砂仁、辣椒、生姜、花椒、胡椒等。这些食物均具有强烈的刺激性，可刺激肛门和直肠，使痔静脉丛充血，影响静脉的血液回流，久之形成一个柔软的静脉团，即痔疮。关于它们的食用禁忌，古书中早有记载，如胡椒，在《本草备要》中有记载曰"多食发疮痔"，《随息居饮食谱》也指出："血证痔患皆忌之。"此外，《本草经疏》也有明确的记载曰："痔漏诸证，切勿轻饵，慎之慎之。"

痢疾

临床症状

普通痢疾起病较急，患者体温可达39～40℃，伴有恶心、呕吐、腹痛、腹泻症状，大便日行10～20次，严重者有高热、呕吐、脱水症状。中毒型痢疾多见于3～7岁儿童，起病急剧，体温迅速升至40～41℃，伴有头痛、畏寒、惊厥或循环障碍等症状。患儿面色灰白，意识不清。

保健提示

防治痢疾的发生，首先要做到注意个人的生活以及饮食卫生，饭前便后洗手，不饮用生水，变质的、腐烂的、被苍蝇沾过的食物都不要吃。同时，要注意保护周边环境的卫生，消灭苍蝇，阻止苍蝇滋生，同时要加强锻炼，注意防寒保暖，增强自身的抗病能力。

治疗原则

痢疾多是由痢疾杆菌引起的，所以杀灭抑制痢疾杆菌可有效防治痢疾。痢疾主要以腹痛、腹泻、大便脓血相杂为主要表现症状，若腹泻时间过长，会导致人体水分流失过多，引起脱水，因此治疗痢疾的首要任务是止腹泻，并兼以解毒排脓，补充液体。

民间秘方

方一：取马齿苋40克、绿豆芽20克、石榴皮10克、白菜根1个煎汤饮用。每日1次，有清热解毒、补肝肾、燥湿利尿的作用。

方二：取苹果、柿子各300克，分别洗净去皮去核，放入榨汁机，加凉开水200毫升榨汁。分2次饮用，有生津止渴、止泻消炎的作用，适用于痢疾患者。

宜吃食物

○宜　豆浆、粥、豆腐、猪肠、莲子、薏米、山药、蒜、苋菜、白头翁、鱼腥草、金银花、黄连、谷芽、蒲公英

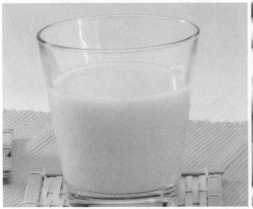
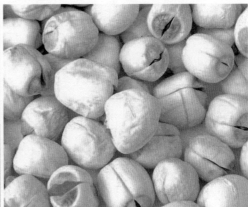

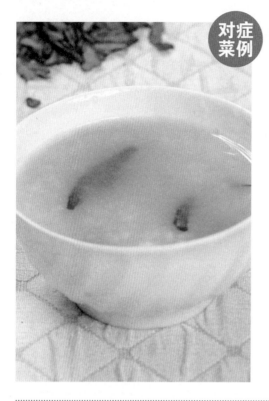

对症菜例

黄连白头翁粥

原料：黄连、肉豆蔻各10克，白头翁50克，大米100克。

做法：

❶ 将黄连、肉豆蔻、白头翁洗净，入砂锅，放入清水没过药材。将砂锅置于大火上烧开，再转小火熬20分钟，去渣取汁。

❷ 大米洗净，泡发。另起锅，加清水400毫升，放入大米，煮至米开花。

❸ 加入药汁，煮成粥，待食。

功效解读： 本品具有清热解毒、止泻止痢的作用，适合湿热型肠炎、腹泻、痢疾等患者食用。

🍵 **药材档案**

黄连性寒，味苦，主治热邪侵袭所致目痛，眼角损伤流泪，具有清热解毒的功效，能够治疗腹泻、腹痛、痢疾、妇女阴中肿痛，长期服用还能够增强记忆力。

猪肠莲子枸杞汤

原料：猪肠150克，鸡爪、莲子各适量，枸杞、党参、大枣各15克，盐、葱段各适量。

做法：

❶ 猪肠洗净，切段；鸡爪、大枣、枸杞、党参均洗净；莲子去莲心，洗净，备用。

❷ 锅注水烧开，下猪肠氽透，捞出。

❸ 将猪肠、鸡爪、大枣、枸杞、党参、莲子放入瓦煲，注入适量清水，大火烧开后改小火炖煮2小时，加盐调味，撒上葱段即可。

功效解读： 本品具有健脾涩肠、止泻止痢的作用。

🍵 **食材档案**

莲子性平，味甘、涩，归心、脾、肾经，能益心肾、固精气、强筋骨、补虚损、利耳目，主治女子带下过多、心烦失眠、脾虚久泻、大便溏泄、久痢、腰疼等症。

对症菜例

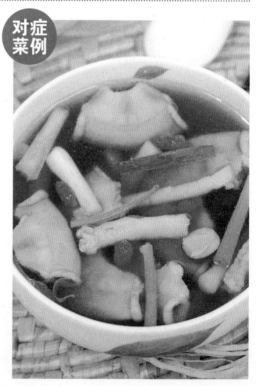

痢疾患者 忌 吃的食物

痢疾患者忌食油腻荤腥及容易引起胀气的食物，如肥肉、牛奶、豆制品、甘薯等，否则会加重消化道负担。以下两类食物也不宜食用。

寒凉生冷食物

不宜食用寒凉生冷食物的原因

如甜瓜、蟹、冰激凌、梨等。这些性质寒凉的食物，食用后容易损伤脾胃，阻碍运化，容易导致滑肠而引起泄泻，从而加重痢疾的病情。关于这类食物的食用禁忌，古书中早有记载。如甜瓜，在《孙真人食忌》中有多食动冷疾的记载。《本草衍义》中指出："甜瓜，多食未有不下痢者。"《饮食须知》中也有相关记载曰："夏月过食，深秋泻痢，最为难治。"

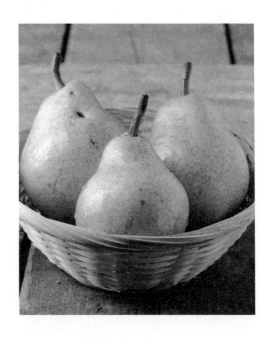

刺激性食物

不宜食用刺激性食物的原因

羊肉、辣椒、浓茶、咖啡都具有强烈的刺激性，能够助长火邪之毒，使肠道的血管痉挛收缩，使黏膜充血、水肿、破损，甚至加重下痢脓血的程度。另外，也不宜食用花生、莴笋、坚果类食物，这类食物质地较坚硬，可直接刺激肠壁，加剧肠壁的损伤，而且它们难以消化，长期停留在胃肠道中，会加重消化道的负担。

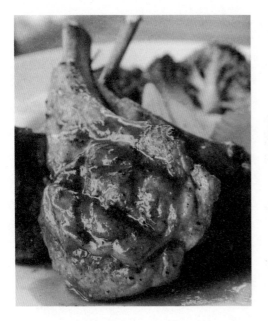

直肠癌

临床症状

早期多无症状，发展到一定程度时可出现黑便或便血症状。便秘和腹泻交替出现，有不同程度的便不尽感、肛门下坠感、排便前腹痛等，大便变细、变扁或带槽沟。晚期便血多为暗红色，混有粪便之黏液血便或脓血便，有恶臭。患者伴有贫血、消瘦、乏力、食欲减退等症。

保健提示

预防直肠癌，首先要常吃碱性食物，以防止酸性废物的堆积，要养成良好的饮食习惯，并且饮食要多样化，常吃新鲜蔬果；其次要防止便秘，保持大便的通畅，积极防治直肠息肉、肛瘘、肛裂、溃疡性大肠炎及其他慢性肠道炎症。

治疗原则

直肠癌与致癌物亚硝胺有着密切的关系，因此治疗本病可从抑制致癌物质合成、排泄致癌物质这方面着手。癌症患者体质大多较虚弱、免疫力差，因此治疗应补益正气、增强免疫力。此外，接受化疗的直肠癌患者可食用能减轻化疗毒性反应的食物。

民间秘方

方一：取白花蛇舌草、忍冬藤、铁扁担、蛇果草各50克洗净放入砂锅中加水煎汁。每日1剂，分早晚2次服用，10剂为1疗程，主治直肠癌。

方二：取茶叶6克、荞麦粉120克、蜂蜜60毫升和匀，以沸水冲泡饮用。每日1次，可开胃宽肠，下气消积。

宜吃食物

○ **宜**　乌龟、泥鳅、猕猴桃、无花果、大蒜、山楂、甲鱼、菱角、白菜、薏米、胡萝卜、神曲、金银花、白茅根、鸡内金、麦芽

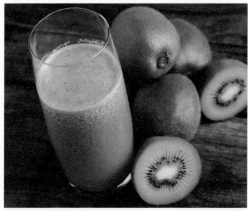
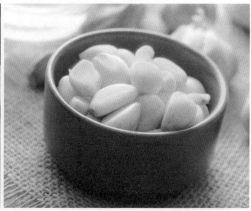

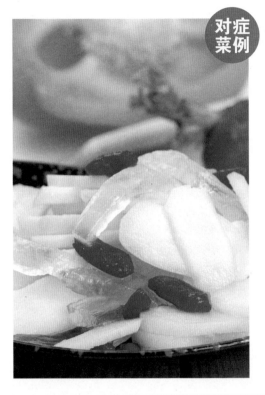

对症菜例

芦荟炒马蹄

原料： 芦荟150克，马蹄100克，枸杞5克，葱丝、盐、素油、料酒各适量。

做法：

❶ 芦荟去皮洗净，切条；马蹄去皮洗净，切片；枸杞洗净。

❷ 芦荟和马蹄分别焯水，沥干待用。

❸ 锅烧热，加入素油烧热，下葱丝爆香，再下芦荟、马蹄，炒至断生时加料酒、盐调味，翻炒入味，加入枸杞，起锅装盘即可。

功效解读： 本品具有杀菌消炎、利尿排毒、防癌抗癌的功效，适合直肠癌患者食用。

🍲 **食材档案**

芦荟性寒，味苦，归肝、胃、大肠经。芦荟有清肝泻火、润肠通便的作用，可用于治疗便秘、小儿疳积、惊风等症，对直肠癌有防治作用。

二白饮

原料： 白茅根7克，白花蛇舌草5克，红糖适量。

做法：

❶ 先将白茅根、白花蛇舌草洗净，沥干水分，备用。

❷ 再将白茅根、白花蛇舌草放进洗净的杯中。

❸ 然后加入沸水冲泡10分钟，最后加入红糖调味即可食用。

功效解读： 本品具有清热解毒、凉血排脓的功效，尤其适合便下脓血、有恶臭的直肠癌患者饮用。

🍲 **药材档案**

白茅根性寒，味甘，归肺、胃、膀胱经，具有补中益气、凉血止血、清热利尿等功效，能活血化瘀，治疗经闭，通利小便，治五淋，除肠胃热邪，能止渴坚筋，疗妇人崩漏。

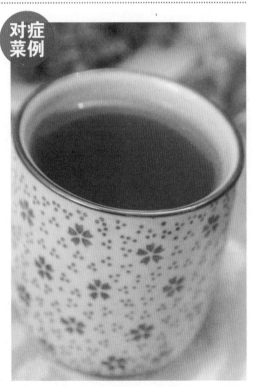

对症菜例

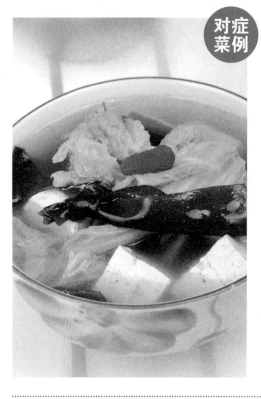

对症菜例

白菜海带豆腐汤

原料：白花蛇舌草、半枝莲各15克，白菜200克，海带结80克，豆腐55克，枸杞、高汤、盐、味精各少许。

做法：

❶ 将白菜洗净撕成小块；海带结洗净；豆腐洗净切块；枸杞洗净。

❷ 白花蛇舌草、半枝莲洗净。

❸ 炒锅上火，加入高汤，下入白菜、豆腐、海带结、白花蛇舌草、半枝莲、枸杞，调入盐、味精，煲熟即可。

功效解读：此汤可增强体质，抑制肿瘤细胞生长，还可解毒排脓，对直肠癌有一定疗效。

🍲 **药材档案**

　　白花蛇舌草性凉，味甘、淡，归胃、大肠、小肠经，具有清热解毒、利尿消肿、活血止痛的作用，主治肠痈、疮疖肿毒、湿热黄疸、小便不利等症，能缓解直肠癌诸症。

山药枸杞蒸鲫鱼

原料：鲫鱼1条（约350克），山药100克，枸杞10克，盐、味精、黄酒各适量。

做法：

❶ 鲫鱼去鳞及肠杂，洗净，用黄酒、盐腌15分钟。

❷ 山药去皮洗净，切片，铺于碗底，放入鲫鱼。

❸ 加枸杞、盐、味精和少许水，上笼蒸30分钟即可。

功效解读：本品具有益气健脾、消炎抗癌的作用，适合直肠癌患者食用，可改善其全身症状。

🍲 **食材档案**

　　鲫鱼性平，味甘，归脾、胃、大肠经，可补阴血、通血脉、补体虚，还有益气健脾、清热解毒、通络下乳、防风湿病痛之功效。直肠癌患者脾胃功能受损，鲫鱼还可调养脾胃。

对症菜例

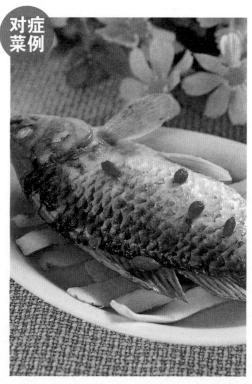

直肠癌患者忌吃的食物

直肠癌患者忌食油条、酸菜、臭豆腐、腊肉等容易致癌的食物，这类食物在制作的过程中会产生大量的致癌物质。以下两类食物也不宜食用。

性热、寒食物

不宜食用性热、寒食物的原因

羊肉、狗肉、榴梿均属于性温热之品，直肠癌患者食用后可助长其湿热之邪，从而加重其腹痛、黏液脓血便、里急后重、肛门灼热、发热、恶心、胸闷等症状，不利于病情好转。而蟹肉性寒，多食容易导致腹泻、腹痛，而且结肠癌、直肠癌患者肠胃功能比较差，食用后更加容易引起不适，增加患者的痛苦，加重病情。

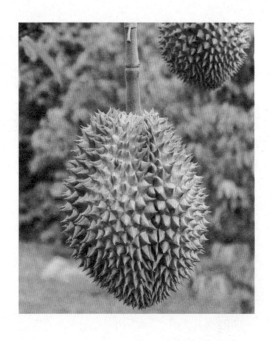

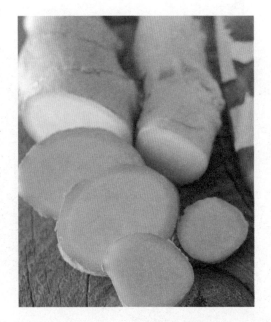

刺激性食物

不宜食用刺激性食物的原因

如生姜、花椒、桂皮、辣椒等。这些食物均具有强烈的刺激性，进入肠道后可刺激肠道黏膜，使其高度充血、水肿，同时它又可导致大便燥结，加重结肠癌、直肠癌患者的便秘症状。此外，这些食物均属于性热之品，直肠癌患者食用后，可加重湿热的积滞，加重腹痛、便血、肛门烧灼痛等症状，使病情加重。

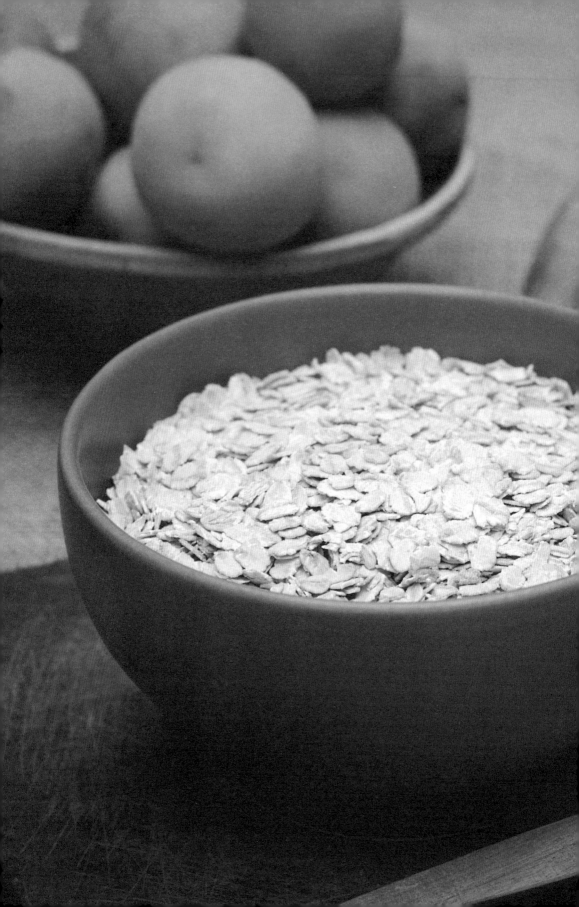

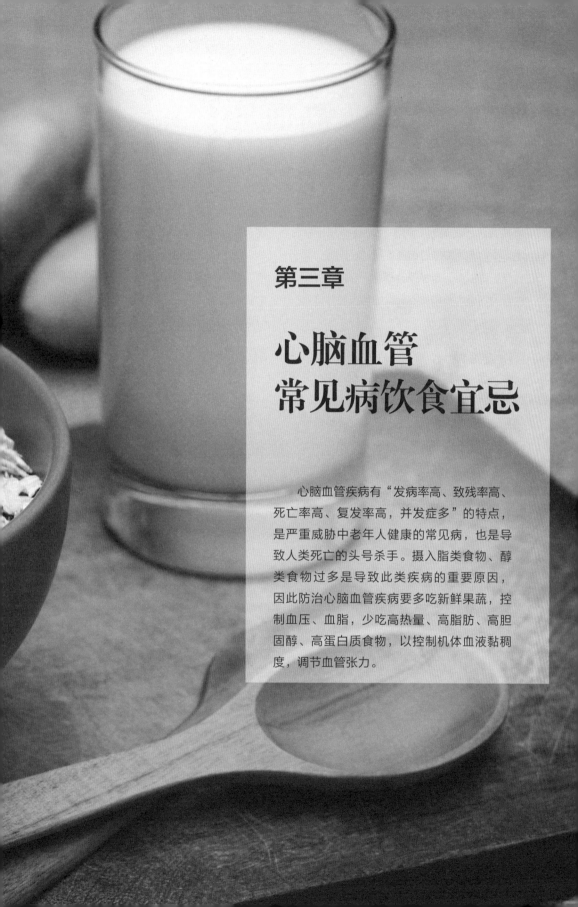

第三章

心脑血管
常见病饮食宜忌

心脑血管疾病有"发病率高、致残率高、死亡率高、复发率高，并发症多"的特点，是严重威胁中老年人健康的常见病，也是导致人类死亡的头号杀手。摄入脂类食物、醇类食物过多是导致此类疾病的重要原因，因此防治心脑血管疾病要多吃新鲜果蔬，控制血压、血脂，少吃高热量、高脂肪、高胆固醇、高蛋白质食物，以控制机体血液黏稠度，调节血管张力。

高血压

临床症状

头晕头痛。有些患者的头晕是一过性的，常在突然下蹲或起立时出现，有些是持续性的。头痛多为持续性钝痛或搏动性胀痛，甚至有炸裂样剧痛。患者伴有烦躁、心悸、失眠、注意力不集中等精神症状，或伴有肢体麻木、夜尿增多、胸闷。

保健提示

合理安排作息时间，生活要有规律，避免过度劳累和精神刺激。应早睡早起，睡眠、工作和休息时间大致各占三分之一。注意保暖，宜用温水洗澡，水温在40℃左右，避免受寒。进行体力活动和体育锻炼，有利于减肥，可改善高脂血症，防止动脉硬化。

治疗原则

引起高血压的原因之一是膳食结构不合理，因此降低胆固醇摄入可适当改善高血压症状。此外，人的血压高低可由前列腺素来调节，若前列腺素受到氧自由基的损害而降低活力就会出现高血压，因此通过清除氧自由基可以适当地防治高血压。

民间秘方

方一：取桑叶250克，黑芝麻200克，牡丹皮、栀子各120克，一同研成粉末，加水制成梧桐子大小的药丸。早晚各用开水送服6～9克，主治高血压眩晕，适合高血压患者。

方二：取荠菜花30～60克，加入适量的水，煎汤内服，可代茶饮，可常饮，适合高血压患者。

宜吃食物

○ 宜　豆腐、黄豆、南瓜、山楂、梨、西瓜、大蒜、芦笋、洋葱、芹菜、海带、蘑菇、决明子、灵芝、杜仲、玉米须、丹参

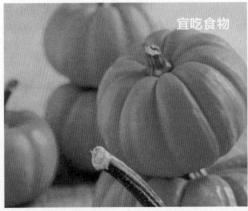

宜吃食物

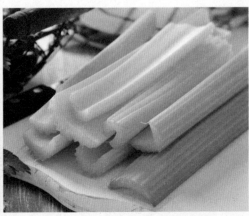

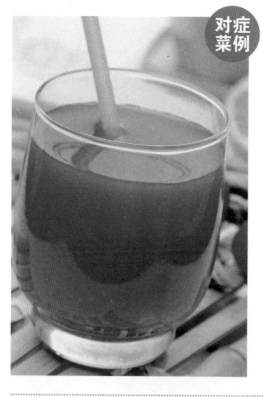

西瓜葡萄柚汁

原料： 西瓜150克，芹菜适量，葡萄柚1个，白糖适量。

做法：

❶ 将西瓜洗净，去皮，去籽；葡萄柚去皮；芹菜去叶，洗净，均切适当大小的块。

❷ 将西瓜、芹菜、葡萄柚放入榨汁机内搅打成汁，滤出果肉。

❸ 加入白糖调味即可。

功效解读： 本品具有清热泻火、利尿解暑、降压降脂的功效，适合肝火旺盛、肝阳上亢型高血压患者饮用。

🍴 **食材档案**

　　西瓜性寒，味甘，归心、胃、膀胱经，具有清热解暑、除烦止渴、利水消肿等功效。西瓜富含多种维生素，具有平衡血压、调节心脏功能、预防癌症的作用，可以促进新陈代谢，有软化及扩张血管的功能。

双耳炒芹菜

原料： 干木耳、干银耳各25克，芹菜茎、胡萝卜、黑芝麻、白芝麻各适量，姜末、砂糖、盐、香油各适量。

做法：

❶ 将干木耳、干银耳以温水泡开、洗净；芹菜洗净切段；胡萝卜洗净切片，上述材料均以开水汆烫捞起备用。

❷ 将黑芝麻、白芝麻加入姜末以香油爆香，再加入所有食材爆炒并熄火起锅，最后加入盐、砂糖腌制30分钟即可。

功效解读： 本品可清肝泻火、平肝潜阳、降压降脂，适合高血压、高脂血症等患者食用。

🍴 **食材档案**

　　芹菜性凉，味甘、辛，归肺、胃经，具有清热除烦、平肝降压、利水消肿的作用，对头痛头晕、暴热烦渴以及黄疸、水肿、便秘、小便热涩不利等病症有食疗作用。

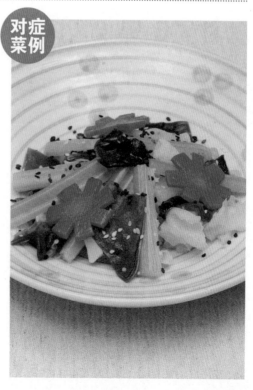

高血压患者 忌 吃的食物

高血压患者应忌食高脂肪、高胆固醇食物，如猪肥肉、羊肉、狗肉、火腿、动物内脏等。以下两类食物也不宜食用。

高钠食物

不宜食用高钠食物的原因

如咸鸭蛋、松花蛋、苏打饼干、腌雪里蕻、酱油。这些食物的钠含量极高，如100克咸鸭蛋含钠647毫克，100克松花蛋含钠542.7毫克，100克苏打饼干含钠312.2毫克，100克腌雪里蕻含钠3769.5毫克，100毫升酱油含钠5757毫克。过量的钠摄入可发生水、钠的潴留，增加血容量，从而使血压升高，增加心脏负荷，甚至引发心脏病。

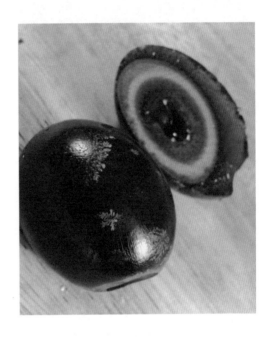

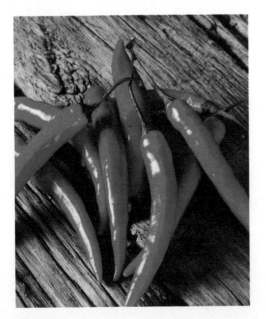

刺激性食物

不宜食用刺激性食物的原因

荔枝、榴梿、椰子、樱桃、辣椒、花椒、芥末、白酒皆属于性温热之品。多食荔枝可积温成热，加重肝阳上亢型高血压患者的头目胀痛、面红目赤、急躁易怒、失眠多梦等症状。而且辣椒、花椒、芥末、白酒、浓茶、咖啡均具有强烈的刺激性，食用后可引起血压升高、心跳加快，甚至还可出现急性心梗等严重的后果。

冠心病

临床症状

胸痛，疼痛的部位主要在心前区，常放射至左肩、左臂内侧达无名指和小指，胸痛常为压迫、发闷或紧缩性，也可有烧灼感。疼痛一般持续3～5分钟后会逐渐缓解，舌下含服硝酸甘油也能在几分钟内使之缓解。发作常由体力劳动或情绪激动所激发，饱食、寒冷、吸烟等亦可诱发。

保健提示

自发性心绞痛患者要注意多休息，不宜外出；劳累性心绞痛患者不宜做体力活动，急性发作期应绝对卧床，并避免情绪激动。恢复期患者不宜长期卧床，应经常进行活动。避免进食高脂肪、高胆固醇的食物，避免暴饮暴食，纠正偏食的不良习惯，戒烟，注意生活规律。

治疗原则

冠心病的主要致病因素是血脂偏高，当人体动脉血管壁上附着了过多的脂类物质时，就会导致动脉血管变窄，血管的血流量减少，最终导致心肌缺血或缺氧而引起冠心病，所以扩张动脉血管，是治疗冠心病的重要方法之一。此外，抑制血栓形成也可以有效防治冠心病。

民间秘方

方一：取菊花6克、甘草3克加水煎取药汁饮用，有滋阴、补心、理气的功效。

方二：取丹参9克、红花9克煎取药汁两次，混匀饮用。每日1剂，分早晚两次服用，有活血化瘀的功效，适用于冠心病患者。

宜吃食物

○ 宜　山楂、大枣、洋葱、木耳、大蒜、脱脂牛奶、豆制品、芝麻、山药、枸杞、地龙、西洋参、菊花、香附

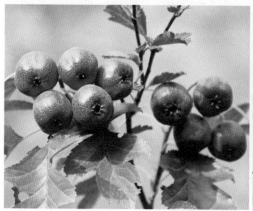
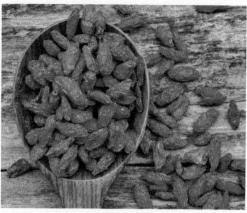

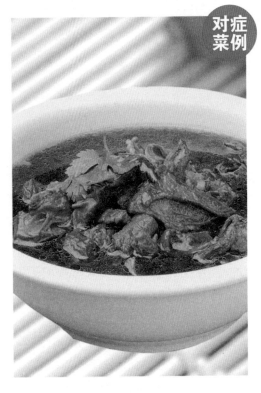

对症菜例

天麻地龙炖牛肉

原料： 牛肉500克，天麻、地龙各10克，油、盐、胡椒粉、味精、姜片、酱油、料酒各适量。

做法：

① 牛肉洗净切块，入锅加水烧沸，捞出，牛肉汤待用；天麻、地龙洗净。

② 油锅烧热，加姜片煸香，加酱油、料酒和牛肉汤烧沸，调入盐、胡椒粉、味精，再放入牛肉、天麻、地龙同炖至肉烂即可。

功效解读： 本品具有息风止痉、通经活络的功效，适合冠心病、动脉硬化、中风偏瘫等患者食用。

🏶 **药材档案**

　　地龙性寒，味咸，归肝、脾、膀胱经，具有清热定惊、通络、平喘、利尿等作用，常用于治疗高热神昏、惊痫抽搐、关节痹痛、肢体麻木、半身不遂、肺热喘咳、尿少水肿等症。

桂参大枣猪心汤

原料： 桂枝15克，党参10克，大枣6颗，猪心半个，盐1小匙。

做法：

① 猪心入沸水中汆烫，捞出，冲洗，切片。

② 桂枝、党参、大枣洗净，盛入锅中，加3碗水以大火煮开，转小火续煮30分钟。

③ 再转中火让汤汁沸腾，放入猪心片，待水再开，加盐调味即可。

功效解读： 本品具有温经散寒、益气养心的功效，适合寒凝心脉型冠心病患者食用。

🏶 **药材档案**

　　桂枝性温，味辛、甘，归心、肺、膀胱经，具有发汗解肌、温经通脉、化气利水的功效，主治风寒表证、肩背肢节酸疼，还可使皮肤血管扩张，促进血液循环。

对症菜例

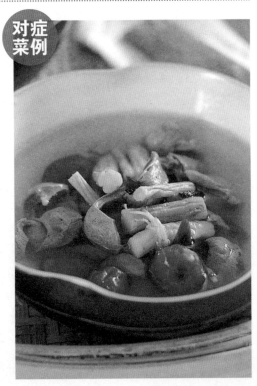

冠心病患者 忌 吃的食物

冠心病患者忌食高脂肪、高胆固醇食物，如猪肥肉、蛋黄、动物油等。这类食物易促使冠心病的发生。以下两类食物也不宜食用。

高糖食物

不宜食用高糖食物的原因

如巧克力、甜点、糖果。这些食物中的糖含量极高。长期食用这种高糖食物，会使摄入的糖量大大地超过人体的需要，多余的热量会在体内转化为脂肪堆积起来，久而久之，就可能导致动脉硬化，使血压上升，心肺的负荷加重，进一步影响冠心病患者的病情。此外，过多食用这类高糖的食物，还容易引起体重增加，不利于冠心病患者的康复。

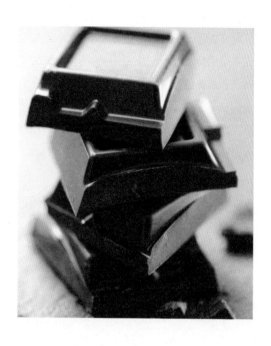

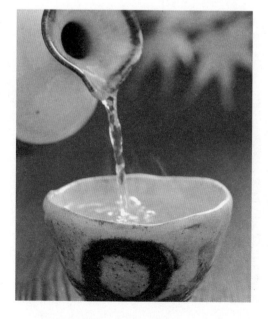

致兴奋食物

不宜食用致兴奋食物的原因

咖啡和浓茶中含有的咖啡因有兴奋神经中枢的作用，可引起兴奋、不安、心跳加快和心律不齐，从而增加心脏负担。白酒不但可致兴奋，还可使心率增快，长期饮酒会使心脏扩大，导致心脏收缩功能减退。此外，白酒还能够促使 β - 脂蛋白的产生，升高血液中的胆固醇和甘油三酯的浓度，大量的脂类物质沉积在动脉内膜，导致动脉粥样硬化，从而加重冠心病患者的病情。

心律失常

临床症状

患者感觉心悸，胸口有憋闷感，伴气促、头昏、头胀、头重脚轻、眼花等症状。全身性症状可见神疲乏力、食欲不振、困倦、失眠多梦。多数患者还有贫血或血压偏低现象，严重者会出现晕厥。晕厥的前驱症状有全身不适感、视力模糊、耳鸣、恶心、面色苍白、四肢无力等。

保健提示

心律失常患者要养成按时作息的习惯，保证睡眠时间和质量。运动要适量。洗澡时水不要太热，时间不宜过长。养成按时排便的习惯，保持大便通畅。饮食要定时定量。节制性生活。不饮浓茶，不吸烟。避免着凉，预防感冒。不从事紧张性的工作，不从事驾驶工作。

治疗原则

不少心律失常患者也患有高脂血症、高血压等病，造成冠状动脉硬化，因此治疗此病应以活血化瘀、增加冠脉血流量为主。心肌炎也是造成心律失常的另一个原因，治疗应以修复心肌纤维功能为主。心律失常最主要的症状是心悸、失眠，因此治疗应以养心安神、增强心脏功能为主。

民间秘方

方一：取黄芪、党参各25克洗净，煎煮药汁2次，将所得药液混合。每日1剂，分两次服用，能补气养血，适合心律失常患者服用。

方二：取万年青5克、大枣8颗分别洗净放入锅内，加水煎汁服用，有清热解毒、强心利尿的功效，适合心律失常患者服用。

宜吃食物

○ 宜　小米、大枣、荞麦、菠菜、乌鸡、莲子、三七、丹参、黄芪、当归、红花、天麻、绞股蓝、远志、酸枣仁、柏子仁

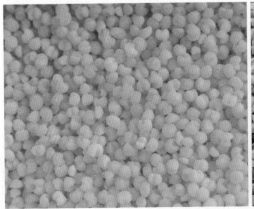
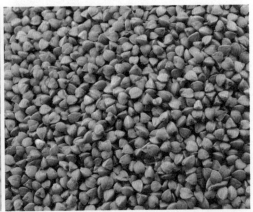

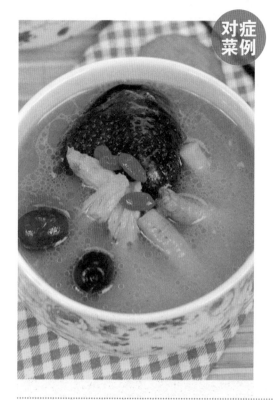

当归黄芪乌鸡汤

原料：当归15克，黄芪10克，大枣8颗，枸杞适量，乌鸡1只，盐适量。

做法：

① 将乌鸡洗净、剁块，放入沸水氽烫，待3分钟后捞起、冲净，沥水。

② 将黄芪、当归、大枣、枸杞分别洗净备用。

③ 将以上材料一同放入锅中，加水适量，以大火煮开，转小火续炖至乌鸡熟烂，加盐调味即可熄火。

功效解读：本品具有补气养血、养心安神的功效，可用于气血亏虚所致的心悸失眠、心律不齐、短气疲乏等症的辅助治疗。

🍴 食材档案

　　中医认为，大枣可补脾和胃、养肝补血、益气生津。现代医学研究还发现，大枣还能抗过敏、除腥臭怪味、宁心安神、益智健脑、增强食欲、养肝、镇静降压、抗菌。

桂圆百合炖鸽

原料：桂圆肉15克，百合30克，鸽子2只，盐适量。

做法：

① 将鸽子宰杀后去毛和内脏，用温水洗去血污，再用清水冲洗干净。

② 鸽肉与桂圆、百合同放碗内，加适量沸水，将碗放入蒸笼内，隔水炖熟，加盐调味后饮汤食肉。

功效解读：本品具有滋阴补血、养心安神的功效，对心律失常引起的憋闷、气促、头昏、头胀、眼花等症有较好的改善作用，尤其适合气血亏虚型心律失常患者食用。

🍴 食材档案

　　桂圆肉性温，味甘，入心、脾经。桂圆肉主要具有补心安神、养血益脾的功效，可治疗失眠、心悸、健忘、虚劳羸弱，还可护肤养颜、抗衰老、治疗神经衰弱、自汗盗汗等症。

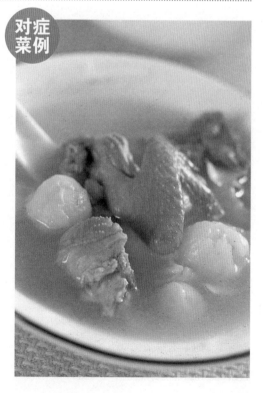

心律失常患者 忌 吃的食物

心律失常患者不宜食用高脂肪、高胆固醇食物，如动物内脏、蛋黄、肥肉、鱼子等，否则会加重病情。以下两类食物也不宜食用。

致兴奋食物

不宜食用致兴奋食物的原因

浓茶和咖啡中含有的咖啡因有兴奋神经中枢的作用，它可加快心跳，加重心律失常患者的病情，严重者还有可能诱发心脏病。白酒具有强烈的刺激性，可使心率增快，长期饮酒会使心脏扩大，导致心脏收缩功能减退。另外，也不宜吃辣椒、洋葱等具有强烈刺激性的食物，否则会刺激心血管系统，使心肌细胞的自律性和心肌血液供应发生改变，从而引发或加重心律失常。

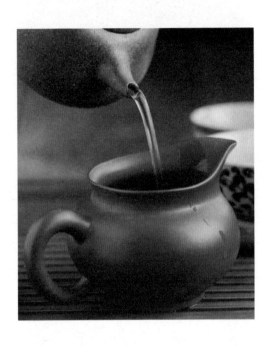

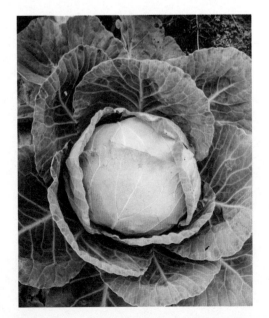

易胀气食物

不宜食用易胀气食物的原因

黄豆、卷心菜、韭菜均属于容易引起腹部胀气的食物，它们含有大量的粗纤维，如大量摄入不容易消化，可在胃肠道里产生大量的气体，出现腹部胀气的症状，从而影响心脏活动，不利于心律失常患者的病情。此外，韭菜性温，多食可积温成热，心律失常患者食用后会加重其"虚火"的症状，加剧心悸、心烦失眠、头晕目眩、手足心热、潮热盗汗等症，因此也不宜食用。

心肌炎

临床症状

病初与上呼吸道感染或肠道感染症状相似，7～10天后出现胸闷、心悸、极度乏力、出汗等症。发展期患者可有发热、疲乏、多汗、心慌、气急、心前区闷痛、头晕等，严重者可出现心功能不全或心源性休克。检查可见心率增快、心界扩大、杂音改变、心律失常。

保健提示

心肌炎易发生误诊或被忽视等情况，致使病情加重。所以，一旦发现有心慌、胸闷、气急、气短、面色苍白、全身乏力等症状，应及时到医院做检查。心肌炎患者在治疗过程中要注意休息，限制活动，以减轻心脏的负担，防止发生心衰、心律失常等并发症。

治疗原则

在各类心肌炎中，以病毒性心肌炎最为常见，而柯萨奇病毒性心肌炎的发病率占到了40%以上，因此抑制柯萨奇病毒也是防治此病十分重要的方法。此外，修复心肌纤维也是治疗此病的另一重要方法。

民间秘方

方一：取苦参、川芎、防风、当归、泽泻、蝉蜕、皂角刺各12克，生地、熟地、生黄芪、白蒺藜各20克煎汁后加入白糖搅匀饮用。每次饮150毫升，可祛风凉血解毒。

方二：取苦参、人参、沙参、丹参、羌活、苍耳子各60克洗净切碎，酸、甜石榴各7个捣烂，一起放入装有1升白酒的酒坛中，浸泡14天，静置后取汁饮用，可保护心脏。

宜吃食物

○ **宜** 香菇、口蘑、牛肉、鱼类、鸡蛋、豆类、苦参、丁香、金银花、乌药、败酱草、山豆根、丹参、赤芍、生地、三七

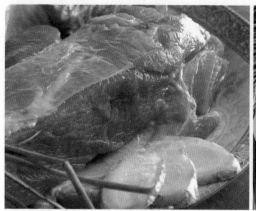
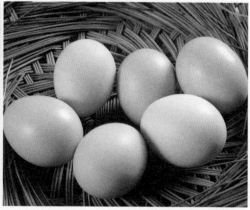

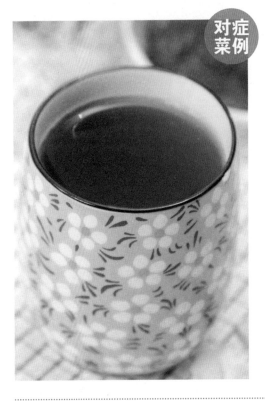

对症菜例

丹参赤芍生地饮

原料：赤芍、生地各15克，丹参10克，生甘草3克。

做法：

❶ 将赤芍、生地、丹参、生甘草洗净，放入锅中。

❷ 锅中加水700毫升，大火煮开后转小火续煮20分钟即可关火。

❸ 滤出药汁，药渣留在砂锅中，然后加水，按照同样的方式再煎药，将两次煎的药汁兑在一起，分两次饮用。

功效解读：本品具有清热解毒、凉血化瘀的功效，对心肌炎有一定的疗效。

🔖 药材档案

赤芍性微寒，味苦，归肝、脾经，具有清热凉血、散瘀止痛的功效，主治温毒发斑、吐血衄血、目赤肿痛、肝郁胁痛、经闭痛经、症瘕腹痛、跌仆损伤、痈肿疮疡等症。

金银花莲心饮

原料：金银花20克，山楂10克，莲子心5克，生甘草3克，蜂蜜适量。

做法：

❶ 将金银花、山楂、莲子心、生甘草洗净，放入砂锅中。

❷ 砂锅中加水700毫升，大火煮开后即可关火。

❸ 滤出药汁，药渣留在砂锅内，再加700毫升的水，按照同样的方式再煎煮一遍，将两次药汁兑在一起拌匀。

❹ 待药汁稍凉后，加入蜂蜜，搅拌均匀，分两次饮用。

功效解读：本品具有清热解毒、活血化瘀的功效，对心肌炎有一定的疗效。

🔖 食材档案

莲子心性寒，味苦，归心、肾经，具有清心安神、交通心肾、涩精止血、去热除烦、消渴解暑等作用，主治神昏谵语、心肾不交、失眠遗精、血热吐血等症。

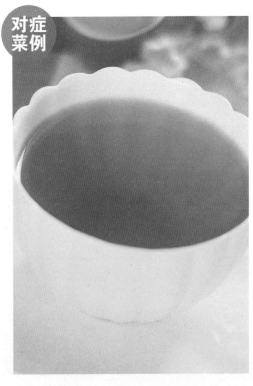

对症菜例

心肌炎患者 忌 吃的食物

心肌炎患者不宜食用辛辣刺激性食物，如辣椒、大蒜、葱、芥末等，否则会使心肌的耗氧量增加，从而加重病情。以下两类食物也不宜食用。

高脂肪食物

不宜食用高脂肪食物的原因

油炸食品、比萨、肥肉、动物油等的脂肪含量很高，如猪肥肉的脂肪含量可高达88.6%。过多的脂肪，一方面可致体重增加；另一方面这些脂类物质在体内的堆积，沉积在动脉内膜，容易引发动脉硬化，增加心脏的负担，不利于心肌炎患者的病情。也不宜食用腥臊发物，如黄鱼、带鱼、鳝鱼、黑鱼、虾等，这类食物可助时邪疫气，助湿生痰，痰多则瘀阻心络，从而加重心肌炎患者的病情。

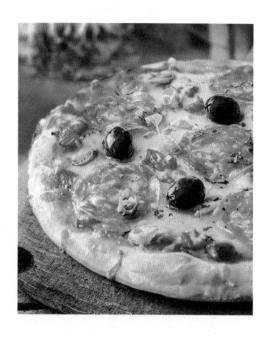

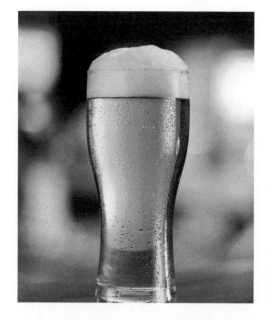

致兴奋食物

不宜食用致兴奋食物的原因

白酒、啤酒中含有的酒精可直接损伤心肌细胞，使其发生变性，减弱心肌功能，同时还可通过提高新陈代谢，使血管扩张，直接作用于心脏，引起心跳加快，使心肌耗氧量增加，从而加重心肌炎患者的病情。浓茶、咖啡、可乐中含有的茶碱和咖啡因也有刺激心脏、增加心肌耗氧量的作用。同时，它们还可刺激中枢神经，影响患者的睡眠质量，不利于心肌炎患者病情的好转。

脑血管硬化

临床症状

患者初期头晕头痛，多在前额部和后脑勺，多为钝痛，在体位变化时出现或加重。如基底部的动脉硬化时可有眩晕、眼球震颤、恶心、面部肌肉麻痹。患者有记忆力减退、注意力不集中、脑力劳动能力降低等症状。晚期患者有记忆力缺损、意识障碍，有的还可能出现幻觉、冲动、攻击性的行为等。

保健提示

脑血管硬化的症状比较多，当出现部分症状时，患者应该及时去当地的医院诊断检查，做好治疗工作；在平时的饮食生活中，可多吃碱性食物，同时要改进膳食结构，加强体育锻炼，养成良好的生活习惯。最好可以每天吃蒜和姜，有助于预防血栓。

治疗原则

脑血管硬化容易引起血液循环不畅，改善脑血管弹性是防治此病的一个重要手段。当脑动脉的管壁内膜受到损伤时，血小板、纤维素等物质会积聚在受损的血管壁内膜上，容易导致血管弹性降低、管腔变窄，因此致病。因此，适当控制血小板聚集也可防治此病。

民间秘方

方一：取川芎、丹参各6克分别润透切片，放入炖锅内煎汁，加入15克白糖拌匀，代茶饮用，有活血祛瘀的功效，适用于脑血管硬化患者。

方二：取桃仁6克、红花6克、丹参10克、山楂20克以小火煎汁饮用。每日2次，有祛瘀血、降血压的功效，适合脑血管硬化患者。

宜吃食物

〇宜　大蒜、洋葱、木耳、马齿苋、山药、红薯、南瓜、山楂、白果、红花、桑叶、赤芍、昆布、桃仁、丹参、三七、五灵脂

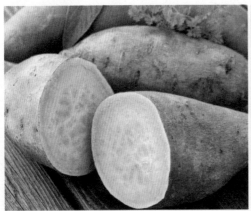
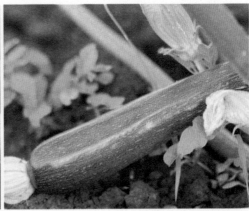

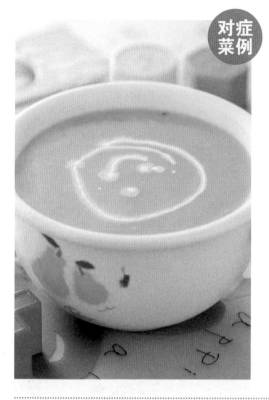

对症菜例

薏米南瓜浓汤

原料：薏米35克，南瓜150克，洋葱60克，奶油5克，盐3克。

做法：

1. 薏米洗净，入果汁机打成薏米泥。
2. 南瓜、洋葱洗净切丁，均入果汁机打成泥。
3. 锅烧热，将奶油融化，将南瓜泥、洋葱泥、薏米泥倒入锅中煮滚并化成浓汤状后加盐。

功效解读：本品具有降低血压、保护血管、抗动脉硬化的功效，还可健脾益气，适合脑血管硬化患者食用。

🍚 食材档案

中医认为，南瓜具有润肺益气、降低血糖等功效。现代医学认为，南瓜含有大量黏液蛋白，有助于防止脂肪在心血管系统的沉积，预防动脉硬化，起到抗衰老的作用。

三七煮鸡蛋

原料：三七10克，鸡蛋2个，葱1棵，盐少许。

做法：

1. 将三七用清水洗净，备用；葱洗净，切成葱花。
2. 锅置于火上，将三七放入锅中，加入适量清水，煮片刻。
3. 最后打入鸡蛋，煮至熟，再调入盐，撒上葱花，即可食用。

功效解读：本品具有活血化瘀、止血止痛的功效，可防治瘀血阻滞型的脑血管硬化。

🍚 药材档案

三七自古以来就被当作活血化瘀、消肿定痛的要药，有"南国神草"之美誉。现代医学研究还发现，三七中含有的黄酮类化合物能改善心肌供血，增加血管壁弹性，扩张冠状动脉，起到防治冠心病、心绞痛等心脑血管疾病的作用。

对症菜例

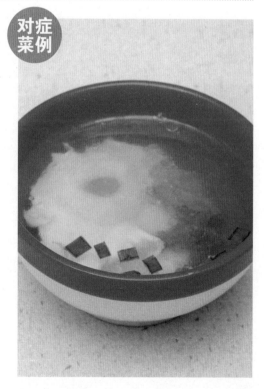

脑血管硬化患者 忌 吃的食物

脑血管硬化患者忌食高糖食物，如荔枝、奶油蛋糕、巧克力、糖果等，否则会加重病情。以下两类食物也不宜食用。

高热量食物

不宜食用高热量食物的原因

如狗肉、猪肝、火腿、腊肠、蛋黄等。脑血管硬化是由脑部血管弥漫性粥样硬化、管腔狭窄及血管闭塞等使脑部的血流供应减少所引起的，而这类食物的脂肪含量、胆固醇含量极高，如每100克鸭蛋黄中含有胆固醇1576毫克。过多的脂肪和胆固醇的摄入易导致脂类物质在体内堆积，沉积在动脉内膜，从而引起血管硬化、管腔狭窄、血管闭塞等。

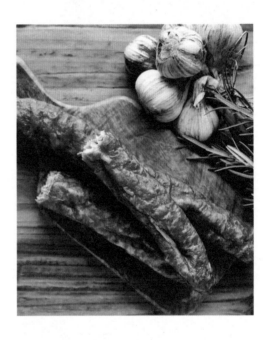

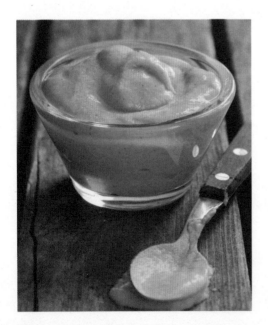

刺激性食物

不宜食用刺激性食物的原因

辣椒、洋葱、芥末、白酒等均具有强烈的刺激性，它会刺激心血管系统，使人出现短暂性的血压下降以及心率改变，使脑部血液供应减少，从而加重脑血管硬化患者的病情。而白酒中含有的酒精可抑制脂蛋白脂肪酶，从而使甘油三酯浓度升高，加速动脉粥样硬化，引发心脑血管并发症。

脑梗死

临床症状

脑梗死患者前期表现为头痛、头晕、眩晕、短暂性肢体麻木、无力。常在安静休息时发病，有部分患者在一觉醒来后，出现口眼歪斜、半身不遂、流口水等症状。脑梗死发病后最常见的症状有：头痛、头晕、耳鸣、半身不遂、口眼歪斜、失语甚至神志不清等。

保健提示

脑梗死患者于恢复期和后遗症期，应坚持进行有效的药物治疗和饮食调节，并进行相关的康复训练，同时控制好血压、血脂等危险因素。进行适当的体育锻炼，不宜做剧烈运动，散步、体操、太极等都是很好的选择，以不过量、不过度疲劳为宜。

治疗原则

脑梗死多因脂类物质沉积在脑部，引发动脉硬化，使脑动脉血管弹性降低，形成血栓，最终导致急性脑缺氧而引起。因此，降低血脂、增强血管弹性可在一定程度上避免脑梗死。另外，通过增加脑血流量、补充脑部血液供应也可预防此症。

民间秘方

方一：取菊花3克、决明子10克、山楂15克分别洗净放入锅内，加入适量清水，以小火煎取药汁，滤去药渣即可。每日2次。有清肝明目、清热化瘀的功效，适合脑梗死患者。

方二：取葛根10克洗净切片，桑叶6克洗净，一同放入砂锅内煎汁饮用，可清热解毒、止渴生津。

宜吃食物

○宜　木耳、黑莓、蓝莓、葡萄、李子、山楂、黄豆、冬瓜、大蒜、银耳、天麻、白术、菊花、绞股蓝、丹参、红花、五灵脂

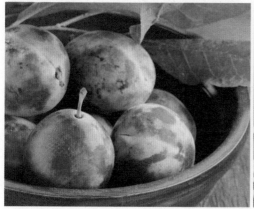
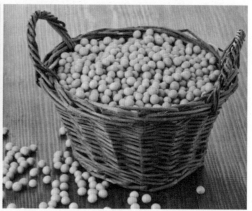

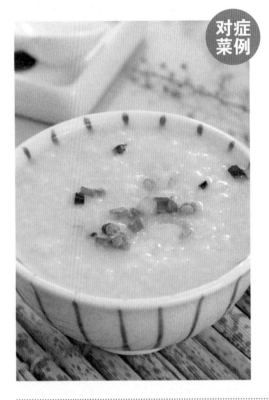

对症菜例

桂枝莲子粥

原料：大米100克，桂枝20克，莲子30克，地龙10克，白糖5克，葱花适量。

做法：

① 大米淘洗干净，用清水浸泡；桂枝洗净，切小段；莲子、地龙洗净备用。

② 锅置火上，注入清水，放入大米、莲子、地龙、桂枝，先大火煮沸，再转小火熬煮至米烂。

③ 放入白糖稍煮，撒上葱花便可。

功效解读：此粥具有温通经络、息风止痉的作用，适合风痰阻络型脑梗死患者食用。

🍶 药材档案

现代医学研究发现，对大鼠静脉注射地龙注射液，可对大鼠心律失常有明显的对抗作用，起到抗心律失常的作用。若对大鼠的腹腔注射地龙注射液，可预防缺血性脑卒中。

天麻川芎枣仁茶

原料：天麻6克，川芎5克，枣仁10克。

做法：

① 将天麻洗净，用淘米水泡软后切片，备用。

② 将川芎、枣仁洗净。

③ 将川芎、枣仁、天麻一起放入碗中，冲入白开水，加盖闷10分钟后即可饮用。

功效解读：本品具有行气活血、平肝潜阳等功效，适合高血压、动脉硬化、脑梗死患者饮用，一般人饮用后有增强体质的作用。

🍶 药材档案

天麻性温，味辛，无毒，能祛邪气、杀蛊毒恶气，久服能益气力、滋阴、轻身延年、消痈肿。主治各种风湿麻痹、四肢拘挛、小儿风痫惊气，还可治寒湿痛痹、瘫痪不遂、语多恍惚、善惊失志等症。

对症菜例

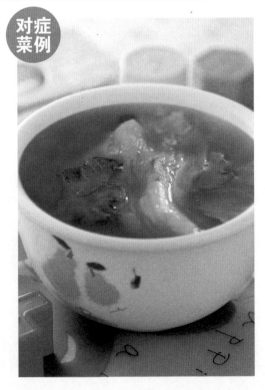

脑梗死患者 忌 吃的食物

脑梗死患者慎食高脂肪、高胆固醇食物，如羊肝、肥肉、鸭蛋黄、香肠等。这类食物易引起血管的硬化、管腔狭窄等。以下两类食物也不宜食用。

高糖食物

不宜食用高糖食物的原因

脑梗死患者慎食高糖食物，如冰激凌、碳酸饮料等，这些食物中的糖含量极高。长期食用这种高糖食物，使摄入的糖量大大地超过人体的需要，多余的热量会在体内转化为脂肪堆积起来，引起脂肪代谢紊乱，久而久之，就可能导致动脉硬化进而引起脑梗死。而且，过多食用这种高糖的食物，还容易引起体重增加，不利于脑梗死患者的病情。

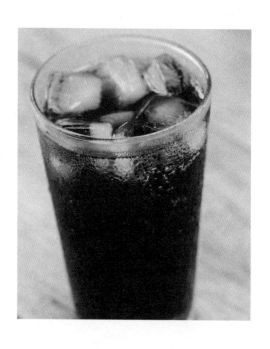

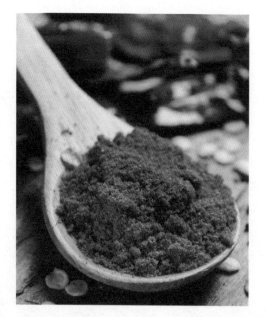

辛辣刺激性食物

不宜食用辛辣刺激性食物的原因

如辣椒、花椒、茴香、白酒等。这类食物含有强烈的刺激性，会直接兴奋脑血管，引发脑出血。而且一般的辛辣食物盐分也比较高，不利于控制血压。白酒除了直接刺激脑血管外，还易损坏血管内膜，导致血管收缩、脑血管腔变窄，容易诱发脑梗死。且酒精还会抑制脂蛋白脂肪酶，从而加速动脉粥样硬化，引发其他心脑血管并发症。

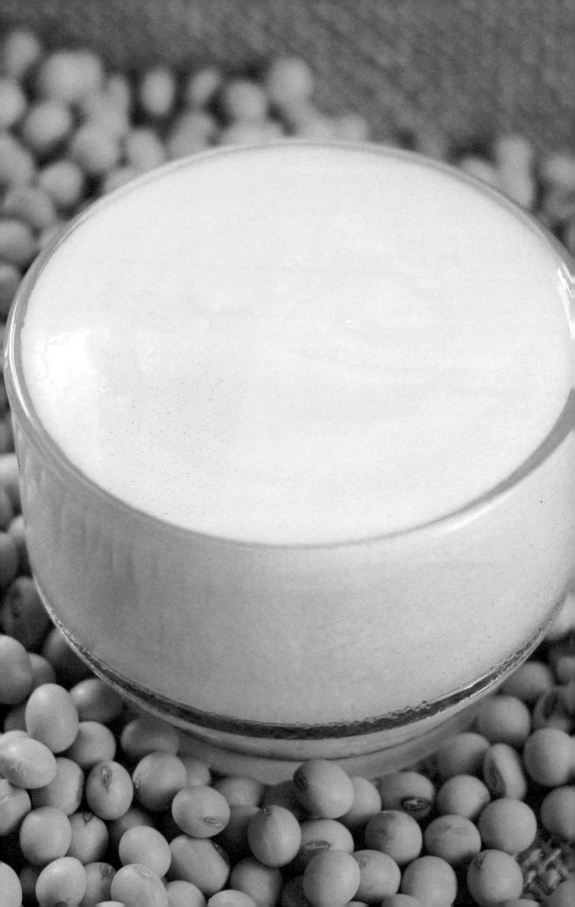

第四章

免疫、内分泌系统
常见病饮食宜忌

内分泌及代谢系统疾病是由于内分泌腺或内分泌组织本身的分泌功能和（或）结构发生异常所致。在饮食宜忌方面，除了常规的科学饮食原则，还有较强的针对性，如高脂血症患者慎食高胆固醇食物，糖尿病患者少吃、不吃高糖食物，甲亢患者忌吃高碘食物，痛风患者要限制嘌呤的摄入，这些事项都要特别注意。系统性红斑狼疮累及患者自身免疫性炎症性结缔组织，饮食宜规避辛辣燥热及难消化食物。

高脂血症

临床症状

轻度高脂血症患者一般无明显的自觉症状，部分患者仅有轻度的头晕、神疲乏力、失眠健忘、肢体麻木、胸闷、心悸等症，常在体检化验血液时发现高脂血症。重度高脂血症的常见症状有：头晕目眩、头痛、胸闷、气短、心慌、胸痛、乏力、口角歪斜、不能说话、肢体麻木等。

保健提示

提倡坚持体育锻炼，适当运动减肥，控制肥胖是预防血脂过高的重要措施之一。降脂运动的时间最好安排在晚餐后或晚餐前2小时，晚餐前2小时机体处于空腹状态，运动所需的热量由脂肪氧化来供应，可有效地消耗掉脂肪；晚餐后2小时运动，可消耗晚餐摄取的能量。

治疗原则

高脂血症多因机体摄入过多脂肪所致，因此抑制脂肪的消化吸收可以防治高脂血症。此外，胆固醇摄入过多，或肠道、肝脏合成胆固醇过多而排泄减少，也会导致高脂血症，因此促进肠道蠕动以排泄胆固醇，以及抑制肠道吸收胆固醇均是治疗高脂血症的有效方法。

民间秘方

方一：取山楂3克、蒲黄10克，平均分成两份，装入两个棉纸袋中，封口后放入杯中，用沸水冲泡，盖上杯盖，闷15分钟即可。每次用1袋，每日2次，可降低血脂、活血化瘀。

方二：取菠萝、苹果、卷心菜各30克，芦荟50克，一起榨汁饮用，可减少胆固醇的吸收。

宜吃食物

〇 宜　薏米、佛手、山药、冬瓜、木耳、魔芋、黄瓜、绿茶、玉米须、苍耳子、泽泻、枸杞、决明子、金银花、蒲黄、栀子

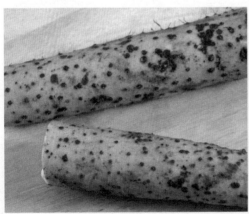
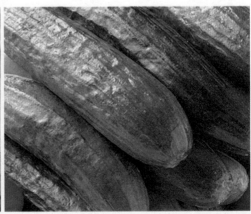

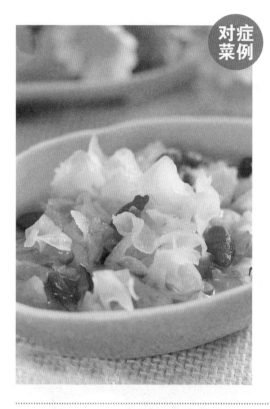

对症菜例

银耳枸杞汤

原料：银耳50克，枸杞20克，薏米20克，蜂蜜少许。

做法：

❶ 将银耳泡发后洗净；枸杞、薏米洗净泡发。

❷ 再将泡软的银耳切成小朵。

❸ 锅中加水烧开，下入银耳、枸杞、薏米煮开，待稍凉，调入蜂蜜即可。

功效解读：本品具有滋阴润肺、降脂瘦身的功效。银耳内含有大量的膳食纤维，可以刺激胃肠蠕动，帮助胆固醇排出体外，保护血管环境，预防胆固醇附着，防治高脂血症。

🌸 食材档案

薏米性微寒，味甘，归脾、肺、肾经。薏米有利水消肿、健脾祛湿、舒筋除痹等功效，主治水肿、小便淋沥、风湿痹痛、筋脉拘挛等症，对高脂血症诸症有缓解作用。

冬瓜玉米须饮

原料：冬瓜肉、冬瓜皮、冬瓜子合计2碗，老玉米须25克，老姜2片。

做法：

❶ 先将冬瓜洗净，再将冬瓜皮、肉、籽切分开，并将冬瓜子剁碎（因为瓜子中有利尿成分，若不剁碎无法释出）。

❷ 将玉米须放入纱布袋中，扎紧。

❸ 将所有原料放入锅中，加水煮开后改小火再煮20分钟，捞去药袋即可。

功效解读：本品具有利尿消肿、加速代谢体内废物、降低血脂的功效。

🌸 药材档案

中医认为，玉米须有利尿消肿、降血压、止血、利胆等作用。现代医学研究发现，玉米须有扩张末梢小血管的作用，可显著增加胆汁分泌和促进胆汁排泄，明显降低高胆固醇含量，有防治"三高"的作用。

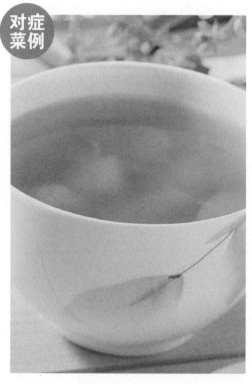

对症菜例

高脂血症患者 忌 吃的食物

高脂血症患者忌食高胆固醇食物，如猪肝、鸭蛋、猪脑、鹌鹑蛋、香肠等，否则易诱发动脉硬化、冠心病等。以下两类食物也不宜吃。

高脂肪食物

不宜食用高脂肪食物的原因

高脂血症患者忌食高脂肪食物，如猪肥肉、奶油、牛髓等。猪肥肉的脂肪含量可达 88.6%，猪油脂肪含量可达 88.6%，奶油脂肪含量可达 97%，牛髓脂肪含量可达 95.8%。过多摄入这些食物会使多余的脂肪储存在皮下组织或沉积在血管壁，阻塞血管，造成血液中的胆固醇过多，使得血脂升高，加重高脂血症患者的病情，还可引起动脉粥样硬化，导致冠心病、脑血管病等。

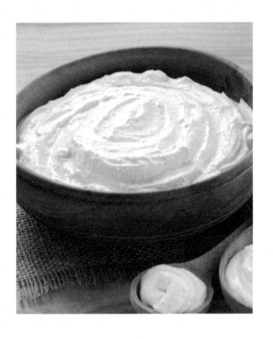

高糖食物

不宜食用高糖食物的原因

如榴梿、椰子、柿子、香蕉、巧克力、白砂糖等。这些食物中含有大量的糖，如 100 克榴梿中含糖 28.3 克，100 克椰子中含糖 31.3 克，100 克柿子中含糖 18.5 克，100 克香蕉中含糖 22 克，100 克巧克力中含糖 53.4 克，100 克白砂糖中含糖 99.9 克。过量的糖分摄入不利于高脂血症患者的体重控制，还会在体内转化为内源性甘油三酯，使甘油三酯水平升高。

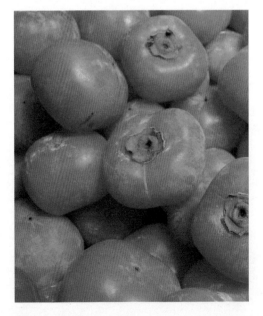

糖尿病

临床症状

"三多一少"是糖尿病最典型的症状，即吃得多、饮得多、尿得多、体重减轻。患者血糖高于正常值，空腹血糖≥7.0毫摩尔/升；餐后两小时血糖≥11.1毫摩尔/升。其他症状可见眼睛疲劳、视力下降，手脚麻痹，夜间小腿抽筋、神疲乏力等。

保健提示

糖尿病患者生活要有规律，可进行适当的运动，以促进碳水化合物的利用，减少胰岛素的需要量。注意个人卫生，预防感染。糖尿病患者常因脱水和抵抗力下降，皮肤容易干燥发痒，也易合并皮肤感染，应定时给予擦身或沐浴，以保持皮肤清洁。应定时测量血糖以作计算进食量和观察药物疗效的参考。

治疗原则

糖尿病多因体内胰岛素分泌相对不足导致血糖升高，进而引起机体代谢紊乱所致，因此治疗此病宜以降低血糖为主。其次，由于精神及神经因素的影响，导致肾上腺素等应激激素分泌增加而使得血糖升高，因此抑制肾上腺素分泌可有效防治糖尿病。

民间秘方

方一：取黄精50克、白茅根30克一同研成细末。每次取5~7克用开水送服，每日2次，可降血糖、解消渴，对于防治糖尿病有很好的疗效。

方二：取50克柚子肉切小丁，与甘草6克、茯苓9克、白术9克一同放入锅内加水煎汁饮用。每周1次，可促进胰岛素分泌，降低血糖。

宜吃食物

○ **宜** 苦瓜、黄瓜、洋葱、南瓜、银耳、木耳、菜心、兔肉、乌鸡、黄精、玉竹、枸杞、白术、何首乌、熟地、桑叶

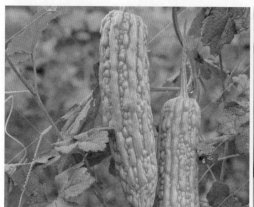
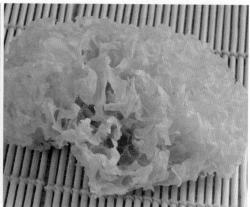

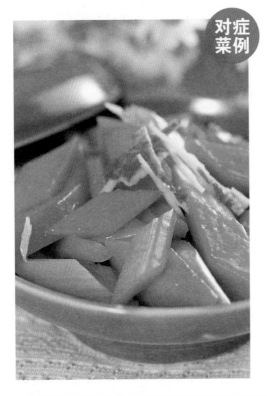

对症菜例

西芹炖南瓜

原料：南瓜200克，西芹150克，姜、葱段各10克，盐、味精、水淀粉各适量。

做法：

❶ 西芹取茎洗净，切菱形片；南瓜去皮、去瓤，洗净，切菱形片。

❷ 将西芹片、南瓜片一起下开水锅中焯水，然后捞出，沥干水分。

❸ 装入砂锅中，于中火上炖5分钟，下入调味料翻匀即可。

功效解读：本品有滋阴、利尿、止消渴的作用，适合肺热伤津、胃热炽盛以及肝肾阴虚型糖尿病患者食用。

🍴 **食材档案**

南瓜虽然有一定的甜味，但却有助于治疗糖尿病。这是因为，南瓜中的果胶能调节胃内食物的吸收率，降低糖类物质的吸收速度，从而控制血糖的上升。

银耳西红柿汤

原料：干银耳20克，西红柿150克，盐适量。

做法：

❶ 将银耳用温水泡发，去杂质洗净，撕碎。

❷ 西红柿洗净，放沸水中稍烫一下，去皮，切块。

❸ 在锅内加适量水煮开，再放入银耳、西红柿块，煮熟，加盐调味即成。

功效解读：本品具有清热生津、益气补虚、止消渴的功效，尤适合糖尿病患者食用。

🍴 **食材档案**

银耳中含有的银耳多糖可影响胰岛素的降糖活性，使胰岛素在人体内的作用时间变长，从而便于糖尿病患者控制血糖。另外，银耳中还含有人体所必需的多种营养素，如钙、磷、铁、钾及人体所必需的8种氨基酸，常食可强心健脑、延年益寿。

对症菜例

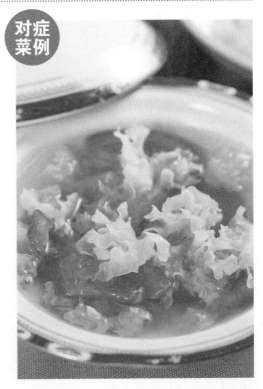

糖尿病患者忌吃的食物

糖尿病患者应少食用糖分或淀粉含量很高的食物，如土豆、柿子、红薯、蜂蜜、甘蔗、荔枝等。以下两类食物也不宜食用。

油腻肥厚食物

不宜食用油腻肥厚食物的原因

如油条、猪肝、腊肉、肥肉、香肠。这些食物的热量很高，糖尿病患者食用后容易引起肥胖，不利于其体重的控制。而且，它们含有大量的饱和脂肪酸和胆固醇，二者可结合沉淀于血管壁，诱发动脉硬化等心脑血管并发症。此外，油条、油饼、腊肉、香肠这些食物在制作过程中会产生大量的致癌物质、反式脂肪酸等，对糖尿病患者的病情不利，因此也不宜食用。

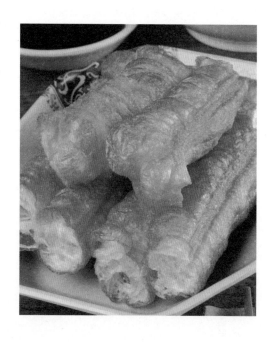

辛热刺激性食物

不宜食用辛热刺激性食物的原因

如韭菜、荔枝、可乐、榴梿、白酒。中医认为，早、中期糖尿病患者多属阴虚体质，食用这类辛热刺激的食物，会助热伤阴，加重糖尿病患者的病情。可乐中的焦糖色素等还能导致胰岛素抵抗，诱发血糖升高。白酒中的甲醇成分可加重糖尿病患者的周围神经损害，并可抑制肝糖原分解和糖异生作用，可引起低血糖。另外，患者也不宜食用爆米花，否则会增加患冠心病的风险。

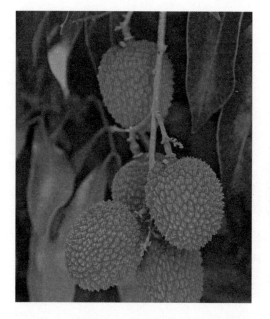

甲亢

临床症状

常见症状有怕热、多汗、易饿、多食、消瘦；心慌、大便次数增多、腹泻；容易激动、兴奋、多语、失眠、舌及手伸出可有细微颤动等功能亢进特征；很多患者感觉疲乏、无力、容易疲劳，多有肌肉萎缩。甲状腺呈弥漫性肿大、质地软、有弹性。大部分患者有眼部异常或突眼症状。

保健提示

女性甲亢患者不宜妊娠，哺乳期的妇女也应该暂停哺乳，因为妊娠期的患者雌激素分泌明显增加，从而使甲状腺素的合成增高，而且治疗甲亢的药物可能影响胎儿的正常发育，造成胎儿先天性智力低下，而药物也可经乳汁转给婴儿，造成婴儿甲状腺功能减退，影响其生长发育。

治疗原则

甲亢是由于甲状腺素分泌过多而引起的，因此通过抑制甲状腺素合成可以有效防治此病。其次，甲亢患者发病时神经系统处于极度兴奋的状态，因此通过抑制中枢神经可以有效缓解症状。

民间秘方

方一：取朱砂10克研末，桃仁15克焯水去皮炒黄，研末，放入容器中，倒入白酒，密封煮沸，待凉后调入朱砂粉末，静置去渣饮用。每次取10～15毫升温服，每日2次，可安神活血，适用于甲亢患者。

方二：取夏枯草、钩藤、丹参煎水滤渣取汁饮用。每日1剂，分2次服用，有除烦安神、清热镇静的功效，适用于甲亢患者。

宜吃食物

○ 宜　牡蛎、西瓜、桑葚、菊花、枸杞、柴胡、生地、夏枯草、黄芪、麦冬、党参、白芍、丹参、朱砂、麻黄

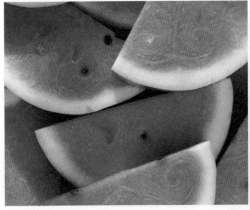
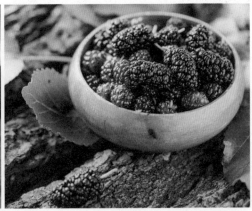

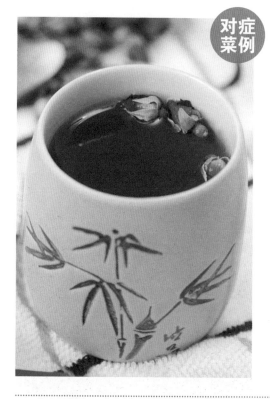

玫瑰夏枯草茶

对症菜例

原料：玫瑰10克，夏枯草5克，蜂蜜10毫升。

做法：

① 玫瑰、夏枯草用清水洗净，放进杯碗中。

② 往杯碗中注入开水冲泡。

③ 加入蜂蜜调味即可饮用。

功效解读：本品具有行气解郁、清肝明目的作用，可调节内分泌，缓和甲亢引起的情绪躁动、眼突眼干等，对高血压也有不错的疗效，尤适合甲亢和高血压患者。

🦴 **药材档案**

　　夏枯草性寒，味苦、辛，具有清肝明目、利尿降压的作用，主治身体恶寒发热、瘰疬、头疮，可破症、驱散瘿结之气，治疗小腿肿痛、湿痹证，具有使身体轻巧的功效。民间常将夏枯草泡茶喝，用来治疗瘿瘤，即现代医学所说的甲亢。

猪骨黄豆丹参汤

原料：猪骨300克，黄豆50克，丹参20克，桂皮9克，盐、味精、料酒、鸡精各适量。

做法：

① 将黄豆去杂质，洗净、泡发；丹参、桂皮用纱布袋包好备用。

② 猪骨洗净，斩块，用刀背稍打裂，焯水。

③ 砂锅内加适量水煮开，放入猪骨、黄豆、药袋小火煲煮2小时，拣出药袋，加盐、味精、料酒、鸡精调味即可食用。

功效解读：本品可抑制甲状腺素合成，对甲亢患者有一定的食疗效果。

🦴 **药材档案**

　　丹参是妇科要药，常用来祛瘀、生新、活血、调经。除此之外，还可治疗冠心病、心烦失眠、关节痛、贫血、乳腺炎、淋巴腺炎、甲亢、疮疖肿痛、丹毒等。

对症菜例

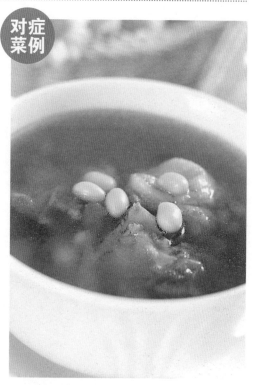

甲亢患者 忌 吃的食物

甲亢患者不宜食用高脂肪、肥腻食物，如猪肥肉、羊肉、鹅肉等。这类食物可助湿生痰，痰邪内生结聚于颈前可引起甲亢。以下两类食物也不宜食用。

高碘食物

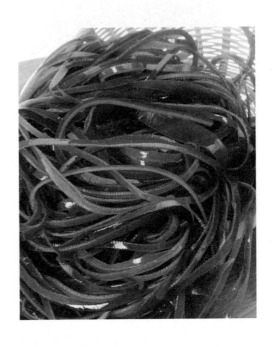

不宜食用高碘食物的原因

如带鱼、海带、紫菜等。这些食物的含碘量都极高，如海带的含碘量就可高达 7%~10%。对于一个正常的机体来说，是可以将过剩的碘排出体外的，但是甲亢患者的甲状腺功能亢进，自身的保护机制失调，不仅不能排出多余的碘，而且还会利用这些碘合成更多的甲状腺激素，进而加重病情，故不适宜食用。

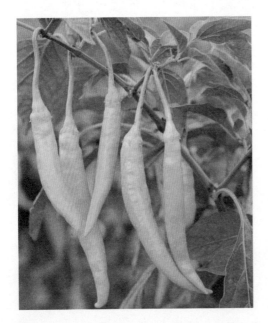

刺激性食物

不宜食用刺激性食物的原因

白酒、辣椒、胡椒、大蒜等食物均具有强烈的刺激性，辛辣的味道会刺激交感神经，使神经系统处于兴奋状态，不利于甲亢患者的病情。而且它们均为性温热之品，食用后可助热上火，加重甲亢患者烦躁易怒、失眠心悸、手指颤抖、舌质偏红等症状。另外，甲亢患者也不宜食用人参。现代药理学研究证实，人参会增强甲亢患者的神经兴奋状态，不利于其病情。

痛风

临床症状

急性发作期，症见脚踝关节或脚趾、手臂、手指关节处疼痛、肿胀、发红，伴有剧烈疼痛。间歇期症状主要表现是血尿酸浓度偏高，如果没有降尿酸，发作会频繁、痛感加重、病程延长。慢性期，痛风会频繁发作，身体部位开始出现痛风石，随着时间的延长痛风石会逐步变大。

保健提示

痛风患者不要酗酒，荤腥不要过量。一旦诊断为痛风病，肉、鱼、海鲜都在限食之列。辛辣、刺激的食物也不宜多吃，还要下决心戒酒。多食含嘌呤低的碱性食物，如瓜果、蔬菜，少食肉、鱼等酸性食物，做到饮食清淡，低脂低糖，多饮水，以利于体内尿酸的排泄。

治疗原则

痛风是一种嘌呤代谢紊乱性疾病，因此通过食疗促进机体正常代谢可有效控制病情。当机体生成的尿酸过量或尿酸排泄不充分时，会导致尿酸堆积，从而引起痛风，因此降低机体中的尿酸含量也能有效地改善病症，可多食用碱性蔬菜和水果，以中和过量的尿酸。

民间秘方

方一：取樱桃20颗洗净，去柄、核，苹果1个洗净，去皮、核，与2朵玉兰花一起放入榨汁机中榨汁即可，可祛风除湿、促进尿酸排泄。

方二：取杜仲15克，用盐水炒焦，熟地20克洗净，一起入锅煎取药汁，加15克白糖搅匀代茶饮，有强筋补肾、抗痛风的功效。

宜吃食物

○宜　木瓜、胡萝卜、海带、芹菜、苹果、大蒜、樱桃、莴笋、茄子、黄瓜、土豆、车前草、薏米、防风、牛膝

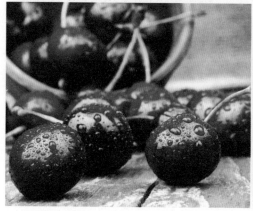
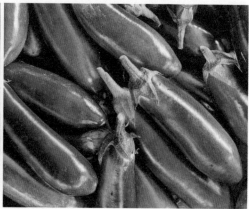

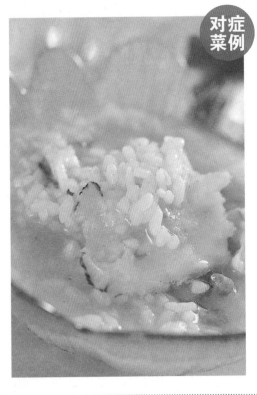

对症菜例

独活当归粥

原料：独活25克，当归20克，生姜15克，大米100克，蜂蜜适量。

做法：

1. 将独活、当归、生姜洗净，待干。
2. 独活、当归、生姜放入砂锅中，加水没过药材。
3. 将砂锅置于火上，先大火烧开，再转小火煎20分钟，去渣取汁。
4. 将药汁与大米煮粥，临熟时调入蜂蜜即可。

功效解读：本品有散寒除湿、活血止痛的作用，适合风寒湿痹以及脾肾阳虚型痛风患者食用。

🌸 药材档案

独活性平，味苦，归肾、膀胱经，主治风寒，能止金属创伤疼痛、小腹有气上冲心下的奔豚症、痫症抽搐、女子疝瘕症。

威灵仙牛膝茶

原料：威灵仙、牛膝各10克，车前草5克，砂糖适量。

做法：

1. 将威灵仙、牛膝、车前草洗净，放入茶杯。
2. 锅置于火上，倒入600毫升水，大火烧开。
3. 用开水冲泡威灵仙、牛膝、车前草调入砂糖加盖闷10分钟即可。

功效解读：本品具有祛风除湿、活络通经、利尿通淋的作用，适合痛风患者饮用，有利于体内多余尿酸随小便排出。

🌸 药材档案

牛膝性平，味苦、酸，无毒，归肝、肾经，主治寒湿痿痹、四肢痉挛、膝痛不能屈伸。牛膝可逐血气，疗伤热火烂，能补中续绝、益精利阴气、填骨髓、止头发变白、除头痛和腰脊痛，治妇女月经不通、闭经、男性阳痿，逐恶血，排脓止痛。

对症菜例

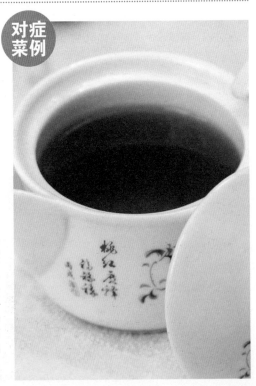

痛风患者 忌 吃的食物

痛风患者要禁食诱气发病的发物，如螃蟹、虾、桂圆等。以下两类食物也不宜食用。

高嘌呤食物

不宜食用高嘌呤食物的原因

痛风患者绝对禁止食用嘌呤含量高的食物，如豆制品、动物内脏、鲢鱼、秋刀鱼、牡蛎等。这些食物的嘌呤含量均很高，如100克豆芽中含嘌呤166毫克，100克猪肝中含嘌呤229.1毫克，100克鲢鱼中含嘌呤202.4毫克，100克秋刀鱼中含嘌呤355.4毫克，100克牡蛎中含嘌呤239毫克。这些食物食用过多就会出现尿酸沉积的问题，诱发痛风。

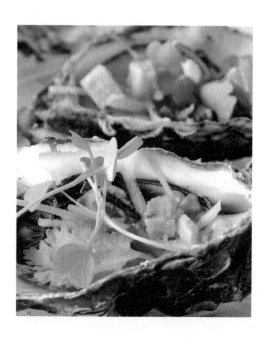

辛辣刺激性食物

不宜食用辛辣刺激食物的原因

胡椒、辣椒、花椒、咖喱、芥末、生姜等热性调料均具有强烈的刺激性，可兴奋神经，从而诱使痛风发作。白酒和啤酒中的酒精有抑制尿酸排泄的作用，如果长期少量饮酒，还可刺激嘌呤的合成增加，这些均不利于痛风患者的病情。啤酒中还含有较多的鸟苷酸，经过人体代谢后，可产生嘌呤，最后变成尿酸，不利于痛风患者的病情，因此也不宜饮用。

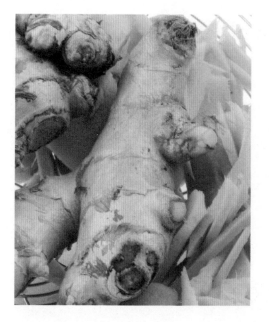

系统性红斑狼疮

临床症状

皮肤出现蝶形红斑或丘疹，皮肤对光过敏，可出现口腔、外阴或鼻溃疡及脱发等症。全身性症状可见关节肿痛、肌肉痛、四肢无力、头痛、癫痫、抽搐、腹痛、腹泻、恶心。伴有贫血、白细胞减少、血小板减少、淋巴结肿大等症，严重者可并发心包炎、心肌炎、心内膜炎等。

保健提示

发热、关节痛是系统性红斑狼疮患者常见症状，还会出现皮肤皮疹，颊部蝶形分布的红斑性皮肤表现。此外，戒烟、减肥、适当锻炼、控制血压以及血脂监测均可以降低患系统性红斑狼疮的风险。

治疗原则

系统性红斑狼疮是一种全身性自身免疫性疾病，与患者的免疫功能异常有决定性的关系，因此治疗此病，首先要增强患者的免疫功能。此外，本病发生后，会引起全身多个器官感染或皮肤炎性损伤，如心包炎、心肌炎、腹膜炎等，要注意预防。

民间秘方

方一：取金银花、连翘、当归、生地、玄参、粉丹皮、桑枝各9克一起放进锅中加水煎汤，口服，对系统性红斑狼疮有一定的辅助治疗作用。

方二：取黄芪、黑豆各30克，当归、桂圆、五味子各15克，大枣10颗一起煎汤。每日1剂，分早晚两次服用，可益气补血，对系统性红斑狼疮有辅助治疗作用。

宜吃食物

〇宜　猪骨、核桃、花生、桑葚、茯苓、芦荟、当归、丹参、三七、生地、玄参、石斛、牡丹皮

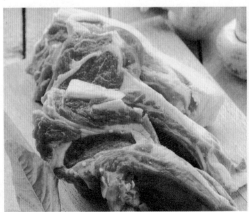
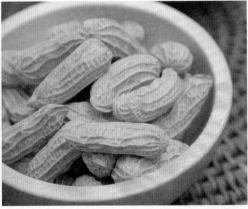

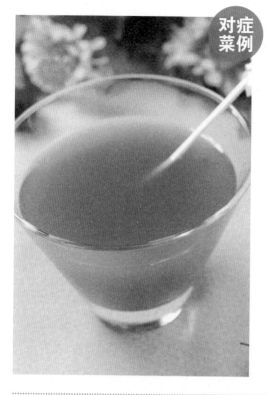

桑葚橘子汁

原料：桑葚80克，橘子2个，芦荟20克，冰块适量。

做法：

❶ 将桑葚、芦荟分别洗净，芦荟切块；橘子去皮，备用。

❷ 将桑葚、橘子、芦荟放入果汁机中搅打成汁。

❸ 最后加入冰块即可。

功效解读：本品具有滋阴补肾、清热生津、增强免疫的作用，可缓解系统性红斑狼疮患者出现的口腔、外阴或鼻溃疡，防止病情恶化。

🍲 食材档案

桑葚性寒，味甘，归心、肝、肾经，具有补血滋阴、生津润肠、乌发明目的功效，用于肝肾阴亏所见的眩晕耳鸣、心悸失眠、须发早白、关节不利等症，也可用于阴虚津伤口渴、内热消渴、肠燥便秘等症。常食桑葚可以明目，缓解眼睛疲劳。

绿豆槐花镶藕节

原料：槐花10克，藕节200克，绿豆2大匙，糖浆适量。

做法：

❶ 绿豆淘净，以清水浸泡1小时，沥干；藕节洗净，沥干，将绿豆塞入莲藕孔中；槐花洗净，备用。

❷ 将藕节、槐花放入锅中，加水盖过材料，以大火煮开后，转中火煮约30分钟，捞出，备用。

❸ 待凉后切片，淋上糖浆。

功效解读：本品有清热解毒的作用，对系统性红斑狼疮有一定的疗效。

🍲 食材档案

绿豆性凉，味甘，归心、胃经，具有降压、降脂、滋补强壮、保肝、清热解毒、消暑止渴的功效。绿豆中含有鞣质等抗菌成分，有局部止血和促进创面修复的作用；绿豆还能够防治脱发。

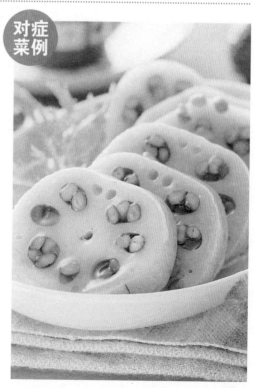

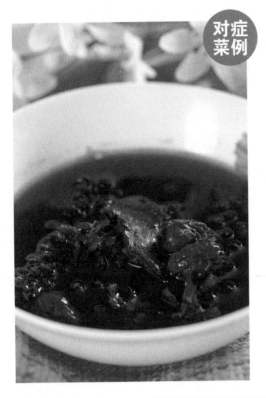

对症菜例

生地玄参汤

原料：生地20克，玄参、酸枣仁、夏枯草各10克，大枣6颗。

做法：

❶ 将生地、玄参、酸枣仁、夏枯草、大枣洗净。

❷ 将生地、玄参、酸枣仁、夏枯草、大枣放入锅中。

❸ 加入适量清水，煮半小时即可。

功效解读：本品具有清热解毒、滋阴凉血、养心安神的作用，可缓解系统性红斑狼疮患者伴口腔溃疡、淋巴结肿大、精神亢奋等症状。

🏮 药材档案

玄参性微寒，味苦，无毒，归肺、胃、肾经，能补肾气，目明；能下寒血，除胸中气，止烦渴，散颈下核，疗心腹痛，定五脏；能疗风热头痛，伤寒劳复。

鱼腥草茶

原料：鱼腥草（干）50克，大枣15颗。

做法：

❶ 将鱼腥草洗净；大枣切开去核。

❷ 将鱼腥草、大枣放入砂锅中，加水500毫升，将砂锅置于火上，先大火烧开后，再转小火煮20分钟。取药汁，留药渣于砂锅中。

❸ 砂锅中加水500毫升，以同样的方式再煎水，将两次药汁兑在一起即可。

功效解读：本品具有清热解毒、排脓消肿的功效，对系统性红斑狼疮有较好的食疗效果。

🏮 药材档案

鱼腥草性微寒，味辛，归肺经，具有清热解毒、消痈排脓、利尿通淋等功效，常用于治疗痰痈吐脓、痰热咳喘、热痢、疟疾、热淋、痈肿疮毒等病症。

对症菜例

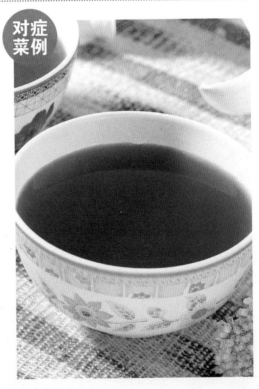

系统性红斑狼疮患者 忌 吃的食物

系统性红斑狼疮患者禁食易引发某些不良反应的蔬菜，如菠菜、菜花、芹菜、香菇、香菜，否则不利于病情。以下两类食物也不宜吃。

"三高" 食物

不宜食用"三高"食物的原因

如肥肉、猪肝、猪油、猪脑、鸭蛋、奶油等。系统性红斑狼疮患者需要长期使用激素治疗，而长期的激素治疗很容易引起高脂血症。肥肉、猪油、奶油等的脂肪含量很高，过多摄入会使多余的脂肪储存在皮下组织，或是沉积在血管壁，使得血脂升高。而猪肝、猪脑、鸭蛋等食物的胆固醇含量很高，食用过多可直接导致血液中的胆固醇水平升高，从而加重高脂血症患者的病情。

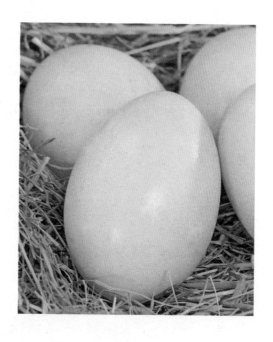

燥热性食物

不宜食用燥热性食物的原因

系统性红斑狼疮患者忌食羊肉、狗肉、驴肉、马肉、鹿肉等燥热性食物。这些食物均属于性温热之品，可助热上火，系统性红斑狼疮患者食用后会加重其内热症状，严重影响病情。现代临床实践还发现，有部分患者食用这类食物后，诱发了系统性红斑狼疮的发作或引起其病情加重，所以系统性红斑狼疮患者最好少吃或不吃这类食物。

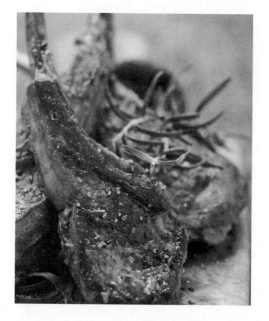

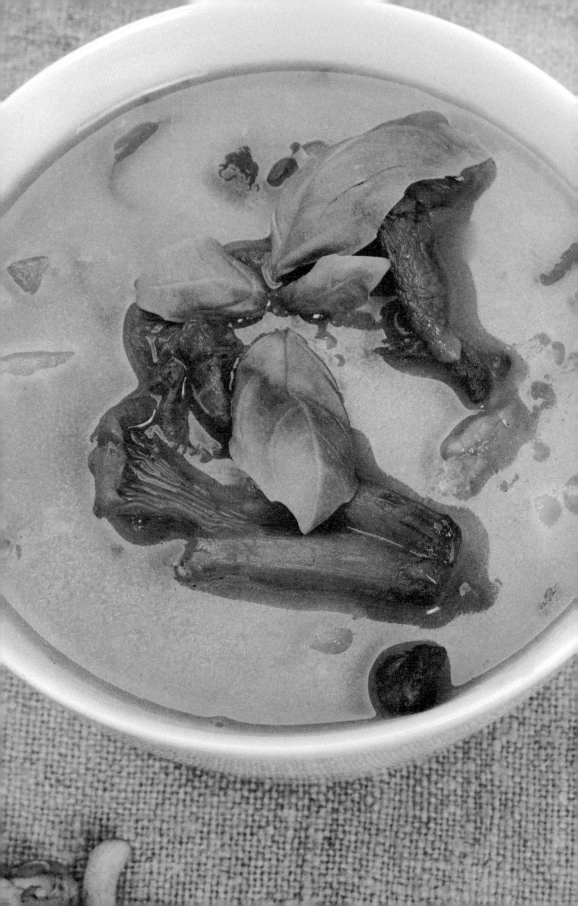

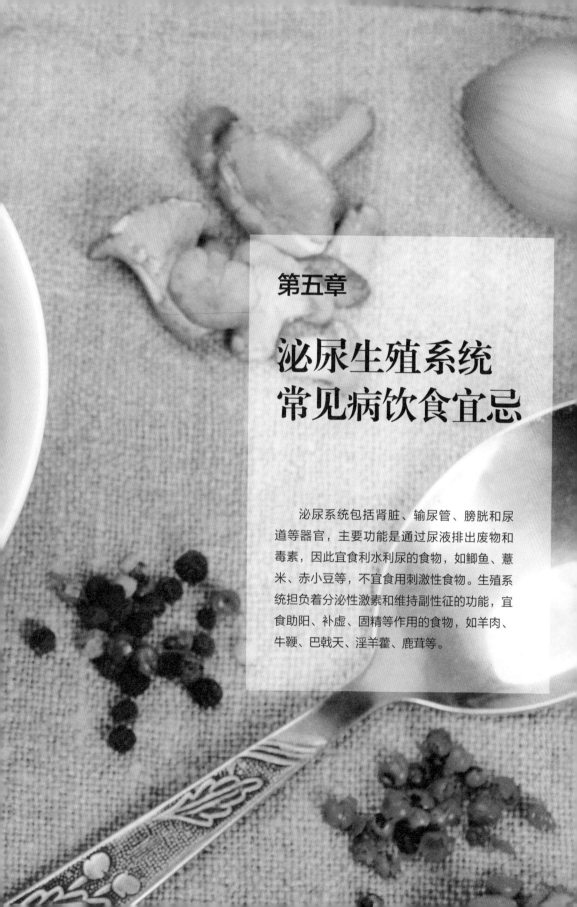

第五章

泌尿生殖系统
常见病饮食宜忌

泌尿系统包括肾脏、输尿管、膀胱和尿道等器官，主要功能是通过尿液排出废物和毒素，因此宜食利水利尿的食物，如鲫鱼、薏米、赤小豆等，不宜食用刺激性食物。生殖系统担负着分泌性激素和维持副性征的功能，宜食助阳、补虚、固精等作用的食物，如羊肉、牛鞭、巴戟天、淫羊藿、鹿茸等。

尿路感染

临床症状

根据感染部位不同，尿路感染可分为肾盂肾炎、膀胱炎等。肾盂肾炎患者会出现尿频、尿急、尿痛等症，并伴有腰痛或下腹部痛，还有寒战、发热、头痛、恶心、食欲不振等症状。膀胱炎患者主要表现为尿频、尿急、尿痛、血尿等尿路刺激症状，一般无明显的全身感染症状。

保健提示

尿路感染患者最有效的自我保健方法是多饮水，勤排尿，通过尿液的冲洗作用，清除尿路的部分细菌，所以每天应饮水至少2000毫升，一般2~3小时排尿一次为宜。同时，女性患者更要注意阴部的清洁卫生，避免细菌经尿道口进入尿路，引发尿路感染，也要注意性生活的卫生。

治疗原则

尿路感染女性发病者较多，因女性尿道短，且尿道口与肛门临近，容易被细菌感染而引发炎症，治疗此病要消炎利尿，多排尿可将细菌冲出尿道，对此病有很好的改善作用。

民间秘方

方一：取柳叶500克洗净，放入砂锅内，加适量清水煎煮1小时，去渣转小火继续加热，加入适量白砂糖调匀后停火，放凉后代茶饮，有消热利尿的功效，适用于尿路感染患者。

方二：取鲜马齿苋60克、芦根10克，生甘草6克放入砂锅内，加入适量清水煎汤服用。每日1次，可解毒利尿，适用于尿路感染患者。

宜吃食物

○ 宜　荠菜、丝瓜、马齿苋、田螺、苦瓜、牛蛙、西瓜、冬瓜、黄连、菊花、白芍、黄柏、车前子、金钱草

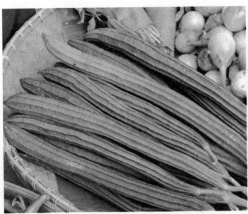
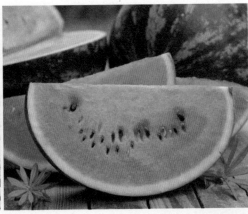

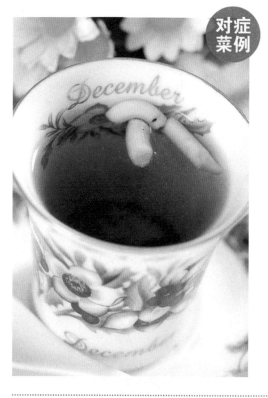

通草车前子茶

原料： 通草、车前子、玉米须各5克，砂糖15克。

做法：

❶ 将通草、车前子、玉米须洗净，放入锅中，加350毫升水煮茶。

❷ 大火煮开后，转小火续煮15分钟，取药汁，留药渣于锅中。

❸ 锅中再加水350毫升，以同样的方式再次煎水，取药汁，将两次药汁兑在一起拌匀，加入砂糖即成。

功效解读： 本品有清泄湿热、通利小便的作用，可治尿道炎，以及小便涩痛，小便不利、短赤等症。

🌿 **药材档案**

通草性平，味辛，归肺、胃经，具有清热利尿、通气下乳的作用，能驱除人体内的寄生虫，解除脾胃内的发寒发热，使九窍通利、血脉舒通、关节通畅。

青螺煲鸭肉

原料： 鸭半只，鲜青螺肉200克，熟火腿25克，水发香菇150克，白扁豆30克，枸杞、盐、冰糖各适量，姜片10克。

做法：

❶ 将鸭肉洗净，汆水捞出；青螺肉洗净备用。

❷ 将鸭肉放砂锅中，加水大火烧开，转小火煲至六成熟时，加盐、冰糖。

❸ 火腿、香菇洗净切丁，与青螺肉、白扁豆、姜片、枸杞同入锅煲至熟烂。

功效解读： 本品有清热解毒、利湿通淋、益气补虚的作用，适合尿路感染的患者食用。

🌿 **食材档案**

青螺性寒，味甘，归脾、胃、肝、大肠经，具有清热、明目、解暑、止渴、醒酒、利尿、通淋等食疗作用，可治疗细菌性痢疾、肾炎水肿、尿赤热痛、尿闭、痔疮、脱肛、狐臭、胃痛等症。

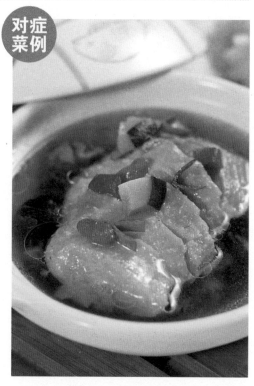

尿路感染患者 忌 吃的食物

尿路感染患者不宜食用辛热刺激性食物，如羊肉、狗肉、韭菜、葱、蒜，否则会刺激炎症部位，加重病情。以下两类食物也不宜食用。

易胀气食物

不宜食用易胀气食物的原因

如牛奶、黄豆、土豆、豆浆、红薯等。牛奶进入肠道之后会发酵产生大量气体；黄豆含有的部分糖类可以结合形成黏质半纤维，黏质半纤维会在消化道内发酵，产生气体；土豆进入肠道后可酵解产生大量气体；豆浆中的低聚糖可引起嗝气、腹胀等症状；红薯中含有一种氧化酶，容易在人的胃肠道产生大量的二氧化碳气体。这些食物均可引起腹胀等不适，从而加重排尿困难等症状。

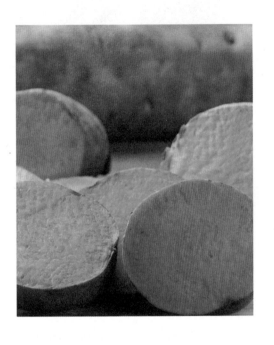

"发物"

不宜食用"发物"的原因

尿路感染患者不宜食用"发物"，如鸡肉、带鱼、螃蟹等。中医认为，鸡肉、带鱼、螃蟹等发物可以促使尿路感染患者的炎症、发热等症状加重，加剧其尿频、尿痛、尿急等症状。而且鸡肉、带鱼等属于性温之品，多食可积温成热，助长尿路、膀胱的湿热之邪，从而会加重局部炎症。

慢性肾炎

临床症状

水肿是慢性肾炎的主要症状，程度可轻可重，轻者仅早晨起床后发现眼眶周围、面部肿胀或午后双下肢踝部出现水肿，严重者可出现全身水肿。有些患者是以高血压症状来医院求治的，化验小便后，才知道是慢性肾炎引起的血压升高。尿液化验显示，出现蛋白尿、血尿等症状。

保健提示

患者抵抗力差，容易受到感染，使慢性肾炎急性发作，或导致肾功能恶化，所以平时的生活与工作要保持规律。要劳逸结合，避免过劳过累，尽量避免长途旅游，同时应该适量运动，增强自身的抗病能力。切忌盲目进补；切忌使用庆大霉素等具有肾毒性的药物。

治疗原则

慢性肾炎发病后，其主要症状为不同程度的水肿，因此消除水肿是治疗慢性肾炎的关键。此外，对于慢性肾炎患者而言，其肾脏的排钠、排水能力较差，容易导致盐分和水分在血液中潴留，进而导致血压升高，加速肾衰竭。

民间秘方

方一：取金银花、连翘、石韦各20克，丹参、益母草、白茅根各30克，加水煎汁，分3次服用。有清热利尿、活血化瘀的功效，对慢性肾炎有很好的疗效。

方二：取冬瓜皮、西瓜翠衣各30克一同放入锅内煎汁，滤渣取汁代茶饮，可清热利尿、除烦降压，主治慢性肾炎。

宜吃食物

○ **宜** 鲫鱼、竹笋、薏米、西红柿、蘑菇、白菜、苹果、草莓、葡萄、冬瓜皮、玉米须、车前子、茯苓、木通、泽泻、石韦

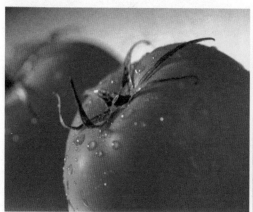
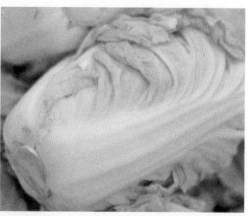

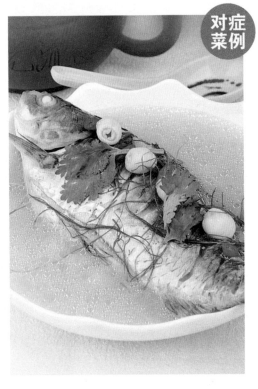

对症菜例

玉米须鲫鱼煲

原料： 鲫鱼450克，玉米须15克，枸杞、莲子各5克，盐、味精各少许，葱段、姜片、香菜段各5克，油适量。

做法：

❶ 将鲫鱼处理干净，在鱼身上打上几刀；玉米须、枸杞、莲子肉洗净备用。

❷ 锅上火倒入油，将葱、姜炝香，下入鲫鱼略煎，倒入水，加入玉米须、枸杞、莲子肉，先大火烧开，再转小火煲至熟，调入盐、味精，撒上香菜即可食用。

功效解读： 本品具有健脾益气、利水消肿的功效，对肾炎水肿、少尿、血尿的患者有很好的食疗作用。

🍲 **食材档案**

鲫鱼具有健脾利湿的作用，对脾胃虚弱引起的水肿胀满、小便不利有较好的治疗作用，将鲫鱼和砂仁、甘草煎汁饮用，还可治疗全身性水肿。

车前空心菜猪腰汤

原料： 车前子150克，猪腰1只，空心菜100克，姜片少许，盐、味精各适量。

做法：

❶ 车前子洗净，放入砂锅内，加水800毫升，大火烧开之后转小火，煎至水剩400毫升，滤汁去渣。

❷ 猪腰、空心菜洗净，猪腰切片，空心菜切段。

❸ 将猪腰、空心菜放入车前子水中，加入姜片和盐煮至熟，入味精即可。

功效解读： 本品具有补肾壮腰、利水通淋的功效，适合肾气亏虚的慢性肾炎患者食用。

🍲 **食材档案**

空心菜性凉，味甘、淡，归肠、胃经，具有清热解毒、利尿止血的作用，可治小便不利、尿血、食物中毒、鼻衄、咯血等症，外用可治疮疡肿毒。

对症菜例

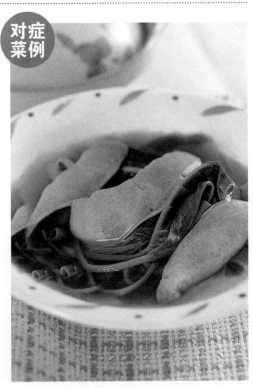

慢性肾炎患者 忌 吃的食物

慢性肾炎患者应禁食辛辣、油腻、难以消化的食物，如肥肉、酒、咖喱、咖啡、辣椒，否则不利于病情的恢复。以下两类食物也不宜吃。

高嘌呤食物

不宜食用高嘌呤食物的原因

如猪肝、鸡肝、秋刀鱼、虾、干贝、牡蛎、豆芽等。这些食物的嘌呤含量均很高，如100克猪肝中含嘌呤229.1毫克，100克鸡肝中含嘌呤293.5毫克，100克秋刀鱼中含嘌呤355.4毫克，100克虾中含嘌呤137.7毫克，100克干贝中含嘌呤390毫克，100克牡蛎中含嘌呤239毫克，100克豆芽中含嘌呤166毫克。嘌呤会加重肾脏的排泄负担，也有可能导致过多尿酸积聚，引发痛风。

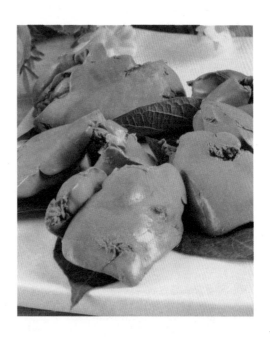

高钾高钠食物

不宜食用高钾高钠食物的原因

慢性肾炎患者应少食盐，忌食含钾量高的食物，如皮蛋、香蕉、榨菜、玉米、百合、红薯、糙米等。其中，皮蛋的蛋白质和钠含量均很高，每100克皮蛋中含蛋白质14.2克、含钠542.7毫克。过多水钠潴留会增加肾脏的排泄负担，加重蛋白尿、水肿等症状。香蕉、百合、榨菜、玉米、红薯、糙米等食物的含钾量很高，钾需通过肾脏排泄，过多摄入无疑会加重肾脏的负担，不利于病情。

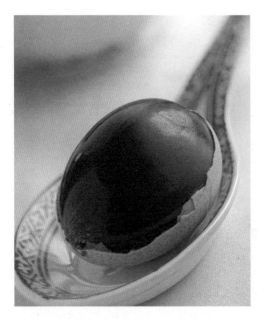

前列腺炎

临床症状

骨盆区域疼痛，疼痛见于会阴、阴茎、肛周部、尿道、耻骨部或腰骶部等部位。尿急、尿频、尿痛和夜尿增多等，可伴有血尿或尿道脓性分泌物。急性感染期，患者伴有寒战、高热、乏力等全身症状。慢性前列腺炎患者可能有性功能障碍、焦虑、抑郁、失眠、记忆力下降等症状。

保健提示

建议前列腺炎患者多穿透气、散热好的内裤，冬春季节注意防寒保暖。临睡前做自我按摩，方法如下：仰卧，左腿伸直，左手放在肚脐的神阙穴上，用中指、食指、无名指三指旋转，同时右手同样的三指放在会阴穴部做旋转按摩，做100次后换手，重复上述动作。

治疗原则

当人体内的锌含量减少时，前列腺自行杀菌的能力就会下降，容易感染，引发炎症。因此，适当补锌可有效预防和改善本病。前列腺多因感染引起，因此消炎杀菌、促排尿可有效治疗此病。此外，前列腺分泌激素主要依靠脂肪酸，脂肪酸缺乏就会导致前列腺功能障碍，因此补充脂肪酸可恢复前列腺功能。

民间秘方

方一：取干荷叶、车前子、枸杞各5克分别洗净，一起入锅，加水煎汁饮用，可清热解暑、利尿消肿。

方二：取牡蛎肉200克、党参30克、桂圆肉25克一同入炖锅炖熟食用。每日1次，有补血益气的功效，适合前列腺炎患者食用。

宜吃食物

○宜 桑葚、鱼类、贝类、猕猴桃、牛奶、西红柿、马蹄、绿豆、蒜、白茅根、竹叶、枸杞、熟地、杜仲

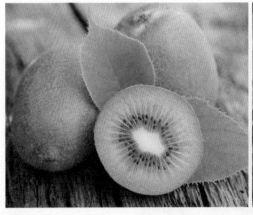
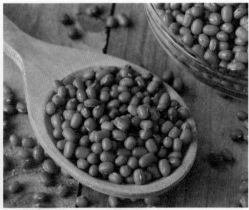

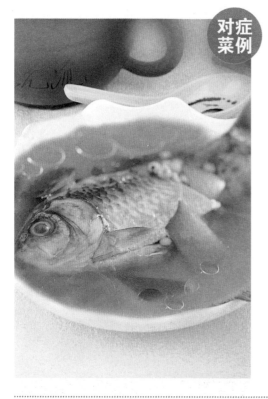

薏米瓜皮鲫鱼汤

原料： 鲫鱼250克，冬瓜皮60克，薏米30克，盐、香油各少许。

做法：

❶ 将鲫鱼剖洗干净，去内脏，去鳃；冬瓜皮、薏米分别洗净。

❷ 锅置于火上，加适量清水，将鲫鱼、冬瓜皮、薏米一起放进锅内，盖上锅盖。

❸ 先用中火烧开，转小火再煲1小时，加盐调味，淋香油即可食用。

功效解读： 本品有清热解毒、利水消肿的作用，适用于湿热下注所引起的前列腺炎、尿路感染、肾炎水肿等症。

🌿 **药材档案**

冬瓜皮性凉，味甘，归脾、小肠经，有利水、消肿等功效，可治水肿胀满、腹泻、痈肿、暑热口渴、小便短赤、小便不利等病症。

桑葚猕猴桃奶

原料： 桑葚80克，猕猴桃1个，牛奶150毫升。

做法：

❶ 将桑葚洗干净。

❷ 猕猴桃洗干净，用刀将猕猴桃头尾切掉，然后将一个小勺子插进猕猴桃皮肉相连处，转一圈，去掉外皮。将去皮后的猕猴桃切成大小适合的块。

❸ 将桑葚、猕猴桃放入果汁机内，加入牛奶，搅拌均匀即可食用。

功效解读： 本品具有增加锌含量、利尿生津、开胃排毒的功效，适合前列腺炎患者食用。

🌿 **食材档案**

猕猴桃性寒，味甘、酸，归胃、膀胱经，具有生津解热、调中下气、止渴利尿、滋补强身的功效，还具有养颜、提高免疫力、抗癌、抗衰老、消炎抗肿的作用。

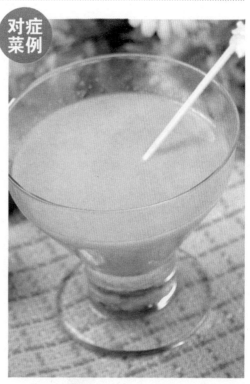

前列腺炎患者 忌 吃的食物

前列腺炎患者应忌食生冷、寒凉食物，如螃蟹、冰激凌、雪糕等，这类食物会加重病情。以下两类食物也不宜吃。

"发物"

不宜食用"发物"的原因

如狗肉、羊肉、蒜苗、韭菜、鹿肉。临床实践发现，前列腺疾病患者对"发物"非常敏感，很多前列腺疾病患者在食用"发物"之后，会出现小便不利等症状。这可能与"发物"进入人体后会对机体形成刺激，使原本存在病变的前列腺充血、水肿，而最终压迫尿道，使尿道不通有关。而且，这些食物均是性温热之品，可使机体湿热加重，从而加重前列腺炎患者的病情。

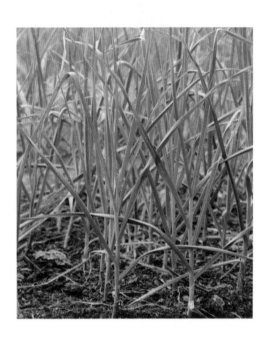

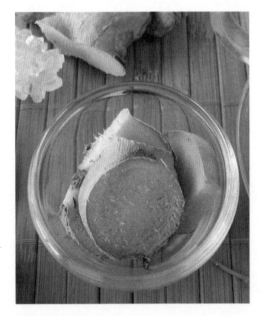

辛辣刺激性食物

不宜食用辛辣刺激性食物的原因

前列腺炎患者应忌食辣椒、咖喱、生姜、花椒、芥末等辛辣刺激性食物。因为这些食物会刺激前列腺组织，加重尿频、尿急、尿痛、尿道灼热痛等不适症状。临床研究发现，某些慢性前列腺炎患者有吃辛辣食物的饮食习惯，他们在前列腺炎急性发作的时候能够节制，但是病情稳定后又再吃辛辣食物，从而导致前列腺炎的急性发作。

膀胱癌

临床症状

膀胱癌最常见的症状是无痛性肉眼血尿，其中17%的患者血尿严重。约10%的患者会出现尿频、尿急、尿痛等症状。膀胱肿瘤较大、膀胱颈部位的肿瘤及血块堵塞均可引起排尿不畅甚至尿潴留。晚期肿瘤侵犯膀胱周围器官组织，可导致膀胱区疼痛、尿道阴道瘘、下肢水肿等症状。

保健提示

膀胱癌患者首先应该消除紧张、焦虑等消极情绪，保持开朗、乐观、轻松的心情，以重新建立起生活的信心。其次可选择适当的运动，如散步、钓鱼、登山等，有助于肿瘤患者的康复治疗。同时，建议膀胱癌患者多喝水，以每天2000毫升以上为宜。

治疗原则

对于癌症患者而言，癌细胞扩散预示着病情恶化。因此，早期癌症应采用中西医结合治疗才能有效控制病情。另外，膀胱癌晚期患者大多身体极度消瘦，体质十分虚弱，治疗时宜增强体质，促进排尿功能。

民间秘方

方一：取芦笋150克、瘦肉50克一同放入盆内，根据个人口味加入葱、姜、味精等调味料，将盆放入蒸锅内蒸2小时即可，有防癌抗癌的作用，适用于膀胱癌患者。

方二：取茵陈、生地各30克一同放入锅内，加入适量的清水煎汤服用。每日1剂，可清热利尿，适用于膀胱癌患者。

宜吃食物

○ 宜　芦笋、大蒜、马蹄、泥鳅、西瓜、薏米、莪术、三棱、水蛭、穿山甲、红花、党参、白术、黄芪、白茅根、车前草、茯苓

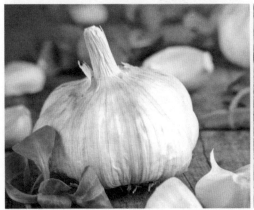
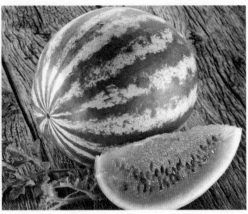

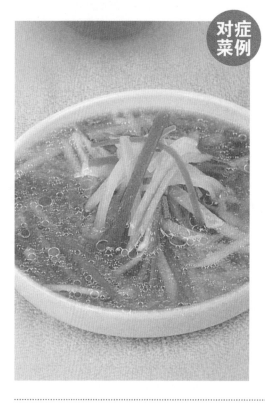

对症菜例 佛手瓜胡萝卜汤

原料： 胡萝卜100克，佛手瓜75克，马蹄35克，盐、姜、香油、植物油、胡椒粉各适量。

做法：

❶ 将胡萝卜、佛手瓜、马蹄洗净，均切丝备用；姜去皮洗净，切末。

❷ 净锅上火，倒入植物油，先将姜末爆香，再下入胡萝卜、佛手瓜、马蹄煸炒，最后调入盐、胡椒粉烧开，淋入香油即可。

功效解读： 本品具有理气活血、清热利湿的功效，适合膀胱癌患者食用。

🍲 食材档案

　　佛手瓜具有理气和中、疏肝止呕的作用。现代医学研究还发现，佛手瓜富含锌，锌有"夫妻和谐素"之称，对维护男性生殖系统健康、产生精子都能发挥重要作用。

黄芪鲫鱼

原料： 黄芪15克，鲫鱼1条（约重300克），猪瘦肉200克，生姜片、葱花、料酒、盐、胡椒粉、醋各适量。

做法：

❶ 将鲫鱼去鳃、鳞，剖去内脏洗净；猪瘦肉洗净切块；黄芪切段。

❷ 锅中加水烧开，下入黄芪、猪瘦肉、生姜煮熟。

❸ 待熟后，再下入鲫鱼，加入葱花、料酒、盐、胡椒粉、醋调味。

功效解读： 本品有补气健胃、化气行水的作用，适合膀胱癌、肝硬化腹水等体虚患者食用。

🍲 药材档案

　　黄芪性温，味甘，归肺、脾、肝、肾经，具有补气固表、排脓敛疮、生肌益白等作用，用于慢性衰弱以及中气下陷所致的脱肛、子宫脱垂、内脏下垂、崩漏带下等症。

对症菜例

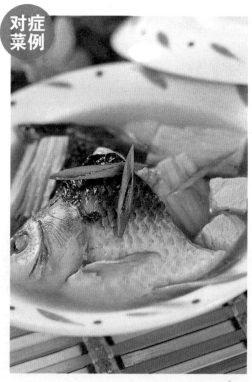

膀胱癌患者 忌 吃的食物

膀胱癌患者禁食辛辣刺激、高糖、高热量的食物，如辣椒、花椒、白酒、蜂蜜等，否则不利于病情的恢复。以下两类食物也不宜吃。

"三高"食物

不宜食用"三高"食物的原因

膀胱癌患者禁食脂肪和胆固醇含量高的食物，如猪肥肉、鹅肉、牛油、猪肝、鸡肝、墨鱼、鸡肝等。每100克猪肥肉中含脂肪88.6克，每100克鹅肉中含脂肪33.62克，每100克牛油中含脂肪82.7克，每100克猪肝中含胆固醇可高达288毫克，每100克鸡肝中含胆固醇356毫克，每100克墨鱼中含胆固醇226毫克。研究表明，膀胱癌的发生与高脂肪、高胆固醇的饮食相关，故不宜多食。

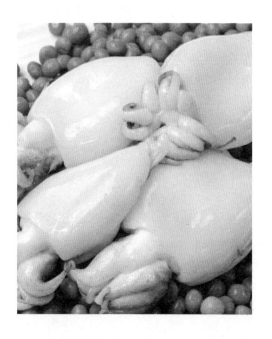

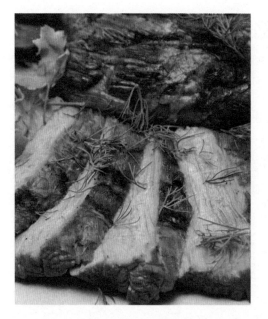

致癌食物

不宜食用致癌食物的原因

如油条、腊肠、酸菜、烤肉等。这些食物在煎炸、烟熏、腌制等过程中会产生大量的致癌物质。这些致癌物质的产生与食品中添加的硝酸盐有关，或者与肉在熏制过程中产生的有毒物质有关。此外，油条、油饼、腊肠、烤肉等还含有大量的脂肪，而油条在制作过程中加入了人体非必需的微量元素铝，长期食用可导致阿尔茨海默病，不利于健康。

阳痿

临床症状

患者主要表现为：阴茎不能完全勃起或勃起不坚，不能顺利完成正常的性生活。阳痿虽然频繁发生，但于清晨或自慰时阴茎可以勃起并可维持一段时间。部分患者常有神疲乏力、腰膝酸软、自汗盗汗、性欲低下、畏寒肢冷等身体虚弱现象。

保健提示

预防阳痿，要从其病因出发。如果与恣情纵欲有关，应清心寡欲，戒除手淫，减少房事次数；如果与全身衰弱、营养不良或身心过劳等因素有关，应适当地补充相关营养成分，进补，并且注意劳逸结合，节制性欲。同时，要帮患者树立起战胜疾病的信心，对性知识有充分的了解，消除心理因素。

治疗原则

部分阳痿患者往往伴有性欲低下的症状，因此只有提高性欲才能缓解此病。不管是器质性还是功能性阳痿，都与性功能低下有很大的关系，因此治疗时还要促进患者的性功能。

民间秘方

方一：取山药50克、核桃仁30克、肉苁蓉20克、菟丝子10克分别洗净装入纱布袋中，放入砂锅内，加水煎煮30分钟，加入冰糖末搅拌均匀，待凉后捞起药袋丢弃，取药液分早晚两次服，有温肾助阳、补气养血的作用，适用于阳痿患者。

方二：取淫羊藿20克、狗鞭1副一同放入炖锅内，以大火烧沸后转小火继续炖40分钟。每日1次，有温肾助阳之功，适用于阳痿患者。

宜吃食物

〇宜　韭菜、鸡蛋、海藻、羊腰、猪腰、羊肉、鹌鹑、牛鞭、羊鞭、淫羊藿、肉苁蓉、鹿茸、冬虫夏草、菟丝子、杜仲、枸杞

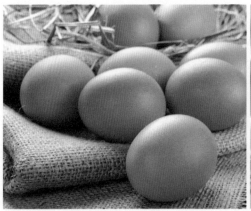
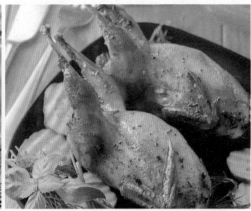

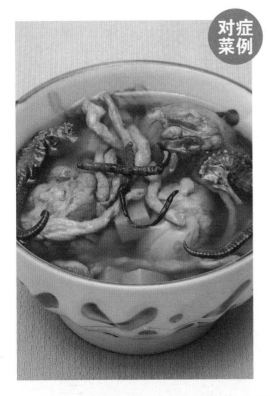

虫草海马炖鲜鲍

原料： 新鲜大鲍鱼1只，海马4只，光鸡500克，猪瘦肉200克，火腿30克，冬虫夏草10克，生姜2片，花雕酒、味精、盐、鸡精、浓缩鸡汁各适量。

做法：

❶ 海马、鲍鱼、光鸡洗净，鸡剁块；瘦肉、火腿均洗净切粒；冬虫夏草洗净，备用。

❷ 所有材料放入锅中隔水炖4小时，加调味料调味即可食用。

功效解读： 本品具有滋阴补肾、壮阳填精的功效，适合阳事不举、痿软不用的患者食用。

🌿 **药材档案**

　　冬虫夏草性温，味甘，归肺、肾经，有补虚损、益精气、止咳化痰之功，可治痰饮喘咳、咯血、自汗盗汗、阳痿遗精、病后久虚不复等症。

牛鞭汤

原料： 牛鞭1副，姜1块，盐适量。

做法：

❶ 牛鞭洗净切段；姜洗净，切片。

❷ 锅置于火上，加适量清水烧沸，放入牛鞭氽烫，捞出洗净。

❸ 将牛鞭、姜片放入锅中，加水至盖过材料，以大火煮开后转小火慢炖约30分钟。

❹ 起锅前加盐调味即可食用。

功效解读： 本品具有改善心理性性功能障碍的功效，适合心理紧张引起的阳痿、早泄等患者食用。

🌿 **食材档案**

　　传统医学认为，牛鞭有温补肾阳的功效，主治肾虚阳痿、遗精、腰膝酸软等症。现代医学也认为，牛鞭作为活体雄性动物的性器官，富含雄性激素，可帮助男性提高性能力。

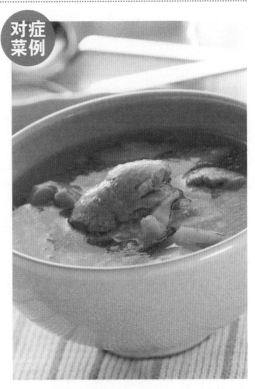

阳痿患者 忌 吃的食物

阳痿患者不宜食用肥甘厚味之品，如猪肥肉、鹅肉、动物内脏、动物油等，否则会引起性欲减退。以下两类食物也不宜食用。

破血耗气食物

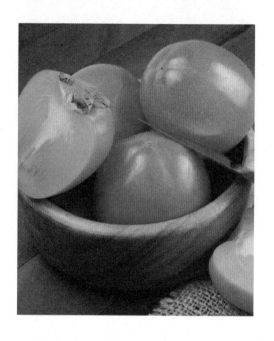

不宜食用破血耗气食物的原因

如冰激凌、西瓜、柿子、苦瓜、螃蟹等。这类食物属于性寒凉之品，多食可损耗人体的阳气，从而加重肾阳不足的症状。另外，肾阴虚损而致阳痿者，则应忌食胡椒、辣椒、榨菜、羊肉、狗肉、韭菜等辛辣香燥的食物，否则可燥热伤阴，加重肾阴亏损的症状。对于气血亏损者，则应忌食萝卜、槟榔、洋葱、砂仁、山楂等破血耗气的食物，以免加重气血亏损。

致兴奋食物

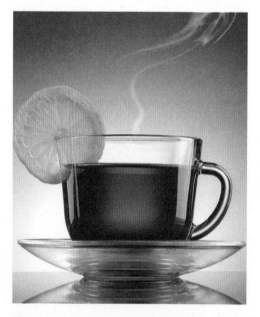

不宜食用致兴奋食物的原因

如咖啡、可乐、白酒、浓茶等。咖啡、可乐中含有的咖啡因以及浓茶中含有的茶碱有兴奋交感神经的作用，当交感神经活动频繁时，就会相对减弱副交感神经的作用，从而引起性欲减退、勃起障碍等症状。而白酒中含有的酒精对神经的高度抑制作用可导致患者出现性欲减退、勃起功能障碍等症状，而其对内脏特别是肾脏的损害，更是会严重影响阳痿患者的病情。

男性不育症

临床症状

原发性男性不育症表现为一个男子从未使一个女子受孕。继发性男性不育症表现为一个男子曾经使一个女子受孕，近两年内有不避孕性性生活史而女子未受孕，这种不育有较大的可能性恢复生育能力。精液分析显示患者少精、血精、精液不液化、精子活动能力低或死精、精子畸形率高。

保健提示

患者宜保持心情愉快，长期精神压抑、沮丧、悲观、忧愁等消极精神状态往往引起不育。这是因为，消极的精神状态影响了大脑皮层的功能，于是全身的神经、内分泌功能及睾丸生精功能和性功能均呈不稳定状态。在日常生活中，患者内衣要宽松，并且禁烟、酒。

治疗原则

患有内分泌疾病是导致男性不育的一个重要原因，因此只有促进性腺发育，才能彻底解决此症。男性性功能障碍，如早泄、阳痿等，也是导致不育症的另一原因，因此对于这种情况，治疗以提高男性性功能、促进精液分泌为主。若营养不良或偏食影响精子的数量及质量，应纠正偏食。

民间秘方

方一：取淫羊藿250克、生地120克、核桃仁120克、枸杞60克、五加皮60克，一起放入装有5升的酒罐内浸泡。每日摇晃1次，7天后取饮，有补肾益精的功效。

方二：取杜仲25克、猪腰1个，一起煮汤食用。一周3次，有补益肝肾的作用，适用于男性不育症患者。

宜吃食物

○ 宜　韭菜、大枣、莲子、狗肉、羊肉、动物鞭类、动物肝脏、杜仲、菟丝子、仙茅、巴戟天、淫羊藿、人参

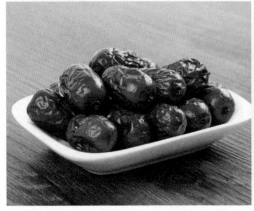
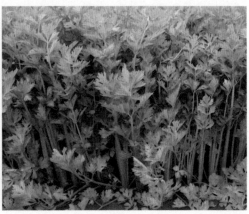

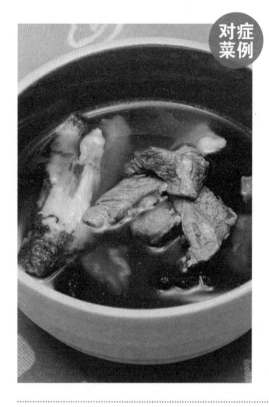

对症菜例

当归苁蓉炖羊肉

原料： 核桃20克，肉苁蓉、桂枝各15克，黑枣6颗，羊肉250克，当归10克，山药25克，盐适量，姜3片，米酒少许。

做法：

❶ 羊肉洗净，剁块。锅中加水烧沸，放入羊肉汆烫，以去除血水和羊膻味。

❷ 核桃取核桃仁洗净，肉苁蓉、桂枝、黑枣、当归、山药分别洗净，将所有材料放入锅中，加水适量，放入所有调味料，大火煮开后转小火煮至羊肉熟烂即可。

功效解读： 本品可以改善肾亏、阳痿、遗精等症状，可治不孕不育症。

🍲 **药材档案**

　　肉苁蓉性微温，味甘，归肾、大肠经，具有补肾阳、益精血的作用，主五劳七伤，大补，有壮阳之功，可除阴茎寒热痛，强阴益精气，增强生育能力。

巴戟天黑豆鸡汤

原料： 巴戟天、胡椒粒各15克，黑豆100克，鸡腿150克，盐5克，大枣适量。

做法：

❶ 将鸡腿剁块，锅中加水烧沸，放入鸡块汆烫1分钟，捞出洗净；巴戟天、胡椒粒、大枣分别洗净。

❷ 将黑豆淘净、提前泡发，和鸡腿、巴戟天、胡椒粒、大枣一道放入锅中，加水至盖过材料，大火煮开，转小火续炖40分钟，加盐调味即可。

功效解读： 本品有补肾阳、强筋骨的作用，可治疗男子阳痿遗精、精冷不育、女子宫寒不孕。

🍲 **药材档案**

　　巴戟天性温，味辛、甘，归肾、肝经，具有补肾阳、壮筋骨、祛风湿的功效，可以治疗阳痿、小腹冷痛、小便不禁、子宫虚冷、风寒湿痹、腰膝酸痛等症。

对症菜例

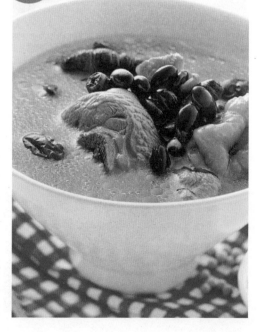

男性不育症患者 忌 吃的食物

男性不育症患者应忌食会破坏和影响精子质量的食物，如咖啡、可乐，这两种食物会损害精子，影响生育。以下两类食物也不宜食用。

"三高"食物

不宜食用"三高"食物的原因

男性不育症患者忌食高脂肪、高胆固醇食物，如猪肥肉、奶油、猪油、黄油、腊肉等。这些食物中含有大量的脂肪，100克猪肥肉中含脂肪88.6克，100克奶油中含脂肪97克，100克猪油中含脂肪88.7克，100克黄油中含脂肪81.11克，100克腊肉中含脂肪68克。大量的脂肪摄入，可使血液黏稠度升高，不利于精子的发育，从而影响不育症患者的病情。

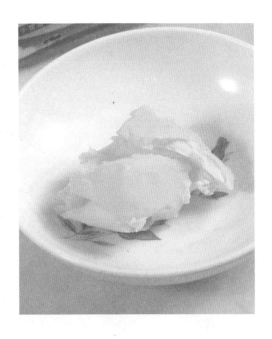

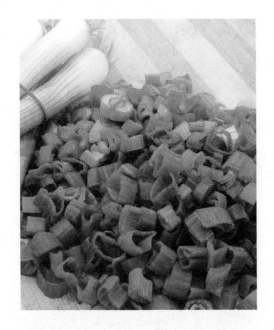

刺激性食物

不宜食用刺激性食物的原因

如白酒、辣椒、咖喱、胡椒、葱等。这些食物均具有强烈的刺激性，且均为性温热之品，能够助热上火，从而损害肾精，不利于不育症患者的病情。白酒中的酒精浓度很高，大量的酒精摄入会对神经中枢和内脏产生一定的损害，不利于精子的产生和发育，加重弱精或少精症患者的病情，还可加重性欲减退、勃起功能障碍等症状，不利于患者的病情。

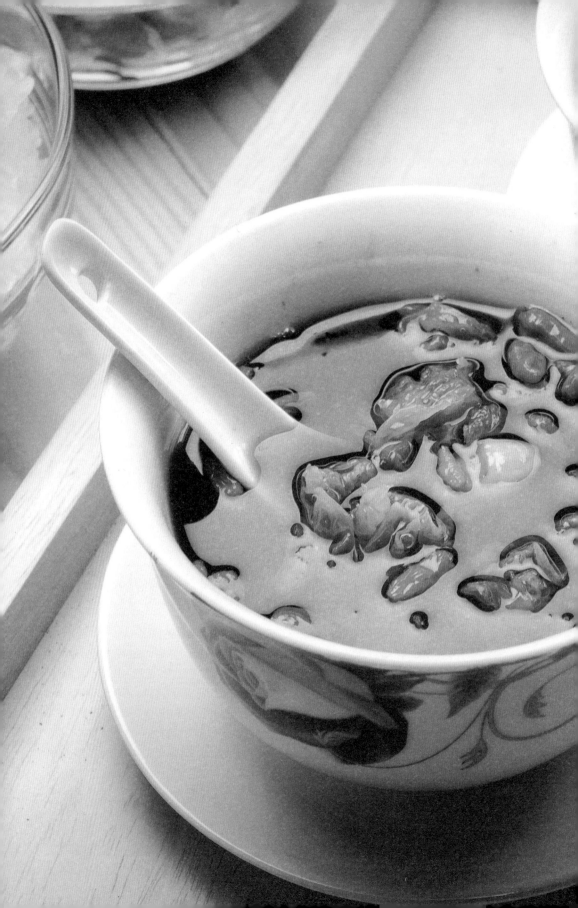

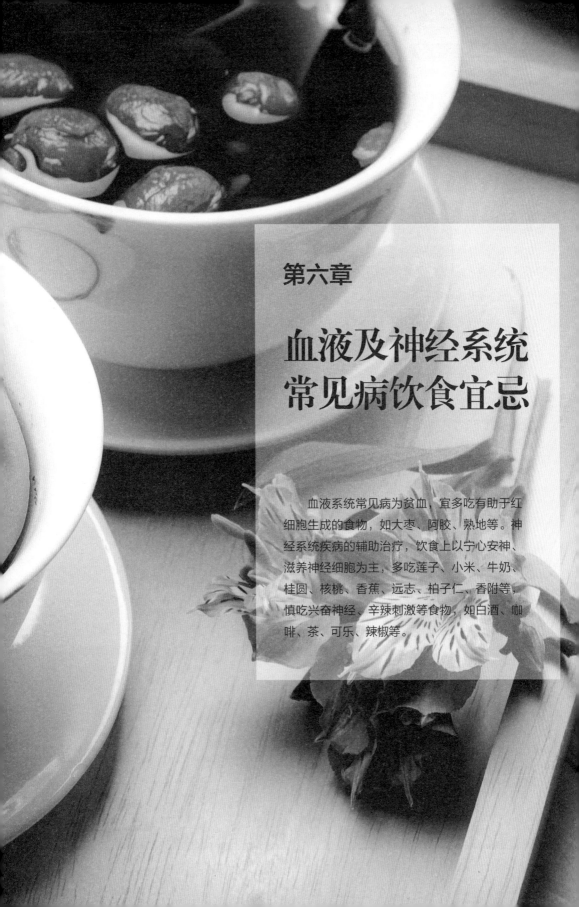

第六章

血液及神经系统
常见病饮食宜忌

血液系统常见病为贫血，宜多吃有助于红细胞生成的食物，如大枣、阿胶、熟地等。神经系统疾病的辅助治疗，饮食上以宁心安神、滋养神经细胞为主，多吃莲子、小米、牛奶、桂圆、核桃、香蕉、远志、柏子仁、香附等，慎吃兴奋神经、辛辣刺激等食物，如白酒、咖啡、茶、可乐、辣椒等。

贫血

临床症状

贫血的主要症状为：面色苍白或萎黄，口唇及指甲苍白色淡、头晕眼花、心悸气短、失眠健忘、女性月经量少、舌质淡等。通过血液检查，成年男子血红蛋白低于120克/升、成年女子血红蛋白低于110克/升，即为贫血。

保健提示

贫血患者补铁要坚持"小量、长期"的原则，要严格按照医嘱服药，切勿擅自加大服药的剂量。再生障碍性贫血患者要注意防止交叉感染，尽量不要去公共场所。居室要通风。忌服含氯霉素、磺胺类、退热止痛片等抑制骨髓的药物。避免过度劳累，保证睡眠时间。

治疗原则

增加血红蛋白浓度是改善贫血的一个重要方法。此外，红细胞是血液中数量最多的一种血细胞，当红细胞数减少到一定程度时也会引起贫血，因此治疗此病，还应促进红细胞生成，增加铁和叶酸的摄取。

民间秘方

方一：取当归、生地尾各50克一起捣成粗末，放入锅中，加入500毫升黄酒，以小火煎汁，取汁装瓶备用。每次饮用温酒20毫升，每日3次，有滋阴养血的功效。

方二：取阿胶10克捣碎，大枣4颗洗净，去核，一同放入锅中煎汁。每日早晨饮用1杯，可滋阴补血。

宜吃食物

○ 宜　香菇、芝麻、樱桃、黄豆、木耳、桂圆、大枣、红豆、牛肉、乌鸡、鹌鹑、猪肝、海参、阿胶、熟地、当归、人参、党参

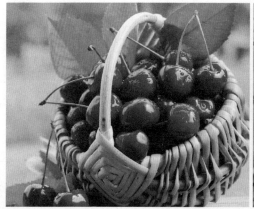
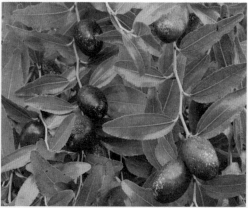

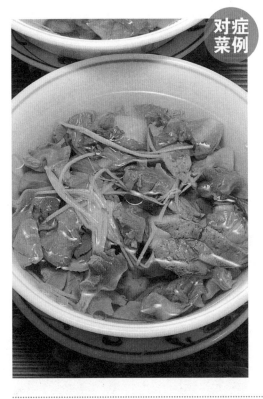

猪肝汤

对症菜例

原料： 猪肝300克，小白菜段适量，盐1/4茶匙，米酒、淀粉、香油、姜丝各适量。

做法：

❶ 猪肝洗净，切片，沾淀粉后氽烫，捞出备用。

❷ 锅中放入3杯水烧开，水开后投入小白菜、盐、姜丝，最后再把猪肝加入，烧沸后熄火。

❸ 淋上米酒及香油即可。

功效解读： 本品具有补血养肝、增强肝脏藏血功能的作用，可缓解肝血亏虚引起的双目干涩、面色苍白等贫血症状。

🍲 **食材档案**

猪肝性温，味甘、苦，归脾、胃、肝经，具有养肝明目、补气健脾等作用，主治血虚萎黄、夜盲症、目赤、水肿、脚气等症，常食猪肝可改善贫血患者造血系统的生理功能。

归芪乌鸡汤

原料： 乌鸡1只，当归、黄芪各15克，盐适量。

做法：

❶ 乌鸡洗净，剁块。锅中加水置于火上烧开，放入鸡块氽烫3分钟，捞起，冲净，沥水。

❷ 当归、黄芪分别洗净，备用。

❸ 乌鸡和当归、黄芪一道入锅，加6碗水，先以大火煮开，再转小火续炖25分钟，煮至乌鸡肉熟烂，以盐调味即可。

功效解读： 此汤有造血功能，能促进血液循环，适合贫血、体虚等患者食用。

🍲 **药材档案**

中医认为，当归是补血要药，是治疗血虚诸证必不可少的药物。现代医学研究也发现，当归具有提升血红蛋白和红细胞数量的作用，可明显增强造血系统的生血功能。

对症菜例

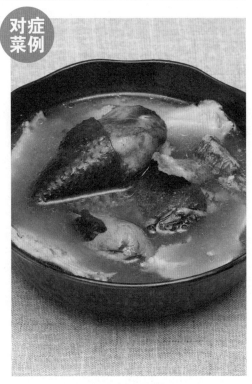

贫血患者 忌 吃的食物

贫血患者应慎食碱性食物，如馒头、高粱、荞麦面等。这类食物影响人体对铁质的吸收，不利于补血补铁。以下两类食物也不宜食用。

生冷寒凉食物

不宜食用生冷寒凉食物的原因

如槟榔、荷叶、草豆蔻、薄荷、菊花等。贫血在中医学上属于"虚证"的范畴，贫血患者不宜食用生冷寒凉的食物，否则会加重"虚"的症状。此外，贫血患者的脾胃功能均较弱，食用这类生冷寒凉的食物，还容易引起腹泻、腹痛等，腹泻的同时增加了铁的流失，使机体对铁的吸收减少，从而加重贫血患者的病情，故贫血患者最好不要食用这类生冷寒凉的食物。

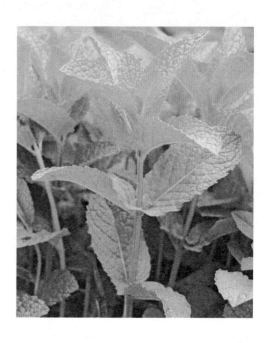

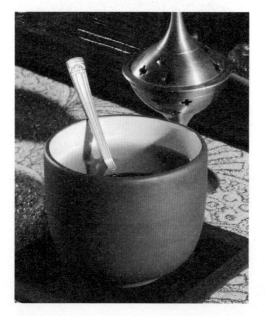

刺激性食物

不宜食用刺激性食物的原因

如白酒、浓茶、咖啡等。长期饮用白酒可致慢性酒精中毒，可导致胃溃疡、胃炎、多发性神经炎、心肌病变等，还可造成造血功能障碍，加重贫血的程度。而浓茶和咖啡中含有大量的鞣酸，人若经常饮用，鞣酸会与铁形成一种不溶性的物质，从而阻碍机体对铁的吸收，加重缺铁性贫血的程度。而且它们还含有茶碱和咖啡因，多饮会影响患者的睡眠质量，不利于病情。

神经衰弱

临床症状

神经衰弱属于心理疾病的一种，患者常感到疲乏、困倦、注意力不集中、做事没有持久性，脑反应迟钝，记忆力减退，失眠，不易入睡，入睡后多梦，头昏脑涨。病情加重时可见强光和大声刺激，有头痛、眼花、耳鸣、腰酸背痛、心慌、气短、食欲不振等症状。

保健提示

患者要学会自我调节，加强自身修养，以适当方式宣泄自己内心的不快和抑郁；正确认识自己，尽量避免做一些力所不及的事情；培养豁达开朗的性格，忌太过忧伤、躁怒。保证充足的睡眠，忌熬夜，睡前避免过度兴奋或其他刺激，下午或晚上尤其要少食巧克力、咖啡和茶。

治疗原则

神经衰弱患者要适当吃一些抗焦虑、抗抑郁药物，有助于改善患者的焦虑和抑郁。由于神经衰弱多与人的性情有关，所以除了药物治疗，还可通过体育锻炼、旅游疗养、调整学习或工作方式帮助患者摆脱烦恼，改善紧张的状态。

民间秘方

方一：核桃仁、黑芝麻、桑叶各30克，将三者一起捣成泥状，做成丸子，每丸约3克重。每次服9克，每日2次，可治神经衰弱、健忘、失眠、多梦、食欲不振。

方二：将阿胶10克、钩藤30克、酸枣仁25克水煎内服。每日一剂，分3次服用，兑酒饮，具有养肝、宁心、安神等作用。

宜吃食物

○宜　莲子、玉米、小麦、鱿鱼、桂圆、乌龟、甲鱼、猪心、金针菇、柏子仁、酸枣仁、百合、远志、冬虫夏草、天麻

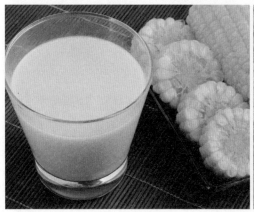
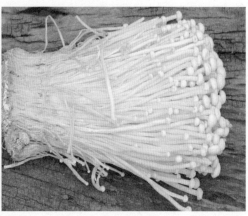

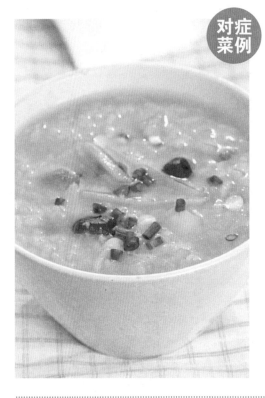

莲子芡实猪心粥

对症菜例

原料：莲子10克，芡实15克，桂圆肉10克，大枣15克，猪心50克，大米150克，土豆丝、葱花、盐、麻油各适量。

做法：

❶ 大米洗净，泡好；猪心洗净，切成薄片；桂圆肉洗净；大枣洗净；莲子浸泡半小时；芡实淘净。

❷ 锅中注水，下入大米煮沸，放入所有材料，转中火熬煮。

❸ 粥成时调入盐、麻油，撒葱花即可。

功效解读：本品具有补肾益智、补益心脾、安心助眠的作用，有助于改善神经衰弱所致的头昏眼花、虚烦失眠、健忘多梦等症。

🍲 **食材档案**

　　桂圆肉主五脏邪气，能安志，治厌食，除蛊毒，去三虫。李时珍说："能开胃健脾，补虚长智。"

桂圆山药大枣汤

原料：新鲜桂圆肉50克，新鲜山药100克，大枣6颗，冰糖少许。

做法：

❶ 山药削皮洗净，切小块；大枣、桂圆肉洗净。

❷ 锅中加3碗水煮开，加入山药煮沸，再下入大枣；待山药熟透、大枣松软，将桂圆肉剥散加入。

❸ 待桂圆肉充分涨开即可熄火，可酌加冰糖提味。

功效解读：本品具有补益心血、养心安神的作用，用于失眠多梦、心悸怔忡、气短神疲等症。

🍲 **食材档案**

　　桂圆是养心安神的要药，对于心肾不交所致神经衰弱者有较好的治疗作用。此外，心肾不交型患者还可多吃大枣、百合、枸杞、银耳、鲫鱼等滋阴清热、交通心肾的食物。

对症菜例

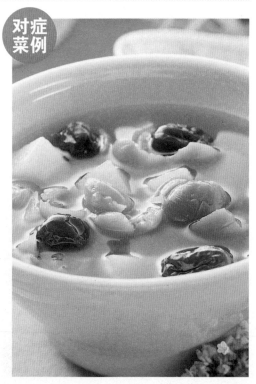

神经衰弱患者 忌 吃的食物

神经衰弱患者不宜吃肥腻类食物，如烤肉、烤鸭、香肠、肥肉等，这类食物难以消化，容易造成失眠。以下两类食物也不宜多吃。

辛辣刺激性食物

不宜食用辛辣刺激性食物的原因

神经衰弱患者要禁食辛辣刺激类食物，如胡椒、辣椒、大蒜、韭菜、八角茴香、姜、肉桂、辣酱、芥末等。这类食物容易助热上火、耗损阴血，易引起心神失养、加重失眠和睡眠不安等症。有的神经衰弱患者表现为记忆力衰退，这类患者不宜食用葱，因为葱有刺激神经的作用，不利于大脑的休养和记忆力的恢复。

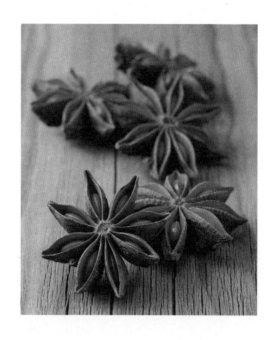

致兴奋食物

不宜食用致兴奋食物的原因

神经衰弱患者要禁食致兴奋食物，如浓茶、咖啡、浓可可、酒类、南瓜子。这类食物会提高神经系统的兴奋性，导致自主神经紊乱，诱发失眠。南瓜子表面看来不影响睡眠，但南瓜子中所含的南瓜子氨酸会刺激中枢神经兴奋，影响睡眠。容易失眠、睡眠不安的神经衰弱患者尤其要禁食南瓜子。

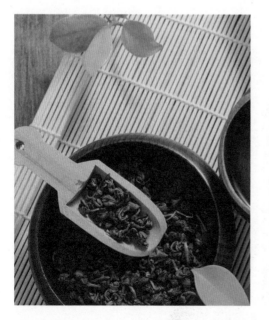

失眠

临床症状

失眠的主要症状为：入睡困难，不能熟睡，睡眠时间减少；早醒、醒后无法再入睡；频频从噩梦中惊醒，自感整夜都在做噩梦；睡过之后精力没有恢复；容易被惊醒，有的对声音敏感，有的对灯光敏感；白天精神恍惚，精力不济，少数患者有头晕、头疼症状。

保健提示

患者宜保持乐观、知足常乐的良好心态；生活规律，保持充足的睡眠；创造有助睡眠的条件：睡前洗热水澡、泡脚、喝杯牛奶等；白天进行适度的体育锻炼，有助于晚上的入睡；远离噪声、避开光线刺激等；避免睡觉前喝茶、咖啡等。

治疗原则

治疗失眠，要从镇静安神入手，患者尤其要注意养成良好的生活习惯。在饮食上，以清淡而富含蛋白质、维生素的饮食为宜。生活有规律，晚餐不宜过饱。

民间秘方

方一：将100克莲子洗净、去心，25克桂花洗净，装入纱布袋中扎紧，莲子与桂花袋同入锅中，加适量清水熬50分钟，加适量冰糖末拌匀，待凉后去渣取汁即成。可清心安神。

方二：远志、夜交藤、松仁各9克，白砂糖适量。将三味药入锅加适量清水煎15分钟，捞出松仁，去渣取汁饮用即可。有安神宁心、缓解心悸的功效。

宜吃食物

○宜　莲子、牛奶、蚕豆、乌鸡、鸡肝、猪肝、桂圆、百合、酸枣仁、核桃仁、远志、柏子仁、夜交藤、益智仁、五味子、灵芝

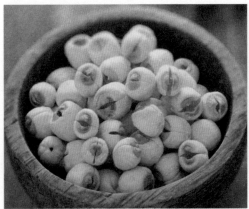
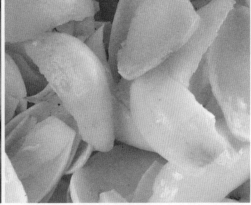

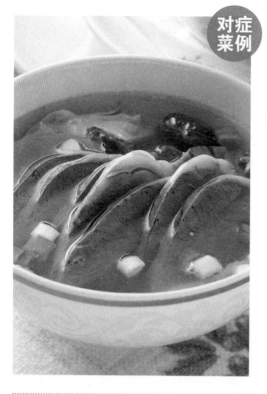

对症菜例

石菖蒲猪心汤

原料：石菖蒲8克，丹参、远志各10克，当归5片，大枣6颗，猪心1个，盐、葱花各适量。

做法：

❶ 猪心洗净，氽水，去除血水，煮熟，捞出切片。

❷ 将所有药材和大枣置入锅中，加适量水熬煮汤。

❸ 将切好的猪心放入已熬好的汤中煮沸，加盐、葱花即可。

功效解读： 本品具有宁神益志、开窍醒神、化湿和胃的作用，可辅助治疗心烦失眠、热病神昏、痰厥、健忘、耳鸣、神经衰弱等症。

🍄 **药材档案**

　　石菖蒲性温，味辛，归心、胃经，具有化湿开胃、开窍豁痰、醒神益智的作用，主治风寒湿痹之证、咳嗽逆气、健忘耳聋、神昏癫痫，可补益五脏，使心窍通畅。

五味子茶

原料：五味子、旱莲草各10克，刘寄奴5克，白糖适量。

做法：

❶ 将五味子、旱莲草、刘寄奴洗净，备用。

❷ 将五味子、旱莲草、刘寄奴放入杯中，加入沸水，然后盖上杯盖。

❸ 闷15分钟后，加白糖饮用即可。

功效解读： 本品具有养心安神、破瘀散结的作用，可用于心血瘀滞、心神不宁、心口常有隐痛或刺痛等症。其中的五味子是养心安神的要药，对于治疗心肾不交引起的心悸失眠尤其有效。

🍄 **药材档案**

　　旱莲草性寒，味甘、酸，归肾、肝经，具有滋补肝肾、凉血止血的作用，可用于牙齿松动、须发早白、眩晕耳鸣、腰膝酸软、阴虚血热、吐血、衄血、尿血等症。

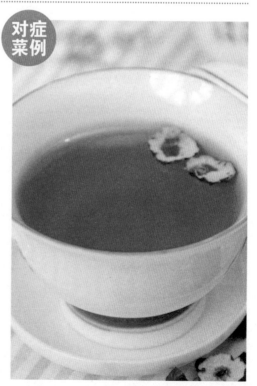

对症菜例

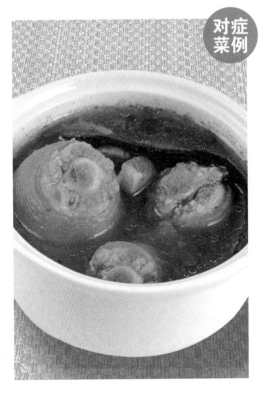

灵芝炖猪尾

对症菜例

原料：灵芝5克，陈皮3克，猪尾1条，鸡肉200克，猪瘦肉50克，鸡汤1000毫升，料酒、白糖、盐各适量。

做法：

❶ 将猪尾洗净剁成段；猪瘦肉切成块；鸡肉切块；灵芝洗净切成细丝。

❷ 锅中加水，放入猪尾段、猪肉块、鸡块汆烫去除血水。

❸ 鸡汤入锅煮沸后加入猪尾、瘦肉、鸡块、灵芝、陈皮，炖熟后加调味料。

功效解读：本品具有补气养心、安神、安眠和美颜等功效，适宜失眠多梦患者长期食用。

🌼 **药材档案**

灵芝性平，味甘，归心、肺、肝、肾经，具有补气安神、止咳平喘的作用，能镇静安神，对神经衰弱、失眠效果很好。

荞麦桂圆大枣粥

原料：桂圆50克，大枣30克，荞麦100克，白糖30克。

做法：

❶ 荞麦洗净，泡发；桂圆去壳备用；大枣洗净、入水泡发。

❷ 将砂锅洗净，锅中放水烧开，放入荞麦、桂圆、大枣，先用大火煮开，再转小火煲40分钟。

❸ 起锅前调入白糖，搅拌均匀后即可食用。

功效解读：本品具有良好的滋养补益作用，可用于心脾虚损、气血不足所致的失眠、健忘、惊悸、眩晕等症，对于耗伤心脾气血的患者尤其有效。

🌼 **食材档案**

荞麦性寒，味甘、微酸，归脾、胃、大肠经，具有健脾消积、下气宽肠等作用，可降低血脂、软化血管、保护视力、抗血栓、降血糖。

对症菜例

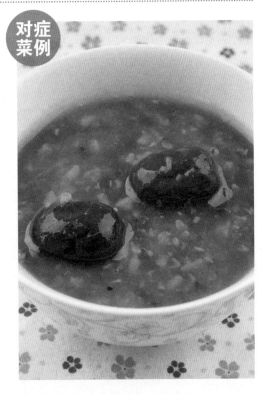

失眠患者 忌 吃的食物

失眠患者不宜吃刺激性食物，如辣椒、大蒜等，这类食物会刺激脑神经，不利于病情好转。以下两类食物也不宜食用。

燥热食物

不宜食用燥热食物的原因

失眠患者不宜吃燥热食物，如花椒、羊肉、狗肉、辣椒、胡椒、荔枝、大蒜、姜、酒等。很多失眠患者有五心烦热等症，因此难以安眠，这多是由阴虚火旺、心血不足引起的。燥热食物一般性温热，人食用后会全身发热，加重阴虚火旺，使患者的烦热之症更甚，更容易寝食难安，进而加重失眠、睡眠不稳等，不利于病情的恢复。

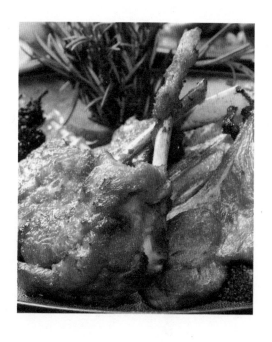

致兴奋食物

不宜食用致兴奋食物的原因

如茶叶、咖啡、巧克力、辣椒等。这类食物含有刺激神经系统的物质，食用后大脑会异常兴奋，难以入眠，对失眠患者来说无异于雪上加霜。如咖啡中的咖啡因可刺激中枢神经系统、心脏和呼吸系统，使人精神振奋，且咖啡中的咖啡因还有利尿的作用，增加夜间上厕所的次数，更影响睡眠；辣椒中的辣味物质则会持续不断地释放令人兴奋的内啡肽。

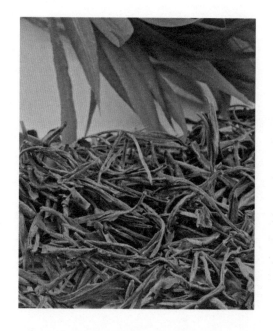

帕金森病

临床症状

患者有运动障碍，活动时动作困难吃力、缓慢，还会出现语言困难、吞咽困难等。患者在静止的状况下，出现不自主的颤抖，伴有四肢、颈部、面部的肌肉发硬，活动时有费力、沉重和无力感，可出现面部表情僵硬、呆板，眨眼动作减少。患者易激动，汗液和唾液等分泌增多。

保健提示

有氧运动是缓解老年人帕金森病的一大保健良方，如快走、慢跑、瑜伽、蹬车、游泳等低强度的运动，以每次30~40分钟，每周4次为宜。坚持规律的有氧运动，既可以增强自身的抗病能力，预防帕金森病的并发症，还能提高睡眠质量，有助于疾病的治疗。

治疗原则

对于帕金森病，目前的治疗方法主要是以药物为主，辅以物理疗法、中医针灸疗法。平时的饮食可通过促进神经传递素多巴胺的生成以及兴奋中枢神经来进行调理，可有效缓解患者手足震颤、嗜睡等症状。

民间秘方

方一：将120克陈蚕豆洗净，放入锅内加红糖和500毫升水，先以大火烧沸再转小火煮至蚕豆熟软即可食用。日服3次，对帕金森病有一定的食疗作用。

方二：将400克牛肉洗净、切块，略煮捞出待用；蚕豆洗净；锅内入牛肉块、蚕豆、料酒、姜片和适量清水以大火煮沸，改小火炖至牛肉熟烂，加盐调味即可。

宜吃食物

〇宜　蚕豆、骨头汤、绿豆、柴胡、丹参、天麻、地龙、益母草、钩藤

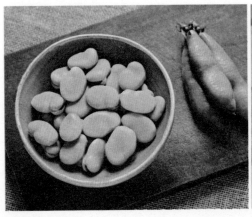
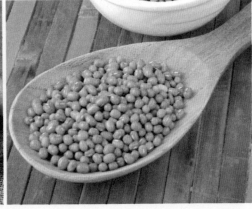

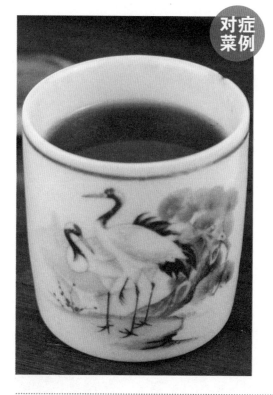

对症菜例

钩藤茶

原料：钩藤10克。

做法：

❶ 钩藤用清水稍洗，浸泡10分钟。

❷ 然后放入砂锅，先以大火烧开，再转小火煮20分钟，捞出药渣，将药汁倒进杯子中。

❸ 再将药渣放入砂锅，依上一步骤重新熬20分钟，再滤去药渣，将两次药汁兑在一起，直接饮用即可。

功效解读：本品具有清热明目、镇痛镇静的功效，主治高血压所致的头晕目眩，对帕金森病所致的情绪激动有一定的改善作用。

🌿 **药材档案**

　　钩藤性凉，味甘，归肝、心包经，具有清热平肝、息风定惊的作用，可用于头痛眩晕、感冒夹惊、惊痫抽搐、妊娠子痫、高血压等症。

清炒蚕豆

原料：蚕豆200克，胡萝卜、香菇各100克，料酒10毫升，盐3克，白糖5克，油适量。

做法：

❶ 胡萝卜洗净切菱形；香菇洗净切块。

❷ 油锅烧热，放入蚕豆、胡萝卜和香菇迅速翻炒数下。

❸ 加水，放入料酒，盖锅盖，小火焖5分钟，等蚕豆酥烂后，加少量白糖，调入盐即可食用。

功效解读：本品含有多种对人体有益的氨基酸，能有效改善帕金森病的症状，缓解疲劳。

🌿 **食材档案**

　　现代医学研究表明，蚕豆内含左旋多巴，这种物质是治疗帕金森病的要药美多芭、息宁等的主要有效成分，因此常吃蚕豆有助于控制帕金森病的症状。有的患者甚至觉得蚕豆的疗效比抗帕金森病药物的疗效还好。

对症菜例

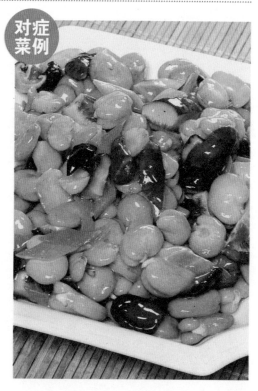

帕金森病患者忌吃的食物

帕金森病患者不宜食用富含拟胆碱、维生素 B_6 的食物，如槟榔、麦芽、动物肝脏，否则会加重病情。以下两类食物也不宜食用。

高蛋白食物

不宜食用高蛋白食物的原因

如羊肉、狗肉、黄豆。临床上常用左旋多巴治疗帕金森病，左旋多巴是一种抗震颤麻痹药，它通过小肠的吸收入血，通过血脑屏障进入脑部，而高蛋白饮食中的 6 种主要的中性氨基酸异亮氨酸、亮氨酸、缬氨酸、苯丙氨酸、色氨酸、酪氨酸等，也是通过同样的载体系统通过小肠和血脑屏障的。因此，中性氨基酸的竞争便降低了人体对左旋多巴的吸收，影响左旋多巴的药效。

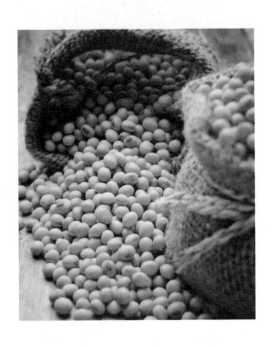

辛辣刺激性食物

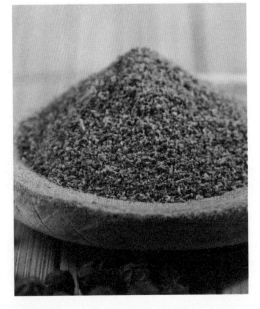

不宜食用辛辣刺激性食物的原因

帕金森病患者不宜食用辛辣刺激性食物，如胡椒、肉桂、白酒、咖啡、浓茶等。因为帕金森病患者多伴有胃肠蠕动乏力、便秘等症状，而胡椒、肉桂性燥热，食后会导致胃肠燥热，耗损大肠津液，使大便干燥积滞，加重患者大便秘结的症状。而咖啡、浓茶含有鞣酸成分，同样可加重帕金森病患者的便秘症状，不适当饮用还会影响帕金森患者的睡眠质量，不利于帕金森病的好转。

坐骨神经痛

临床症状

疼痛常自腰部向一侧臀部、大腿后、腘窝、小腿外侧及足部放射，呈烧灼样或刀割样疼痛，咳嗽及用力时疼痛可加剧。患肢小腿外侧和足背常有麻木感及感觉减退。活动有障碍，患者腰部活动受限，为避免神经牵拉、受压，常取特殊姿势，如睡时卧向健侧，髋、膝关节屈曲等。

保健提示

在日常生活中，要注意劳逸结合，适当参加步行等低强度的运动，保持正确的坐立姿势。不要穿任何带跟的鞋，包括高跟鞋、中跟鞋和坡跟鞋等。运动后要注意保护腰部和患肢，以防受凉、受风。当需要进行突然负重动作时，应预先活动一下腰部，这样可以避免腰部扭伤。

治疗原则

由于坐骨神经痛多由炎症引发，患者常感到锥心彻骨的疼痛，因此治疗本病的首要任务是消炎止痛。此外，不少坐骨神经痛患者的抵抗力较差，常因感受风湿、寒潮引起，治疗还应注意散寒除湿、强筋壮骨。

民间秘方

方一：取延胡索、红花、生大黄各30克，研成药末，将药末放入500毫升白酒罐内，密封，浸泡半月后饮用。可活血化瘀、消炎止痛，可治疗坐骨神经痛、软组织损伤等症。

方二：取元胡、艾叶、制川乌各20克，艾叶洗净烘干切碎；制川乌、元胡先加水煎煮1小时，再加艾叶煎煮20分钟。可消炎止痛、温经散寒、行气通络。

宜吃食物

○ **宜** 花椒、羊肉、狗肉、干姜、肉桂、附子、独活、延胡索、桂枝、板蓝根、丹参、杜仲、龟板

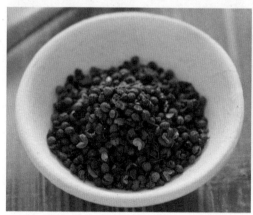
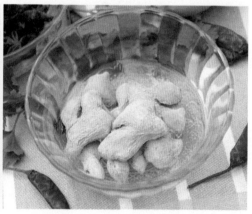

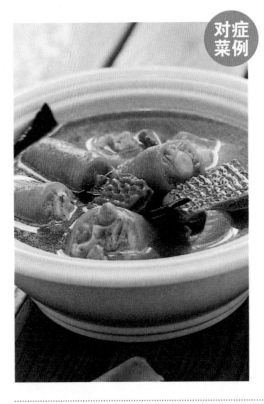

龟板杜仲猪尾汤

原料： 龟板25克，炒杜仲30克，猪尾600克，盐1小匙。

做法：

① 猪尾剁段洗净。锅置于火上，加适量清水烧沸，放入猪尾段汆烫后捞起，再用清水冲洗一次。

② 龟板、炒杜仲冲净。

③ 将汆烫过的猪尾、龟板、炒杜仲放入炖锅，加6碗水，先以大火煮开，再转小火炖40分钟，加盐调味。

功效解读： 本品具有益肾健骨、壮腰强筋的功效，其中的龟板和杜仲，均是治疗坐骨神经痛的良药。因此，本品尤适合坐骨神经痛、腰膝酸痛的患者食用。

🍴 **食材档案**

　　猪尾能补肝肾、强腰膝，其胶质丰富，含钙较多，常服可治风湿腰痛以及产后妇女的腰酸背痛。

附子蒸羊肉

原料： 鲜羊肉1000克，附子30克，葱段、姜丝、料酒、肉清汤、盐、味精、胡椒粉各适量。

做法：

① 将羊肉洗净切块，汆去血水；附子洗净。

② 取一个大碗依次放入羊肉、附子、葱段、姜丝、料酒、肉清汤、胡椒粉、盐、味精，拌匀。

③ 再放入沸水锅中隔水蒸熟即可。

功效解读： 本品具有温肾强腰、祛寒除湿的作用，适用于畏寒怕冷、腰背部冷痛的患者食用。

🍴 **药材档案**

　　附子性温，味辛，归心、肾、脾经，具有回阳救逆、补火助阳、逐风寒湿邪的作用，可治三阴伤寒、阴毒寒疝、中寒中风、头风、癫痫、风湿麻痹、肿满脚气、脾泄久痢等症。

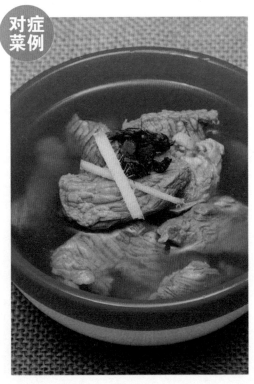

坐骨神经痛患者 忌 吃的食物

坐骨神经痛患者禁食生冷刺激食物，如冰激凌、冰冻饮料等，这类食物易造成局部缺血，加重炎症。以下两类食物也不宜多食。

寒凉生冷食物

不宜食用寒凉生冷食物的原因

坐骨神经痛患者忌食寒凉生冷食物，如西瓜、芹菜、黄瓜、螃蟹、海带等。中医认为，风寒湿邪可使气血受阻、血液凝滞、经络不通，从而引发坐骨神经痛或导致坐骨神经痛病情加重，而以上这些均属于性寒凉的食物，食用后可加重风寒湿邪的积聚，影响坐骨神经痛患者的病情。而像螃蟹、海带等大寒之物，食用过多还可能引起腹痛、腹泻，加重坐骨神经痛患者的不适。

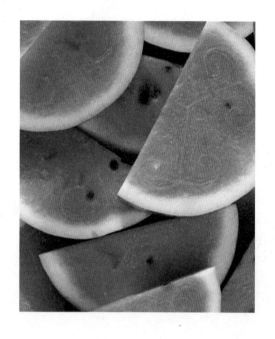

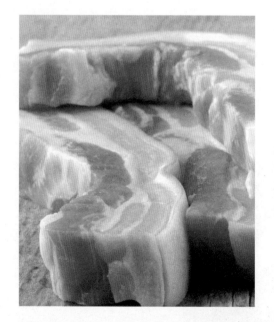

肥厚油腻食物

不宜食用肥厚油腻食物的原因

中医认为，肥肉、鹅肉、奶油等均属于肥厚油腻之品，食用后可助湿生痰。湿乃阴邪，可加重气血痹阻，使经络不通，从而引发坐骨神经痛或导致坐骨神经痛患者病情加重。另外，肥肉、鹅肉、奶油等的脂肪含量均很高，脂肪在体内氧化时会产生大量酮体，而过多的酮体会对炎症形成刺激作用，使炎症加重，从而加重坐骨神经痛患者的病情。

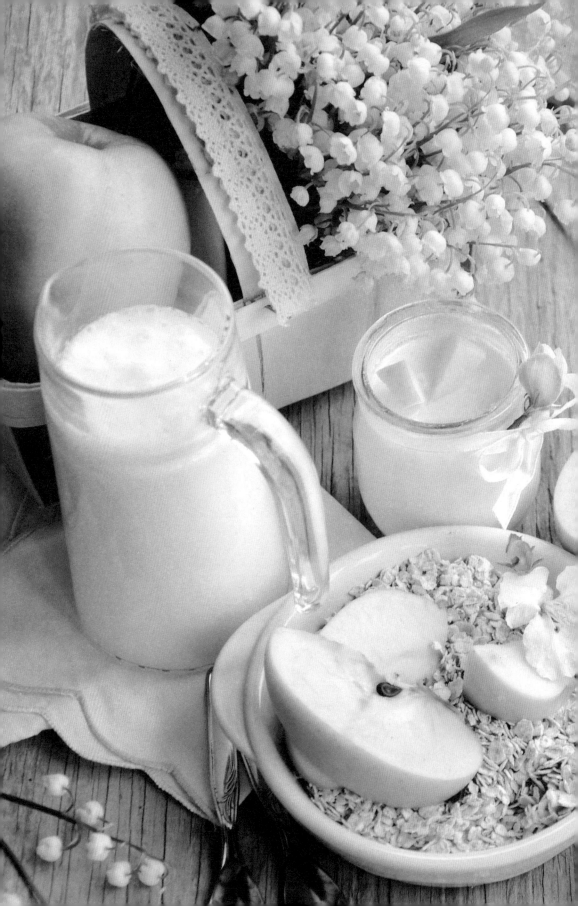

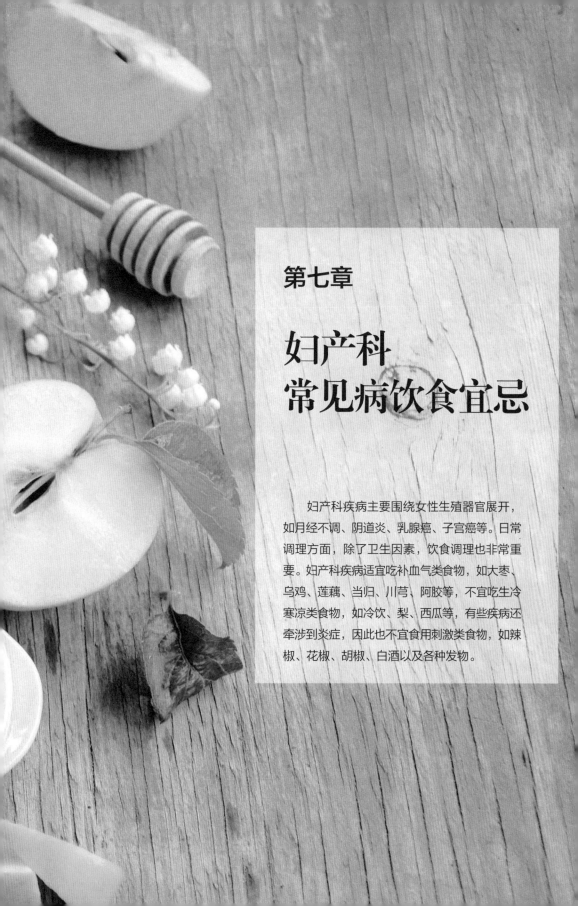

第七章

妇产科
常见病饮食宜忌

　　妇产科疾病主要围绕女性生殖器官展开，如月经不调、阴道炎、乳腺癌、子宫癌等。日常调理方面，除了卫生因素，饮食调理也非常重要。妇产科疾病适宜吃补血气类食物，如大枣、乌鸡、莲藕、当归、川芎、阿胶等，不宜吃生冷寒凉类食物，如冷饮、梨、西瓜等，有些疾病还牵涉到炎症，因此也不宜食用刺激类食物，如辣椒、花椒、胡椒、白酒以及各种发物。

月经不调

临床症状

有的患者痛经，每随月经周期而发，严重者可伴冷汗淋漓、手足厥冷，甚至昏厥等现象；有的患者月经周期突然缩短（短于21天）；有的患者月经推后7天以上；有的患者经期超过7天以上；有的患者月经时而提前，时而延迟；还有的患者两次规律正常的月经周期中间出现出血。

保健提示

患者宜保持精神愉快，避免精神刺激和情绪波动。要注意个人卫生，预防感染，注意外生殖器的清洁卫生。月经期绝对不能性交。注意保暖，避免寒冷刺激，避免过劳。内裤宜选柔软、棉质、透气性能良好的，要勤洗勤换，换洗的内裤要放在阳光下晒干。

治疗原则

对于痛经患者，治疗应松弛子宫平滑肌，可适当缓解疼痛症状；对于月经过多者，治疗应调经止血；对于月经期小腹冰凉、腰膝冷痛者，治疗应温经散寒；对于月经颜色暗、有瘀血者，治疗应活血化瘀。

民间秘方

方一：取益母草20克与绿茶1克一同放入杯内，以适量的沸水冲泡，加盖闷5分钟即可。可活血祛瘀、调经利尿，适用于痛经、月经量少以及月经推迟的患者。

方二：取艾叶500克捣碎绞取汁液倒入杯中，加入适量白砂糖搅拌均匀即可。每次服30～50克，每日1次，可益气活血、调经止痛，适用于痛经的患者。

宜吃食物

〇 宜　乌鸡、韭菜、香蕉、杏仁、核桃、黑豆、益母草、艾叶、当归、白芷、川芎、红花、细辛

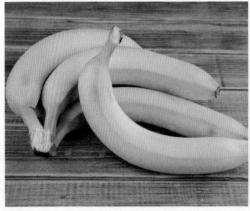
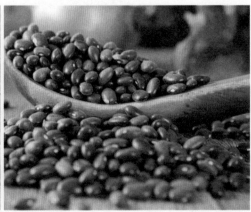

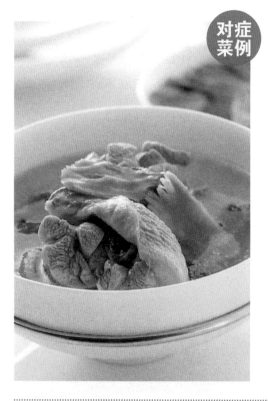

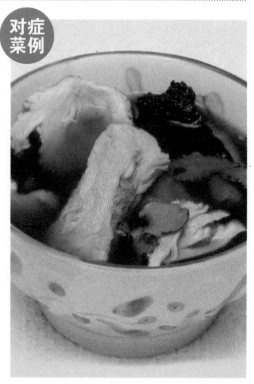

对症菜例

益母土鸡汤

原料：人参片15克，鸡腿1只，大枣8颗，益母草10克，盐5克。

做法：

❶ 将人参片、大枣、益母草均洗净；鸡腿剁块，入沸水氽烫后捞出，洗净。

❷ 鸡腿和人参片、大枣、益母草放入锅中，加1000毫升水，以大火煮开，转小火续炖25分钟。

❸ 起锅前加盐调味即成。

功效解读：此汤活血化瘀、缓中止痛、调经，适合月经不调、经色淡、量少，并伴神疲乏力、面色苍白的患者食用。

🌿 药材档案

　　益母草性凉，味辛、苦，归心、肝、膀胱经。益母草是活血调经的妇科良药，具有活血通络、调经、利水的功效，主治月经不调、难产、胞衣不下、产后血晕、瘀血腹痛等症。

当归芍药多味排骨

原料：排骨500克，当归、熟地、芍药、丹参、川芎各15克，三七粉10克，米酒1瓶，盐适量。

做法：

❶ 将排骨洗净，用沸水氽烫去腥，捞起备用。

❷ 将洗净的当归、芍药、熟地、丹参、川芎入水煮沸，下排骨，加米酒，待水煮开，转小火续煮30分钟。

❸ 加入三七粉拌匀，加盐调味即可。

功效解读：本品既补血，又活血，对妇女月经不调、血虚经闭、胎产诸症均有不错的调理作用。

🌿 药材档案

　　川芎性温，味辛，归肝、胆、心包经，具有活血行气、祛风止痛的作用，治中风头痛、寒痹痉挛拘挛、刀箭伤、妇人经闭不孕，常与当归一起配药治疗妇科疾病。

对症菜例

月经不调患者 忌 吃的食物

月经不调患者禁食性味辛辣、燥热、油腻的食物，如生姜、辣椒、白酒、肥肉。除此之外，以下两类食物也不宜食用。

寒凉生冷食物

不宜食用寒凉生冷食物的原因

月经不调患者应禁食冷饮、冰棍、螃蟹、田螺、莴笋、黄瓜等寒凉生冷食物。中医认为，月经失调多由肝气郁滞或者肾气虚衰致气血失于调节，进而使血海蓄溢失常所致，而这类寒凉食物可使肝气凝滞、损耗肾气，最终引起月经不调，故月经不调患者不宜食用。而冷饮等食物还会刺激盆腔，使盆腔内的血管过分收缩，从而引起月经减少，严重者还可导致闭经。

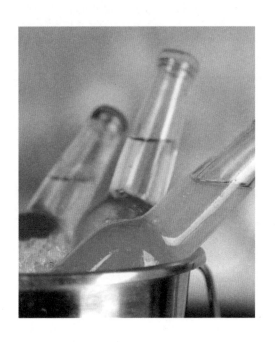

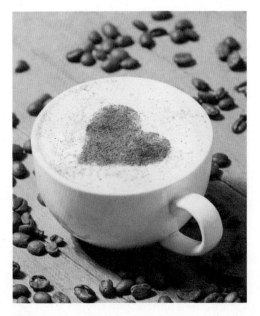

刺激性食物

不宜食用刺激性食物的原因

咖啡、可乐中含有的咖啡因以及浓茶中含有的茶碱均有刺激神经和血管的作用，从而增加月经不调患者的焦虑和不安的情绪，也容易引起痛经、经期延长以及经量增多等症状，并且它们还会影响月经不调患者的睡眠质量，不利于其病情。此外，浓茶中还含有鞣酸，它可与人体中的铁元素结合生成不溶性的物质，使铁的吸收减少，从而加重月经不调患者贫血的程度。

阴道炎

临床症状

细菌性阴道炎患者白带增多稀薄，呈灰白色，泡沫状；外阴瘙痒并有灼痛感，阴部有鱼腥臭味。滴虫性阴道炎患者白带增多，呈乳白色或黄色，常呈泡沫状，有臭味。霉菌性阴道炎患者白带增多，外阴及阴道灼热瘙痒，可有尿频、尿急、尿痛等症。老年性阴道炎患者白带增多，色黄呈水状，严重时呈脓性，有臭味。

保健提示

患者应保持外阴清洁、干燥，可以用洁尔阴之类的卫生清洁剂擦拭。滴虫性阴道炎、真菌性阴道炎可在夫妻之间相互感染，故夫妻双方应同时治疗，感染期间绝对禁止性生活，待症状好转后，性生活时要戴避孕套，以防止交叉感染。

治疗原则

当人体缺乏维生素B_2时，阴道黏膜容易变薄、损伤阴道壁等，容易诱发阴道炎。因此，通过抗黏膜病变可防治此病。此外，阴道滴虫也是引起阴道炎的主要病因之一，因此，滴虫性阴道炎要杀灭阴道滴虫。

民间秘方

方一：取油菜叶200克，放进烧沸的水中煮5分钟后捞出，榨汁加盐调味饮用。每日2~3次，可杀菌解毒、祛瘀消肿，促进血液循环，适用于阴道炎患者。

方二：取黄柏、苍术、金银花、牡丹皮各15克，苦参12克、生甘草6克一同煎水饮用。每日3次，可杀虫抑菌、清热消炎、止痒消肿，适用于滴虫性阴道炎患者。

宜吃食物

○ **宜** 马齿苋、芥菜、菠菜、鸡蛋、牛奶、薄荷、白花蛇舌草、苦参、地肤子、黄柏、败酱草

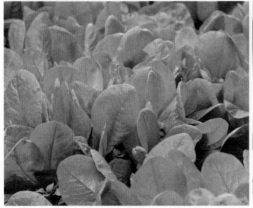
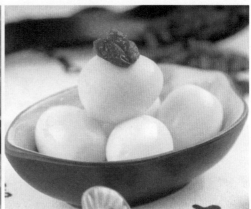

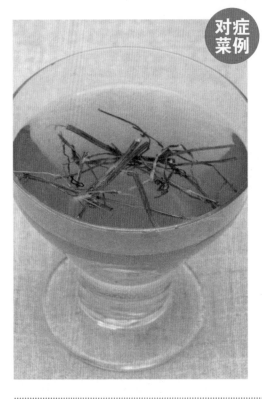

半枝莲蛇舌草茶

原料：半枝莲、白花蛇舌草各50克，桑葚15克，冰糖少许。

做法：

❶ 将半枝莲、白花蛇舌草、桑葚均洗净备用。

❷ 倒入清水，至盖过材料，以大火煮开，转小火慢煮30分钟。

❸ 煮至药味溢出，去渣取汁，加入适量冰糖，待冰糖溶化，大约10分钟后饮用即可。

功效解读：本品有清热解毒、利水渗湿的作用，适合有阴道瘙痒、赤黄带下、尿少、排尿涩痛等的患者服用。

🍵 药材档案

半枝莲性凉，味甘、凉，归肺、肝、肾经，具有清热利湿、解毒、消肿等功效，多用于治疗咽喉肿痛、肝炎、热淋、痈肿，还可治水火烫伤、蛇虫咬伤等突发损伤，对阴道炎所致的外阴瘙痒有一定疗效。

鸡蛋马齿苋汤

原料：新鲜马齿苋250克，鸡蛋2个，盐适量。

做法：

❶ 将马齿苋上的黄叶摘除，用清水洗净，备用。

❷ 鸡蛋擦干净，放沸水中煮熟后，迅速投入凉水冷却5分钟，捞出去壳。

❸ 将马齿苋、煮熟的鸡蛋入锅同煮5分钟后，加盐调味即可食用。

功效解读：本品具有清热凉血、消炎解毒的功效，适合阴道炎患者食用，可改善阴道瘙痒、带下异常的症状。

🍵 食材档案

马齿苋性寒，味甘、酸，归心、肝、脾、大肠经。马齿苋具有清热解毒、消肿止痛的功效，对肠道传染病，如肠炎、痢疾等有独特的食疗作用，可治热痢脓血、热淋、血淋、带下、痈肿恶疮、丹毒等症。

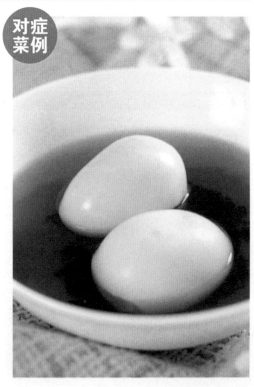

阴道炎患者 忌 吃的食物

阴道炎患者不宜食用肥甘厚味之物，如猪肥肉、奶油、猪油、黄油等。这类食物酿生湿热，易使白带增多，病情加重。以下两类食物也不宜食用。

单糖食物

不宜食用单糖食物的原因

如蔗糖、蜂蜜、乳酪、水果干、红薯。对于女性来说，正常的阴道内即有白色念珠菌寄生，在这种平衡环境下的细菌寄生对人体是没有什么影响的，但是，当局部的环境发生改变时就容易引发病变。如过多地食用蔗糖、蜂蜜、乳酪、水果干、红薯等富含单糖的食物，可促进白色念珠菌的繁殖，从而导致霉菌性阴道炎。

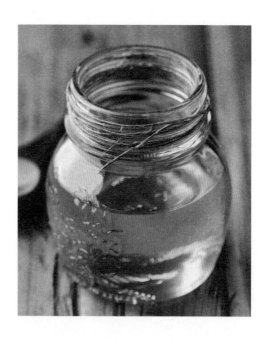

刺激性食物

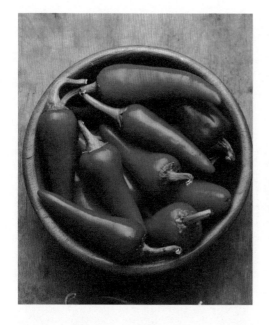

不宜食用刺激性食物的原因

如冰激凌、羊肉、辣椒、狗肉。冰激凌的温度很低，甚至接近 0℃，而人体的正常体温为 37℃，如此悬殊的温差会刺激阴道里的炎症病灶，促使其局部充血、水肿，从而加重阴道炎患者的病情。羊肉属于腥膻发物，食用后容易导致外阴瘙痒加重，不利于阴道炎患者的病情。羊肉、辣椒、狗肉等性温热的食物可助长阴道炎患者的湿热之毒，从而加重阴道炎患者的病情。

乳腺炎

临床症状

急性单纯性乳腺炎患者发病初期出现乳房胀痛，局部皮肤温度高、有压痛，乳房出现硬结，边界不清，有触痛，按摩可缓解。急性化脓性乳腺炎患者起病时常有高热、寒战、全身无力、头痛等全身感染症状，患侧乳房出现红、肿、热、痛，出现明显的硬结，有明显的触痛和搏动性疼痛，常伴有腋下淋巴结肿大。

保健提示

早期乳腺炎患者应注意休息，暂停母乳喂养，清洁乳头、乳晕，设法使乳汁排出，哺乳期避免乳汁瘀积。防止乳头损伤，有损伤时要及时治疗。不要让孩子养成含乳头睡觉的习惯，多吃粗粮、孕期多按摩乳房可预防乳腺炎。

治疗原则

细菌感染是乳腺炎的主要病因，当女性乳头破裂或乳晕周围皮肤糜烂时，致病菌就会经乳头或糜烂处引发此病。此外，急性化脓性乳腺炎，治疗应清热解毒、消肿排脓。哺乳期妇女若发生乳腺炎，治疗应清热通乳。

民间秘方

方一：取绿豆30克、海带20克、鱼腥草15克一同放入锅内，加水烧沸，转小火继续熬煮至绿豆熟烂，加入白砂糖搅匀即可，喝汤吃渣。每日1次，连服6～7日，可抑菌消毒、清热消肿，适合乳腺炎患者食用。

方二：取蒲公英15克、金银花15克一起放入锅内加水煎煮，煎至100毫升时，滤去药渣饮用，可清热消肿、软坚散结。

宜吃食物

〇宜　绿豆、赤小豆、薏米、马齿苋、苦瓜、白菜、马蹄、黄瓜、海带、无花果、鱼腥草、决明子、桑叶、金银花、菊花、蒲公英

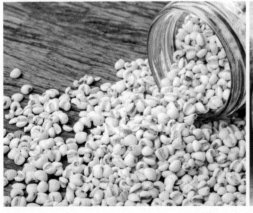
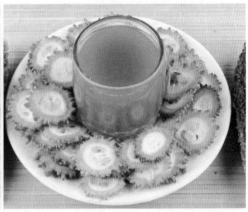

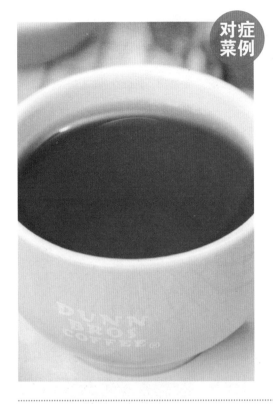

对症菜例

黄柏黄连生地饮

原料： 黄柏8克，黄连5克，生地10克，蜂蜜适量。

做法：

❶ 将黄柏、黄连、生地洗净，备用。

❷ 将黄柏、黄连、生地放入砂锅中，加适量清水，大火烧开后转小火煎20分钟，滤除药汁，药渣留砂锅内。

❸ 再往砂锅中加入适量清水，按照上一次的煎药方法，再次煎汁。最后将两次药汁兑在一起，加入蜂蜜调味即可。

功效解读： 本品具有清热利湿、凉血消肿的功效，对急性单纯性乳腺炎有较好的食疗作用。

🌸 **药材档案**

　　黄柏性寒，味苦，归肾、膀胱经，具有清热燥湿、泻火除蒸、解毒疗疮等功效，主治湿热泻痢、黄疸、带下、热淋、骨蒸劳热、盗汗、遗精、疮疡肿毒、湿疹瘙痒等症。

银花茅根猪蹄汤

原料： 金银花、桔梗、白芷、茅根、通草各10克，猪蹄1只，黄瓜35克，盐3克。

做法：

❶ 将猪蹄洗净、斩块、汆水；黄瓜去皮、籽洗净，切滚刀块备用。

❷ 将金银花、桔梗、白芷、茅根、通草洗净装入纱布袋，扎紧。

❸ 汤锅上火倒入水，下入猪蹄、药袋，调入盐烧开，煲至快熟时，下入黄瓜，捞起药袋丢弃即可。

功效解读： 此汤具有清热解毒、排脓通乳的作用，对哺乳期的乳腺炎患者有很好的食疗效果。

🌸 **药材档案**

　　金银花自古以来就是清热解毒的良药，既能宣散风热，又能清解血毒，对于身热、发疹、发斑、热毒疮痈、咽喉肿痛、口腔溃疡等症有较好的疗效。

对症菜例

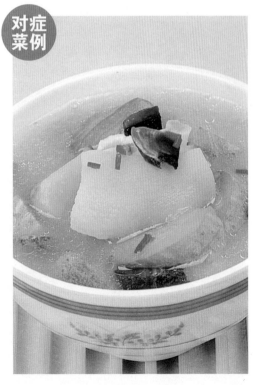

乳腺炎患者 忌 吃的食物

乳腺炎患者禁吃含咖啡因和茶碱的食物，如咖啡、可乐、浓茶等。除此之外，以下两类食物也不宜多吃。

腥臊发物

不宜食用腥臊发物的原因

如墨鱼、鲤鱼、海虾、鳝鱼、鳗鱼等。这类食物是比较常见的腥臊发物，有动风发热的作用，乳腺炎患者食用后可加重病情。此外，这些食物还有催乳的作用，使乳腺炎患者的乳汁过多，不能及时排空，导致乳汁瘀积，乳汁的瘀积有利于侵入的细菌的生长和繁殖，从而加重乳腺炎患者的病情。

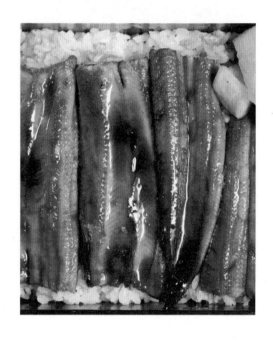

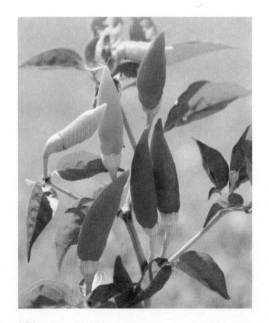

辛辣刺激性食物

不宜食用辛辣刺激性食物的原因

乳腺炎患者禁食辛辣刺激性食物，如辣椒、辣油、芥末、咖喱、白酒等。这类食物均具有强烈的刺激性，乳腺炎患者食用后，可刺激局部充血、水肿，致使炎症扩散，使病情加重。而且这类食物均为性温热之品，乳腺炎尤其是急性发作期的患者多为热毒蕴结所致，食用过多此类食物，可助热上火，加重热毒蕴结，从而致使乳腺炎患者的病情加重。

妊娠反应

临床症状

早孕期间经常出现择食、食欲不振、厌油腻、轻度恶心、呕吐、倦怠乏力、嗜睡等症，一般孕12周以内反应消退，不做特殊处理。严重时，孕妇出现频繁呕吐，不能进食，导致营养不足、体重下降、极度疲乏、脱水、口唇干裂、皮肤干燥、酸碱平衡失调，以及水、电解质代谢紊乱、肝肾功能衰竭，甚至危及生命。

保健提示

有妊娠反应者应注意休息，保证充足的睡眠时间。容易失眠者，可用泡温水澡及喝热牛奶的方式催眠，同时应消除紧张、焦虑的情绪。要补充足够的水分。通过吃香蕉、喝运动饮料等方式补充体内的电解质。便秘者可多吃含纤维素丰富的食物。

治疗原则

呕吐是大多数孕妇的妊娠反应症状，但有少数孕妇妊娠反应特别严重，无论吃不吃都吐，这样长时间剧烈呕吐，必然会引起孕妇机体生理失衡，进而影响胎儿的发育。因此，抑制呕吐是治疗本病的关键。其次，妊娠反应严重也与孕妇个人的脾胃功能差有关，因此增强脾胃功能也能缓解此症状。

民间秘方

方一：取砂仁、白豆蔻各6克，与大米150克加水一起熬粥，有健脾和胃、调气降逆的功效。

方二：取党参30克、大米150克一同放入炖锅内，注入清水800毫升，炖煮35分钟，放入白糖调味，有健脾和胃、止呕吐的功效。

宜吃食物

○宜　生姜、樱桃、石榴、杨梅、橘子、苹果、葡萄、柠檬、乌梅、甘蔗、萝卜、冬瓜、鲫鱼、小米、豆蔻、茯苓、陈皮、木香

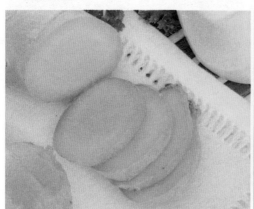
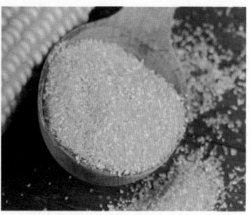

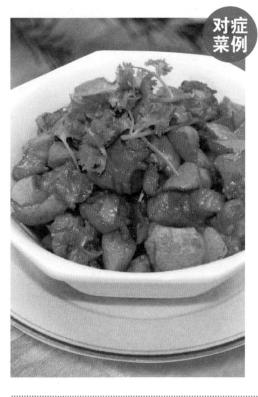

生姜泡仔鸡

原料： 嫩鸡肉400克，生姜50克，香菜少许，盐3克，味精1克，醋8毫升，老抽10毫升，油适量。

做法：

❶ 鸡肉清洗干净，切块；生姜清洗干净，切块；香菜清洗干净，切段。

❷ 油锅烧热，下姜块炒香，入鸡肉翻炒至变色时注水焖煮。

❸ 最后加入盐、醋、老抽煮至熟，加入味精调味，撒上香菜即可。

功效解读： 这道菜可帮助孕妈妈缓解孕吐，补充营养，有增强体质、强壮身体的作用。鸡肉还含有对人体健康有重要作用的磷脂类成分。

🍄 **食材档案**

　　生姜止呕作用非常显著，早孕反应严重的孕妇应常备生姜。每天早上，将生姜洗净切碎，然后挤出其汁（或用果汁机将姜片直接打成汁），泡茶饮用，可缓解恶心呕吐。

猪肚炒莲子

原料： 猪肚1具，莲子40粒，香油、盐、葱、生姜、蒜、油各适量。

做法：

❶ 猪肚用清水洗净，刮除残留在猪肚里的余油。

❷ 莲子用清水泡发，去除苦心，装入猪肚内，用线将猪肚的口缝合。

❸ 锅置于火上，加入适量清水烧开，将猪肚入沸水中汆烫，清炖至猪肚完全熟烂。

❹ 将猪肚捞出洗净，切丝，与莲子一起入油锅翻炒，加调料炒匀即可食用。

功效解读： 本品有益气健脾、止呕止泻的作用，适用于脾胃气虚型的早孕患者。

🍄 **食材档案**

　　猪肚有健脾开胃的作用，可治虚劳羸瘦、脾虚食少、消渴便数，对于早孕反应患者来说，有助于改善其食欲不佳的症状。

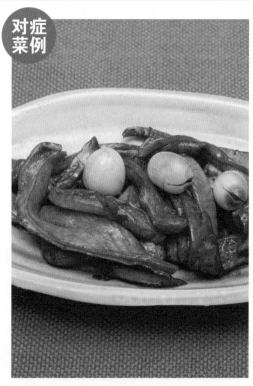

妊娠反应者 忌 吃的食物

怀孕女性忌吃难消化食物，如大麦芽等。有妊娠反应的孕妇胃排空时间延长，难消化食物会加重孕妇的胃肠负担。以下两类食物也不宜食用。

油腻食物

不宜食用油腻食物的原因

妊娠妇女忌食猪肥肉、鹅肉、奶油、动物油、烤肉、香肠等油腻食物，这些食物的脂肪含量很高，且不易消化。如100克猪肥肉中含脂肪88.6克以上，100克鹅肉中含脂肪33.62克，100克奶油中含脂肪97克，100克牛油中含脂肪82.7克，100克烤肉中含脂肪8.7克，100克香肠中含脂肪40.7克。这些食物容易诱发和加剧孕妇的呕吐症状，从而不利于有妊娠反应者的恢复。

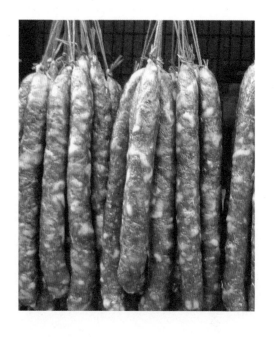

刺激性食物

不宜食用刺激性食物的原因

妊娠妇女忌食花椒、胡椒、白酒、浓茶、咖啡等刺激性食物。这些食物具有强烈的刺激性，可刺激有妊娠反应的孕妇，使其呕吐的症状加重，加重有妊娠反应孕妇的不适。而白酒中的酒精还可能引发孕妇的变态反应，也不利于胎儿的发育。而咖啡中含有的咖啡因和浓茶中含有的茶碱均有兴奋中枢神经的作用，不利于有妊娠反应的孕妇的睡眠，不宜饮用。

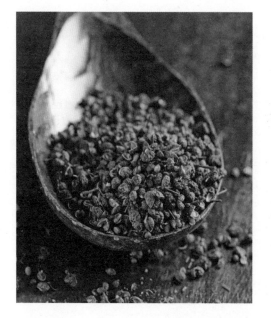

胎动不安

临床症状

妊娠期间阴道有少量出血，颜色鲜红或暗红，出血量少于月经量，伴有轻微的间歇性子宫收缩。妇科检查子宫颈口未扩张，羊膜囊未破裂，子宫大小与停经月数相符。有些患者出现小腹坠胀不安，若阴道流血量增多或下腹部疼痛加剧，可导致流产或早产。患者会出现腰膝酸软、腰部隐痛或胀痛。

保健提示

胎动不安、阴道出血者应卧床休息，尽量少起床，忌做收腹等增加腹压的动作，严禁房事。减少刺激，避免不必要的妇科检查。如有组织物排出或出血量增加，应随带排出组织物去医院就诊。有阵发性下腹剧痛伴出血增多者，应立即上医院就诊。

治疗原则

胎动不安说明胎儿出现异常，孕妇有流产或早产的危险，因此治疗的首要任务是安胎。但中医认为，胎动不安以气血亏虚、肾虚不固型两个证型者居多。气血亏虚型胎动不安，治疗宜以补益气血为主；肾虚不固型胎动不安，治疗宜以补肾安胎为主。

民间秘方

方一：桑寄生、续断、菟丝子、杜仲各等份研碎为粉末，加入适量的炼蜜制成平均6克重的药丸，每次取1颗服用，有安胎益血的功效。

方二：取适量的白扁豆研成细末，每次取4.5克服用，以30克苏梗煎水送服，隔日1次，连服数次。可温中安胎、健脾止呕，主治胎动不安、呃逆少食等症。

宜吃食物

○宜　大枣、乌鸡、葡萄、海参、板栗、核桃仁、黑豆、艾叶、党参、白术、黄芪、熟地、杜仲、菟丝子

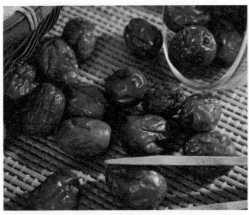
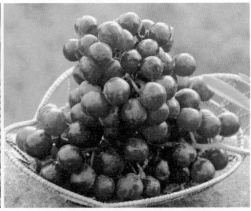

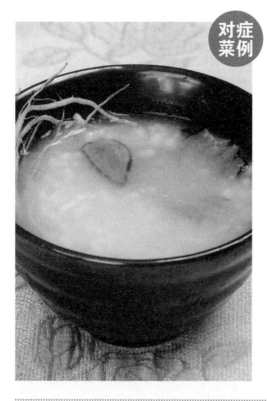

对症菜例

党参白术茯苓粥

原料：大枣3颗，粳米适量，白术、党参、茯苓各15克，盐适量。

做法：

① 将大枣、粳米分别洗净，大枣去核，备用。

② 将白术、党参、茯苓洗净，加入4碗水煮沸后，以慢火煎成2碗，滤取出药汁。在煮好的药汁中加入粳米、大枣，以大火煮开，再转小火熬煮成粥，加盐调味即可。

功效解读：本品具有健脾益气、宁心安胎的作用，适用于脾胃气虚所致的胎动不安。

🍲 药材档案

粳米性平，味甘，具有养阴生津、除烦止渴、健脾胃、补中气、固肠止泻等功效，常用于补虚，适宜一切体虚者、高热的人、妇女产后、老年人、婴幼儿消化力减弱者煮粥调养食用。

葡萄大枣汤

原料：葡萄干30克，大枣15颗。

做法：

① 葡萄干用清水稍泡一下，再用清水清洗干净。

② 大枣去核，洗净。

③ 锅置于火上，锅中加入适量水，大火烧开后，放入葡萄干和大枣，转中火继续煮，煮至熟烂即可。

功效解读：本品具有补血、安胎的功效，对因贫血引起的胎动不安有很好的食疗作用，经常食用，可有稳固胎象的作用。

🍲 食材档案

葡萄干性平，味甘、酸，归肺、脾、胃经。葡萄干能和胃健脾，主治热淋涩痛、胎上冲心、水肿，可舒缓神经衰弱和过度疲劳，改善心悸盗汗、干咳少痰、腰酸腿疼、脾虚气弱、面浮肢肿及小便不利等症。

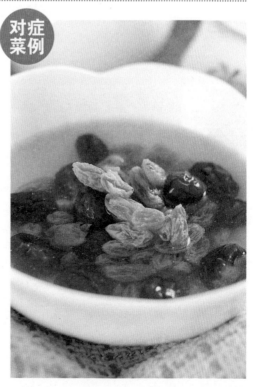

对症菜例

胎动不安患者 忌 吃的食物

胎动不安患者禁食活血类食物，如山楂、甲鱼、蟹爪等，否则易造成出血和流产。也不宜食用咖啡、浓茶等刺激性食物。以下两类食物也不宜食用。

寒凉性滑食物

不宜食用寒凉性滑食物的原因

胎动不安患者应忌食寒凉性滑食物，如苋菜、马齿苋、麦芽等。中医认为，这类食物能够通下焦，伤损肾气，从而使胎元不固。关于这类食物的食用禁忌，古书中早有记载，如苋菜和马齿苋，《本草纲目》中记载苋菜有"滑胎"的作用，而马齿苋也有"利肠滑胎"的作用。关于麦芽，《日华子本草》说它可"下气，消痰，破瘀结，能催生落胎"，故胎动不安患者应忌用。

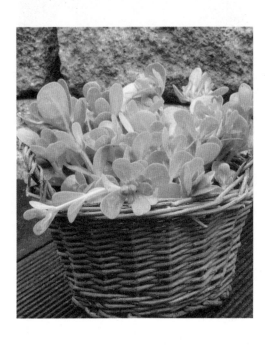

燥热食物

不宜食用燥热食物的原因

如茴香、花椒、胡椒、辣椒、桂圆等。中医认为，这类燥热食物有破血堕胎的作用，因其能助热动火，使血脉旺盛，从而伤损胎元。关于这类食物的食用禁忌，古书中早有记载。如胡椒，《随息居饮食谱》记载："多食动火燥液，耗气伤阴破血堕胎……故孕妇忌之。"关于花椒，《随息居饮食谱》记载"多食动火堕胎"。

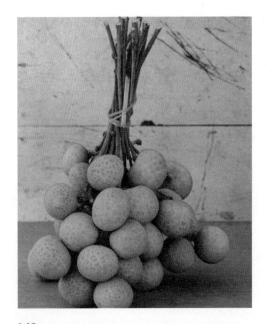

产后缺乳

临床症状

产后缺乳是指哺乳期妇女乳汁分泌量少、满足不了婴儿需要的一种产后病症。乳汁量极少甚至接近没有，乳汁清稀或浓稠，乳房柔软不胀满或硬胀疼痛。全身症状伴有神疲乏力、食欲不振，或胸胁胀痛、心烦易怒。

保健提示

女性在怀孕前，如有乳腺发育不良，应尽早诊断治疗；怀孕期间要注意治疗贫血、清洁乳房；产后应注意调畅情志，保持轻松、愉快的心情，要保证充足的睡眠，注意营养。指导产妇正常哺乳，尽早开始喂奶，可以刺激母乳分泌。按需哺乳，挤出多余的乳汁，可将乳汁分泌时间提前并产生更多的乳汁。坚持夜间哺乳，这样可使母乳分泌增多。

治疗原则

引起产后缺乳的一个重要因素是乳汁瘀积，导致乳房肿胀、疼痛，因此只有促进乳汁分泌，才能从根本上解决此症。其次，产后妇女大多身体较虚弱，气血亏虚也会导致乳汁生化无源，引起缺乳，因此在通乳的同时还应补益气血。

民间秘方

取赤小豆100克、鲫鱼250克、王不留行10克，加水以中火熬至豆烂。分三次吃，有活血通乳的功效，适用于乳汁不行的患者。

宜吃食物

○ **宜**　桂圆、大枣、猪蹄、鲫鱼、虾、老母鸡、牛奶、豆浆、鸡蛋、瘦肉、当归、黄芪、白术、川芎、通草

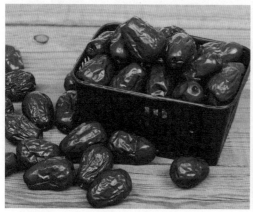
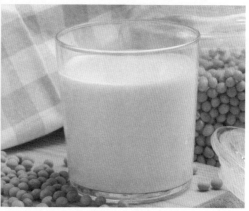

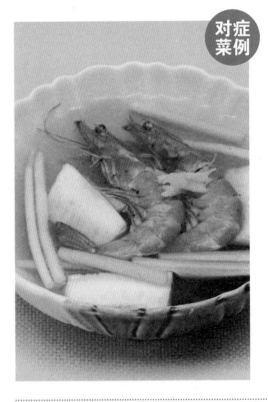

对症菜例

通草丝瓜对虾汤

原料：对虾2只，丝瓜10克，通草6克，油、葱段、盐、蒜末各适量。

做法：

① 将对虾处理干净，用盐腌制。

② 丝瓜去皮，洗净，切成块状；通草洗净。

③ 油烧热，下入葱段、蒜末炒香，再加入对虾、丝瓜、通草，加水煮至熟。

④ 最后加盐调味即可。

功效解读：本品具有通经下乳的功效，适合乳房经络不通、乳汁瘀滞引起的乳汁不行的患者食用。

🍲 食材档案

　　丝瓜性凉，味甘，归肝、胃经，具有清暑凉血、解毒通便、祛风化痰、润肌美容、通经络、行血脉、下乳汁、调理月经不顺等功效，还能用于治疗热病身热烦渴、痰喘咳嗽、肠风痔漏、崩漏带下、血淋、痔疮痈肿、产妇乳汁不下等症。

大枣莲藕猪蹄汤

原料：大枣、当归各20克，莲藕、猪蹄各150克，黑豆、清汤、葱花各适量，盐3克，姜片3克。

做法：

① 将莲藕洗净，切成大块；猪蹄洗净斩块。

② 黑豆、大枣洗净浸泡20分钟备用。

③ 净锅上火倒入清汤，下入姜片、当归，调入盐烧开，下入猪蹄、莲藕、黑豆、大枣煲至熟，撒上葱花即可。

功效解读：此汤具有补血、活血、通乳的作用，对气血不足导致的缺乳有很好的食疗作用。

🍲 食材档案

　　猪蹄性平，味甘、咸，归肾、胃经。猪蹄具有补虚弱、填肾精等作用，多食可改善产后体虚等症。猪蹄还含有丰富的胶原蛋白，具有很好的通乳作用，还能改善皮肤粗糙。

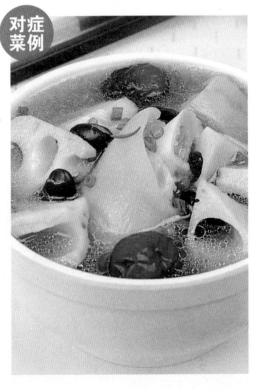

对症菜例

产后缺乳患者 忌 吃的食物

产后缺乳患者禁食辛辣刺激性食物，如芥末、辣椒、花椒、胡椒等。除此之外，也不宜吃以下两类食物。

回乳食物

不宜食用回乳食物的原因

哺乳期妇女应禁食大麦芽、麦芽糖、神曲等具有回乳作用的食物。这类食物和药材具有减少乳汁分泌、回乳的作用，故产后缺乳患者不宜食用。关于麦芽，《医学衷中参西录》记载曰："至妇人乳汁为血所化，因其善于消化，微兼破血之性，故又善回乳。"而现代研究也证明，麦芽有抑制催乳素释放的作用，从而减少乳汁的分泌。

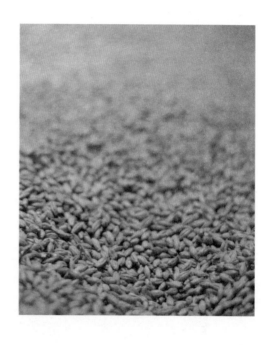

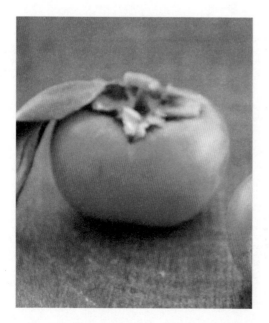

性寒食物

不宜食用性寒食物的原因

如苦瓜、西瓜、香蕉、生黄瓜、柿子等。这类食物均为性寒之品，中医认为，产后乳汁不行的患者食用这类食物，可加重气血的亏损，从而加重乳汁不行的程度。而且，这类性寒的食物还可使血脉凝滞，使乳络不通，从而影响乳汁的分泌。此外，脾胃虚寒的乳汁不行的患者过多食用这种食物，还可导致腹泻、腹痛等，加重患者的不适。

乳腺癌

临床症状

乳房肿块是乳腺癌最常见的表现。肿块质地较硬、边缘不清、按之不痛。乳头有瘙痒、脱屑、糜烂、溃疡、结痂等湿疹样改变。乳房皮肤及轮廓改变，可形成酒窝样、皮肤水肿，而毛囊处凹陷形成陈皮样；当皮肤广泛受侵时，可在表皮形成多数坚硬小结节或小条索，甚至融合成片。炎性乳腺癌会出现乳房明显增大，皮肤充血红肿、局部皮温增高。

保健提示

少食动物脂肪、动物油，建议食用植物油，增加粗纤维的摄入，减少肉食，多食新鲜水果和蔬菜，避免过度肥胖。在生活与工作中避免过度紧张，培养乐观情绪，少生闷气。

治疗原则

乳腺癌是由乳房上皮细胞在多种致癌因子的作用下所致，因此激活体内的T淋巴细胞，可以对抗癌细胞，从而可以有效防治乳腺癌。此外，中医治疗乳腺癌可采用软坚散结、破血化瘀的治疗方法，来软化癌肿硬结。

民间秘方

方一：取忍冬花、夏枯草、蒲公英各15克一同入锅加水煎汁，取汁加白糖搅匀即可饮用。有软坚散结、清热解毒的功效，适用于乳腺癌患者。

方二：取海马、炙山甲各10克，蜈蚣6克一同研为细末，冲入料酒饮用。每日1次，有防癌抗癌的作用，适用于乳腺癌患者。

宜吃食物

○宜

薏米、莴笋、西红柿、黑芝麻、土豆、海带、橄榄、菜花、木耳、胡萝卜、无花果、甲鱼、荔枝核、橘核、莪术、三棱、穿山甲

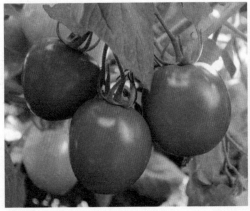
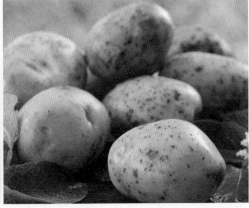

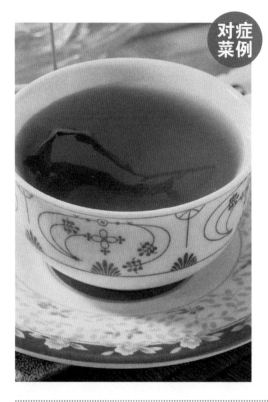

对症菜例

生地绿茶饮

原料：绿茶6克，生地5克。

做法：

❶ 将绿茶、生地用清水洗净。

❷ 将绿茶、生地放入保温杯，先冲入沸水，第一遍水用来冲洗茶叶。约1分钟后，将水倒掉。

❸ 再向保温杯中冲沸水，泡20分钟后即可饮用。

功效解读：本品具有清热解毒、消食化痰、润肠通便、改善微循环的功效，适合便秘、痔疮、癌症及心脑血管疾病患者饮用。

🌺 **食材档案**

传统医学认为，绿茶具有清热解暑、消食化痰、去腻减肥、清心除烦、生津止渴、降火明目、止痢除湿、解毒醒酒等作用。现代医学研究还发现，绿茶中的茶多酚复合体有抗癌作用，有助于防治大肠癌，促进肠道健康，预防便秘和痔疮。

黑芝麻拌莴笋丝

原料：莴笋300克，熟黑芝麻少许，盐、味精、醋、生抽各适量。

做法：

❶ 莴笋去皮，洗净，切丝。

❷ 锅内注水烧沸，放入莴笋丝焯熟后，捞起沥干并装入盘中。

❸ 加入盐、味精、醋、生抽拌匀，撒上熟黑芝麻即可食用。

功效解读：本品中无机盐、维生素含量较丰富，尤其是含有较多的烟酸。莴笋中还含有钾离子，有利于调节体内盐的平衡，适合癌症患者食用。

🌺 **食材档案**

黑芝麻性平，味甘，归肝、肾、肺、脾经，具有润肠、通便、通乳、补肝、益肾、养发、强身体、抗衰老等功效，可用于辅助治疗高脂血症、高血压、身体虚弱、贫血、妇女产后乳汁缺乏、慢性神经炎、习惯性便秘等疾病。

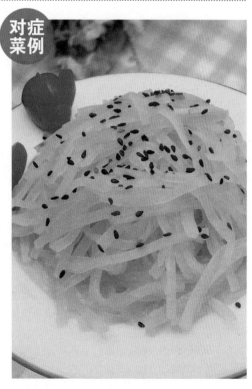

对症菜例

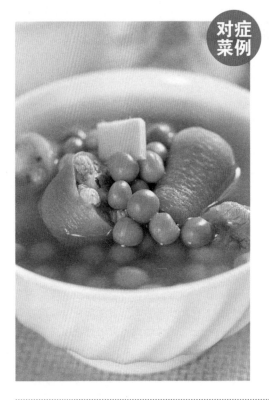

对症菜例

豌豆炖猪尾

原料: 王不留行、木香各10克,猪尾300克,豌豆200克,姜片、盐、味精、鸡精各适量。

做法:

❶ 将猪尾洗净斩段,焯去血水。

❷ 豌豆洗净;王不留行、木香洗净装入纱布袋扎紧。

❸ 猪尾放入锅中,加入豌豆、药袋、姜片炖至熟烂,捞起药袋丢弃,加入盐、鸡精、味精调味即可。

功效解读: 此汤有祛瘀散结、行气止痛的功效,对乳腺癌有很好的食疗作用。

● 药材档案

　　王不留行性平,味苦,归肝、胃经,具有行血通经、催生下乳、消肿敛疮等功效,主治妇女经闭、乳汁不通、难产、痈肿、乳腺癌。如乳汁过少,则需配用补益气血之药。

青皮烧兔肉

原料: 兔肉150克,青皮12克,盐、葱段、蒜末、姜末、酱油、料酒、味精、醋、麻油、油各适量。

做法:

❶ 将兔肉洗净切丁,用盐、葱段、蒜末、姜末、料酒、酱油稍腌制。

❷ 锅中放油,将兔肉炒至肉色发白,再放入青皮、葱段继续翻炒。

❸ 待兔肉丁熟时,加酱油、醋和味精,收干水分,淋上麻油即成。

功效解读: 本品具有理气散结、舒肝解郁、补虚健体的作用,适合乳腺增生、乳腺纤维瘤、乳腺癌等患者食用。

● 食材档案

　　兔肉性寒,味甘,归肝、大肠经,具有健脾补中、凉血解毒的作用,可治疗胃热消渴、反胃吐食、肠热便秘、肠风便血、湿热痹、丹毒等症,适合乳腺癌患者调理身体食用。

对症菜例

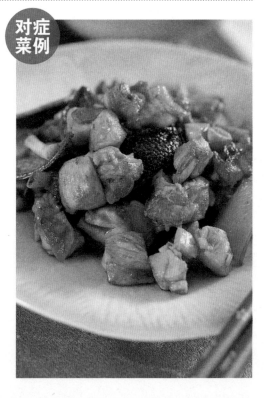

乳腺癌患者 忌 吃的食物

乳腺癌患者应禁食高脂肪和辛辣刺激性食物，如肥肉、辣椒等。这类食物会助长邪毒之气，从而加重病情。以下两类食物也不宜多食。

刺激性食物

不宜食用刺激性食物的原因

咖啡、可乐中含有的咖啡因是一种黄嘌呤生物碱化合物，有兴奋人的中枢神经的作用，多饮会影响睡眠质量，久之还可引起神经衰弱，不利于乳腺癌患者的病情。浓茶中含有的茶碱也具有和咖啡因一样的兴奋中枢神经的作用，乳腺癌患者也不宜饮用。

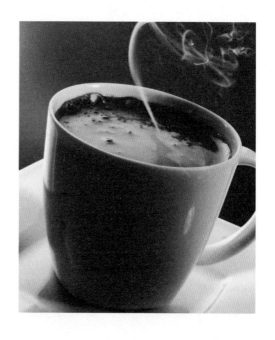

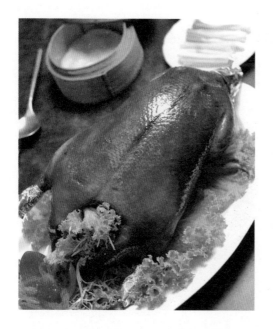

致癌食物

不宜食用致癌食物的原因

乳腺癌患者应禁食油炸、烧烤、烟熏等食物，如油条、烧鸭、臭豆腐、腊肠、酸菜、熏肉、咸鱼等，因为这些食物在油炸、腌渍的过程中产生了大量的致癌物质。如臭豆腐，其特殊臭味主要来源于甲胺、腐胺、色胺等胺类物质以及硫化氢。胺类物质存放时间长了，有可能与亚硝酸盐发生作用，生成一种强致癌物——亚硝胺，从而加剧癌症的发展。

子宫癌

临床症状

70%以上的子宫癌患者会出现不规则阴道出血，尤其是性交接触性出血和绝经后异常出血。患者白带增多，呈白色稀薄、水样、米泔样或呈血性白带，有腥臭味。当癌组织破溃感染时，分泌物可为脓性，伴恶臭。宫颈重度糜烂，部分患者子宫体积增大。晚期患者身体逐渐消瘦、虚弱，有贫血、发热以及下腹、背部及腿部疼痛症状。

保健提示

子宫癌发病率越来越高，所以女性最好每年进行一次常规体检，有助于子宫癌的早期发现、早期治疗，以达到良好的效果。一旦出现阴道不规则出血、白带异常等现象或者发现阴道炎、宫颈糜烂等时，一定要及时进行检查和治疗。

治疗原则

子宫癌患者不仅要承受心理上的压力，还要时刻忍受癌症带来的疼痛，这都是由子宫癌细胞的存在所造成的。因此，如果能够阻断癌细胞的营养，便可以有效地杀死癌细胞，也就能防治子宫癌。此外，子宫癌的主要症状是不规则阴道流血，治疗宜消炎止血、清热解毒。

民间秘方

方一：取无花果20克、大米100克一起入锅，加水煮粥食用。每日1次，每次吃粥100克，有软坚散结、清热消肿的功效。

方二：取牡丹皮、桂枝、茯苓、桃仁、赤芍各15克一起放入瓦锅内，加水煎汁饮用。每次饮150毫升，每日3次，有抗癌消肿、祛瘀血的功效。

宜吃食物

〇宜　无花果、猕猴桃、薏米、香菇、黄花菜、苹果、橘子、橄榄、马蹄、槐花、莲藕、丝瓜、马齿苋、丹参、金银花、土茯苓

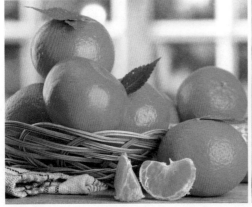
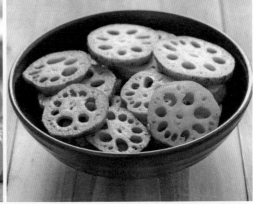

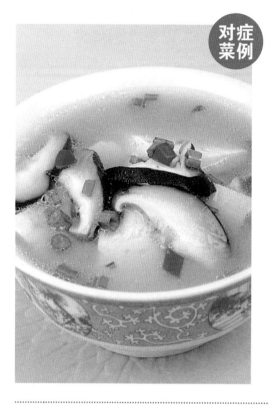

香菇豆腐汤

原料：鲜香菇100克，豆腐90克，水发竹笋20克，三棱10克，清汤适量，盐5克，葱花、红椒粒各3克。

做法：

❶ 将鲜香菇洗净，切片；豆腐洗净，切片；水发竹笋切片，备用；三棱洗净，备用。

❷ 净锅上火倒入清汤，调入盐，下入香菇、豆腐、水发竹笋、三棱煲至熟。

❸ 最后撒入葱花、红椒粒即可。

功效解读：本品有清热利湿、消肿抗癌的功效，对子宫癌有一定的食疗效果。

🍲 食材档案

香菇性平，味甘，归脾、胃经，具有化痰理气、益胃和中、透疹解毒之功效，对肝病、食欲不振、身体虚弱、小便失禁、大便秘结、形体肥胖、癌症等病症有食疗功效。

无花果饮

原料：无花果30克，僵蚕15克，重楼12克，白砂糖适量。

做法：

❶ 将无花果、僵蚕、重楼分别洗净。

❷ 净锅上火，加入适量水，放入所有药材后大火烧沸，然后改小火煎煮25分钟。过滤出药汁，药渣留在砂锅内。

❸ 砂锅内加水，按照第一次的方法再次煎药，将两次药汁兑在一起，加入白砂糖搅匀即可。

功效解读：本品有清热解毒、散结消肿的功效，适用于子宫癌、乳腺癌患者。

🍲 药材档案

重楼性微寒，味苦，归肝经，具有清热解毒、消肿止痛、凉肝定惊的作用，可治疗疮痈肿、咽喉肿痛、毒蛇咬伤、跌仆伤痛、惊风抽搐等症。

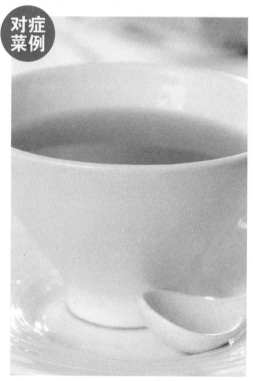

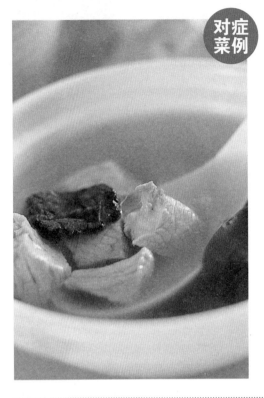

木耳藕节炖猪肉

原料： 木耳、藕节各15克，猪瘦肉100克，冰糖15克。

做法：

❶ 木耳洗净，泡发；藕节洗净，切成大块。

❷ 猪瘦肉洗净，切成丁。

❸ 将猪瘦肉丁、木耳、藕块放入砂锅中，加适量清水。开火，先大火烧开，再转小火炖至肉熟，加冰糖调味即可。

功效解读： 本品具有凉血止血、防癌抗癌的功效，适合子宫癌患者及带下出血、有恶臭，伴烦热口渴、大便干结、舌红苔少等症患者食用。

🍲 **食材档案**

　　木耳性平，味甘，归肺、胃、大肠经，具有凉血止血、润肺益胃、通利肠道的功效，主治阴虚内热引起的吐血、便血或血痢、痔疮出血、肺燥咳嗽、胃阴不足、咽干口燥等症。

大蒜芦笋煲鱼头

原料： 生鱼头200克，芦笋150克，大蒜30克，花生油、盐、鸡精、酱油、香菜末、枸杞、清汤各适量。

做法：

❶ 将生鱼头洗净，一分为二；芦笋洗净，切小块；大蒜洗净，去两头，切好，备用。

❷ 炒锅上火倒入花生油，下入蒜煸香，倒入清汤，下入生鱼头、芦笋煲至熟，调入盐、鸡精、酱油。

❸ 最后撒入香菜、枸杞即可。

功效解读： 本品具有清热解毒、消炎抗癌的作用，适合子宫癌患者食用。

🍲 **食材档案**

　　芦笋性凉，味甘、苦，有暖胃、宽肠、润肺、利尿等功效。芦笋中的天门冬酰胺能够抑制癌细胞生长，对淋巴癌、乳腺癌、子宫癌、肺癌均有较好的调理作用。

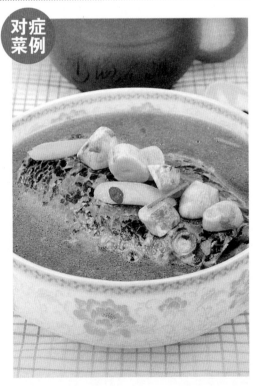

子宫癌患者 忌 吃的食物

子宫癌患者禁食含咖啡因、茶碱的食物，如咖啡、可乐、浓茶等。这类食物不利于病情的恢复。以下两类食物也不宜多食。

致癌食物

不宜食用致癌食物的原因

子宫癌患者禁食肥腻、油煎、霉变、腌渍的食物，如肥肉、油条、炸薯条、腌肉、酸菜等。特别是腌肉在制作过程中产生了大量的致癌物质亚硝酸盐，子宫癌患者食用后会促使癌症发展，加重病情。且肥肉、油条、炸薯条、腌肉等食物均含大量油脂，是典型的油腻之品，可助长子宫癌患者的湿热之毒。

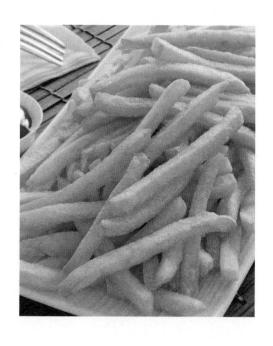

性温热食物

不宜食用性温热食物的原因

如羊肉、狗肉、辣椒、韭菜、花椒等。这些食物均是性温热之品，食用后可助热上火，加重子宫癌患者的湿热瘀毒积滞，从而加重其病情。关于羊肉的食用禁忌，《金匮要略》中记载曰："有宿热者不可食之。"关于狗肉的食用禁忌，《本草经疏》中早有记载："发热动火，生痰发渴，凡患者阴虚内热，多痰多火者慎勿食之。"故子宫癌患者应慎食这类食物。

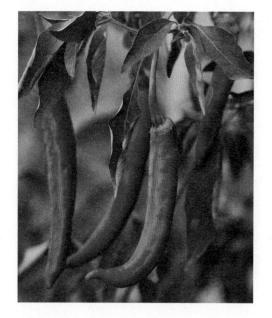

更年期综合征

临床症状

精神方面，情绪复杂多变，易紧张激动、心情烦躁、易动怒、敏感多疑、倦怠嗜睡、记忆力减退、精神不集中等。生理方面，月经紊乱，或月经量减少甚至绝经，阴毛及腋毛脱落，阴道干涩，分泌物减少，性欲减退等。患者伴有手足心热、盗汗、腰膝酸软、心悸失眠、神疲乏力等症。

保健提示

保持愉快、豁达、乐观的情绪。饮食宜多样化，多吃新鲜蔬菜、水果，摄入足量蛋白质，多吃豆制品、牛奶、瘦肉、鸡蛋、鱼类等，并可以多食用一些有滋补肾精及镇静安神作用的食物，少吃脂肪类食物。很多女性进入更年期后有缺钙症状，因此还要多吃具有补钙作用的食物。

治疗原则

更年期是女性进入老年期的过渡阶段，这一阶段，女性卵巢功能衰退，雌激素下降，性欲低下，月经紊乱或闭经，开始出现一系列功能失调症状。所以，适量补充雌激素，可有效缓解绝经期诸多不适症状。中医认为，妇女绝经期"肾气衰、天癸竭"，因此滋补肝肾可有效缓解更年期综合征的症状，同时还应健脾、益气、补血。

民间秘方

方一：取灵芝9克、蜜枣8颗一起放入锅中，加水煎汁。每日早、晚各1杯，有宁心安神、养血补虚的功效，适合更年期妇女饮用。

方二：取地骨皮10克、当归10克、五味子6克一起入锅加水煎汁饮用，有凉血补血、敛阴止汗的功效。

宜吃食物

〇**宜** 豆类、坚果类、黑米、桑葚、鸡蛋、牛奶、小麦、山药、女贞子、枸杞、补骨脂、山茱萸、熟地、黄精、杜仲、当归、生地

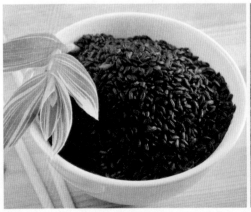
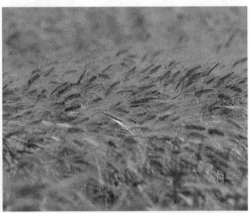

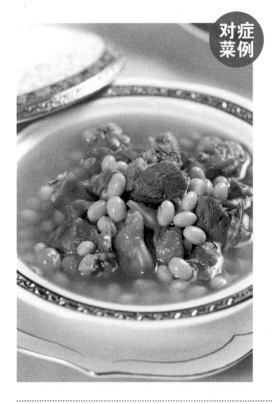

对症菜例

鸭子炖黄豆

原料： 鸭半只，黄豆200克，夜交藤10克，姜片5克，上汤750毫升，盐、味精各适量。

做法：

❶ 将鸭处理干净，斩块；黄豆、夜交藤均洗净，黄豆提前泡好备用。

❷ 将鸭块入锅氽水后捞出。

❸ 上汤倒入锅中，放入鸭块、黄豆、夜交藤、姜片，炖上1小时后加盐、味精调味即可。

功效解读： 本品有调理情绪、养心安神的作用，有助于改善绝经期妇女失眠、心悸、月经紊乱的症状。

🍲 **食材档案**

　　黄豆性平，味甘，归脾、大肠经，有宽中下气、润燥、补血、消水肿的功效，主治大便不畅；还能降低胆固醇，缓和更年期综合征，对于癌症的防治也有一定的功效。

麦枣桂圆汤

原料： 小麦25克，葵花子20克，大枣10颗，桂圆肉10克，冰糖适量。

做法：

❶ 先将大枣用清水洗干净，再用温水稍浸泡。

❷ 小麦、葵花子、桂圆肉分别洗净。

❸ 小麦、大枣、桂圆肉、葵花子、冰糖同入锅中，加适量清水，大火烧开后，转小火煮20分钟即可。

功效解读： 本品具有健脾养胃、养血安神的功效，可缓解妇女更年期食欲不振、烦躁易怒、心烦失眠等症状。

🍲 **食材档案**

　　小麦性凉，味甘，归心、脾、肾经，具有养心、益肾、除热、止汗的作用，可治疗脏躁、烦热、消渴、泄利、痈肿等症，对更年期综合征伴五心烦热症状的患者有调理作用。

对症菜例

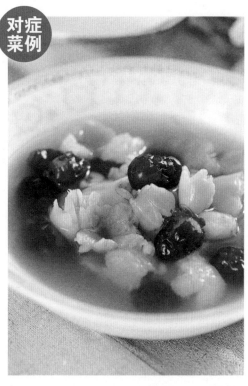

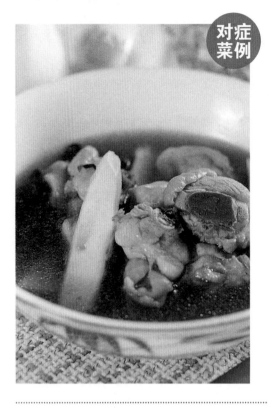

对症菜例

山药黄精炖鸡

原料：黄精30克，山药100克，鸡肉1000克，盐4克。

做法：

❶ 将鸡肉洗净，切块，放沸水中焯一下；黄精洗净；山药去皮洗净、切片。

❷ 把鸡肉、黄精、山药一起放入炖盅，锅中加适量清水。

❸ 将炖盅放入锅中，隔水炖熟，下入盐调味即可。

功效解读：本品具有滋补肝肾、健脾补虚的功效，可改善绝经期妇女腰膝酸软、潮热盗汗等症。

🍂 药材档案

　　黄精性平，味甘，归脾、肺、肾经，具有补气养阴、健脾、润肺、益肾的功效，可用于治疗虚损寒热、脾胃虚弱、体倦乏力、口干食少、精血不足、内热消渴以及病后体虚食少、筋骨软弱、风湿疼痛等症。

六味地黄鸡汤

对症菜例

原料：鸡腿150克，熟地25克，茱萸果5克，山药10克，牡丹皮10克，茯苓10克，泽泻5克，大枣8颗，盐3克。

做法：

❶ 鸡腿剁块，放入沸水中汆烫、捞起、冲净。

❷ 将鸡腿、盐和所有药材一道放入炖锅，加6碗水以大火煮开。

❸ 转小火慢炖30分钟即成。

功效解读：此汤具有滋阴补肾的作用，对肾阴亏虚引起的卵巢早衰、雌激素分泌减少，月经不调，闭经均有很好的疗效，适合更年期妇女食用。

🍂 药材档案

　　牡丹皮性凉，味辛、苦，归心、肝、肾经，具有清热、凉血、和血、消瘀等作用，可治发斑、惊痫、吐血、衄血、便血、骨蒸劳热、经闭、症瘕、痈疮等症。

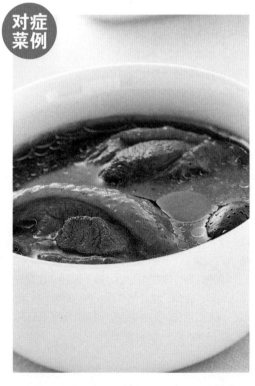

更年期综合征患者 忌 吃的食物

更年期综合征患者禁吃燥热伤阴类食物，如羊肉、爆米花等，会导致阴虚火旺，加剧更年期的不适。以下两类食物也不宜多食。

高热量食物

不宜食用高热量食物的原因

更年期综合征妇女忌食高脂肪、高热量的食物，如肥肉、猪油、黄油等。因为这些食物的热量和脂肪含量均很高，如100克肥肉的热量为3376千焦，脂肪含量为88.6克；100克猪油的热量为3460千焦，脂肪含量为88.7克；100克黄油的热量为3715千焦大卡，脂肪含量为98.0克。由于更年期妇女基础代谢降低，对热量的需求偏少，过多的热量和脂肪的摄入容易引起肥胖。

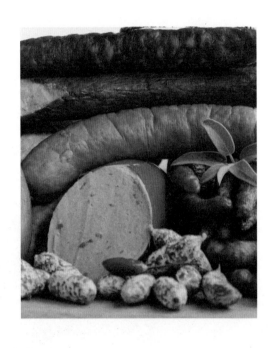

刺激性食物

不宜食用刺激性食物的原因

如辣椒、胡椒、蒜、葱、芥末、白酒等。这些食物均具有强烈的刺激性，会刺激交感神经，加重其敏感、烦躁等症状，而且这些食物均属于性温热之品，阴虚火旺的更年期综合征者不宜食用。另外，咖啡中的咖啡因和浓茶中的茶碱会妨碍机体对钙质的吸收，使原本就相对缺钙的更年期综合征妇女更容易发生骨质疏松，因此也不宜饮用咖啡和浓茶。

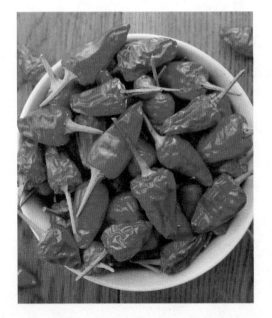

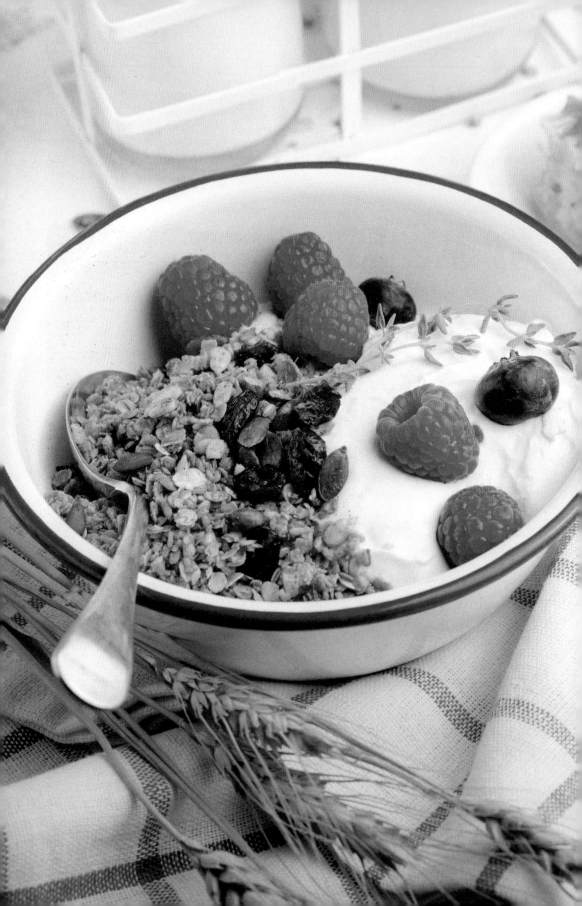

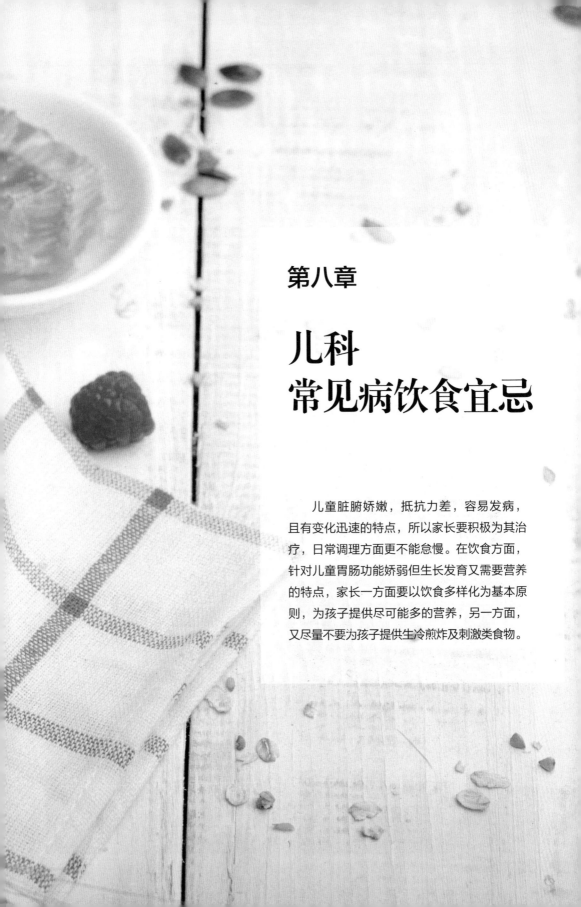

第八章

儿科
常见病饮食宜忌

儿童脏腑娇嫩，抵抗力差，容易发病，且有变化迅速的特点，所以家长要积极为其治疗，日常调理方面更不能怠慢。在饮食方面，针对儿童胃肠功能娇弱但生长发育又需要营养的特点，家长一方面要以饮食多样化为基本原则，为孩子提供尽可能多的营养，另一方面，又尽量不要为孩子提供生冷煎炸及刺激类食物。

百日咳

临床症状

最初有咳嗽、流涕、打喷嚏、低热约3天，以后咳嗽日渐加重，常日轻夜重。7～10天后转入痉咳期，表现为阵发性痉挛性咳嗽，发作日益加剧，每次阵咳可达数分钟，咳后伴鸡鸣样长吸气性吼声，患儿痉咳时常面红唇紫、舌向外伸、表情焦急、颈静脉怒张、躯体弯曲。

保健提示

患儿居室内的空气要新鲜，常开窗通风，但又要防止受凉，避免烟尘、异味刺激诱发痉咳。患儿要注意休息，保证充足睡眠。饮食要营养且易消化，避免煎炸、辛辣、酸咸等刺激性、油腻厚味食物。宜少食多餐，防止剧咳时呕吐。幼小患儿要注意防止呕吐物呛入气管，引起窒息。

治疗原则

百日咳最主要的症状就是咳嗽，而且是长期不间断的咳嗽，因此治疗百日咳的首要任务就是止咳。中医认为，久咳伤肺，容易导致肺气亏虚、肺阴亏虚。因此，养肺阴、补肺气也是治疗此病的关键。

民间秘方

方一：取川贝6克研成粉状，与杏仁一同放入瓦锅内，加水以大火烧沸，转小火续煮25分钟，停火，滤渣取汁，加入冰糖末15克即可饮用。每日1次，有清肺热、止咳嗽的功效，适用于百日咳患儿。

方二：取五味子、麦冬各10克，人参6克一起加水煎汁饮用。每日1次，有滋阴补气的作用，适合百日咳患者饮用。

宜吃食物

○ 宜　杏仁、萝卜、蜂蜜、梨、大米、猪肺、白果、川贝、桔梗、半夏、黄芩、鱼腥草、五味子、沙参、玉竹、麦冬、冬虫夏草

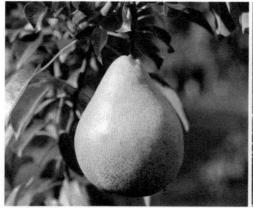
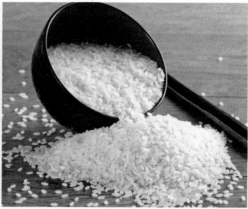

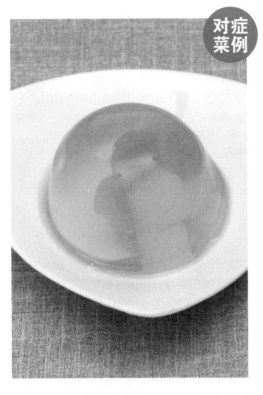

对症菜例

桑白葡萄果冻

原料：椰果60克，葡萄200克，鱼腥草、桑白皮各10克，果冻粉20克。

做法：

❶ 鱼腥草、桑白皮均洗净，放入锅中，加水煎取药汁备用。

❷ 葡萄洗净，对切，取出籽，与椰果一起放入模型中。

❸ 药汁、果冻粉放入锅中，以小火加热，同时搅拌，煮沸后关火。倒入盛有椰果、葡萄的模型中，待凉后移入冰箱中冷藏、凝固，即可食用。

功效解读：本品具有清热化痰、滋阴润肺的作用，适合咳嗽、咳吐黄痰的患者食用。

🌿 药材档案

传统医学认为，鱼腥草具有清热解毒的作用。现代医学也认为，鱼腥草有抗菌、抗病毒的作用，可用于治疗上呼吸道感染、流感等症。

霸王花猪肺汤

原料：霸王花20克，猪肺750克，瘦肉300克，南杏仁、北杏仁各10克，盐3克，姜2片，油适量。

做法：

❶ 将霸王花浸泡10分钟，洗净；猪肺洗净，切片；瘦肉洗净，切块。

❷ 烧热油锅，放入姜片，将猪肺爆炒5分钟左右盛出备用。

❸ 另起锅，将清水煮沸后加入所有原材料，小火煲3小时，加盐调味即可。

功效解读：本品具有宣肺散寒、化痰平喘的功效，尤其适合咳嗽、痰多的患者食用。

🌿 食材档案

猪肺具有补肺止咳的作用，一般人群皆可食用猪肺，尤适宜肺虚久咳、肺结核、肺痿咯血者食用。但便秘、痔疮者不宜多食。

对症菜例

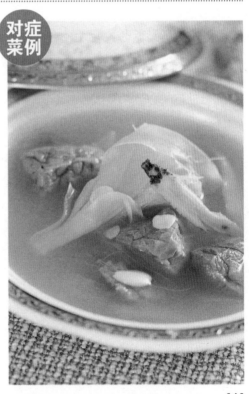

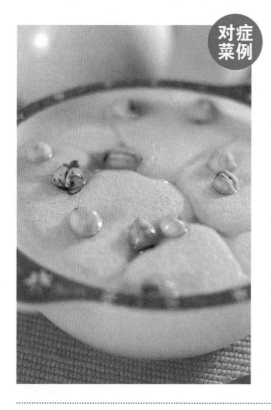

对症菜例

川贝蒸鸡蛋

原料：川贝6克，鸡蛋2个，盐少许。

做法：

❶ 川贝用清水洗干净，捞出后沥干，备用。

❷ 鸡蛋打入碗中，加入少许盐，顺着一个方向打散，然后用力搅拌5分钟，以搅拌均匀为宜。

❸ 将洗净的川贝放入鸡蛋液中，将装有川贝和鸡蛋的碗放入蒸锅蒸6分钟即可食用。

功效解读：本品具有清热化痰、滋阴养肺的功效，适合肺虚咳嗽的患者食用。

🍀 药材档案

川贝有润肺止咳、化痰平喘的作用，多用于肺虚、久咳、虚劳咳嗽、燥热咳嗽、干咳少痰、热证咳嗽等症。川贝还有杀菌作用，对于百日咳杆菌引起的急性呼吸道传染病有较好的疗效。

鹌鹑五味子陈皮粥

原料：鹌鹑3只，茴香3克，大米80克，肉桂15克，五味子、陈皮各10克，姜末、味精、盐、葱花各适量。

做法：

❶ 鹌鹑洗净切块，入沸水氽烫；大米淘净；茴香、肉桂、五味子、陈皮煎汁备用。

❷ 锅中放入鹌鹑、大米、姜末、药汁，加沸水，熬煮成粥，加盐、味精调味，撒入葱花即可。

功效解读：本粥具有健脾益气、补肺纳喘的作用，对小儿百日咳后期有较好的食疗作用。

🍀 药材档案

五味子性温，味酸，无毒，归肺、心、肾经，具有收敛固涩、益气生津、补肾宁心等功效，主治咳逆上气、劳伤赢瘦等症，可止呕逆、补虚劳、消水肿、补不足、下气、令人体悦泽。

对症菜例

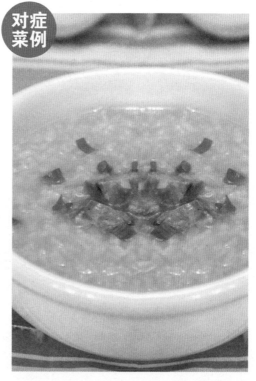

百日咳患者 忌 吃的食物

百日咳患儿禁吃海鲜发物，如螃蟹、虾、带鱼等，这类食物可诱发咳嗽，加重病情。以下两类食物也不宜食用。

辛辣刺激性食物

不宜食用辛辣刺激性食物的原因

百日咳患儿禁食辛辣刺激性食物，如胡椒、花椒、辣椒、洋葱、蒜等。这些食物均具有强烈的刺激性，可刺激咳嗽中枢，引起痉挛性咳嗽，从而加重百日咳患儿的病情。关于这些食物的食用禁忌，古书中早有记载。如胡椒，《本草经疏》中指出："胡椒，其味辛，气大温。血有热，阴虚发热，咳嗽等症，切勿轻饵，误服之，能令诸病即时作剧，慎之慎之。"

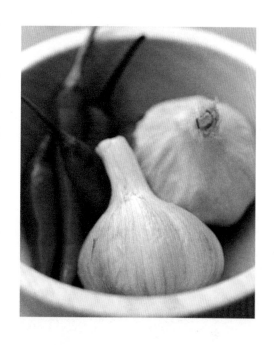

油腻食物

不宜食用油腻食物的原因

如油条、油饼、肥肉、奶油、猪油等。这类食物含有大量的油脂，小儿食用过多这类油腻食物，会引起消化功能失调，使脾胃功能受损，从而导致脾虚生痰，使痰量增加，从而加重百日咳患儿的病情。另外，也不宜多吃高糖食物，如糖果、巧克力等甜腻食物。高糖食物容易助湿生痰，使痰量增多，从而加剧咳嗽、咯痰的症状。

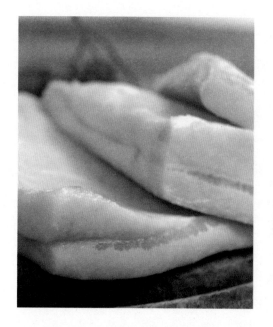

小儿厌食症

临床症状

病症较轻的患儿，主要表现为食欲减退，不思饮食，饭量显著减少，但身体的其他状况尚好。重症患儿除厌食外，还伴有腹部胀满、腹泻、呕吐等症，严重的厌食者会出现营养不良、生长发育迟缓等症。

保健提示

不良的饮食习惯是造成小儿厌食的重要因素，如过多地吃零食打乱了消化活动的正常规律，会使小儿没有食欲。所以，矫治厌食不可单纯依赖药物，必须纠正不良的饮食习惯。饮食结构不合理是造成小儿厌食的另一个重要原因，所以家长在为小儿烹饪的时候，食物不要过于精细，鼓励患儿多吃蔬菜及粗粮。对患儿喜爱的某些简单食物，应以之诱导其开胃。

治疗原则

小儿缺锌后，味觉敏感度会明显下降，所以治疗此病当从补锌、提高味觉敏感度着手。其次，小儿营养性缺铁性贫血也会导致小儿厌食，因此补充铁元素，也可以防治贫血引起的食欲不振、厌食，也是治疗此病的另一个重要方面。

民间秘方

方一：取砂仁、神曲、茴香各6克，千年健12克，白术10克，丁香2克放入锅内加水煎汁两次，将两次所得药液合并，加入30克白糖搅拌均匀可饮，有健脾和胃的功效。

方二：取鸡内金、砂仁各6克，与鲫鱼100克一同煮汤食用。每日1次，有健脾胃、补气血的功效，适合小儿厌食症患者食用。

宜吃食物

○ **宜** 山药、莲子、花生、芝麻、虾、海带、紫菜、芹菜、苹果、猪血、红豆、豌豆、大枣、菠菜、苋菜、香蕉

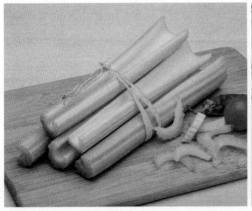
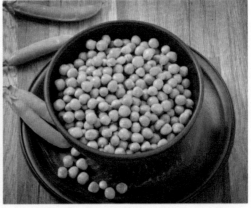

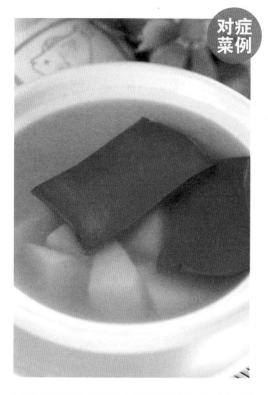

对症菜例

山药炖猪血

原料：猪血100克，鲜山药、油、盐、味精各适量。

做法：

❶ 鲜山药去皮，洗净，切块。

❷ 猪血洗净，切片。锅置于火上，加适量清水烧沸，放入猪血汆水后捞出。

❸ 另起锅，加入油烧热，将猪血与山药一同放入稍炒数下，加适量水烧开，改用小火炖15～30分钟，加入盐、味精调味即可。

功效解读：本品具有健脾补血的功效，对小儿营养不良、疳积、厌食等症有较好的调理作用。

🍲 食材档案

猪血性平，味咸，归心、肝经，具有补血养心、息风镇惊、下气、止血的作用，可用于治疗头风眩晕、癫痫惊风、中满腹胀等症，对小儿腹胀、不思饮食有疗效。

罗宋汤

原料：五味子10克，黄芪10克，牛腩100克，洋葱200克，胡萝卜100克，土豆200克，西红柿250克，盐3克。

做法：

❶ 五味子、黄芪洗净，放入纱布袋中包起备用。

❷ 牛腩切小块，用热水汆烫后备用；洋葱、胡萝卜、土豆分别洗净后切块；西红柿洗净切块备用。

❸ 所有材料一起放入锅中，加水2000毫升，大火煮滚后转小火煮至熟透，去药包调盐即可。

功效解读：本品具有益气健脾、促进食欲、润肠通便的作用。

🍲 食材档案

西红柿性凉，味甘、酸，归肺、肝、胃经，具有止血、降压、利尿、健胃消食、凉血平肝的功效，常食有助于促进食欲，还能辅助治疗癌症。

对症菜例

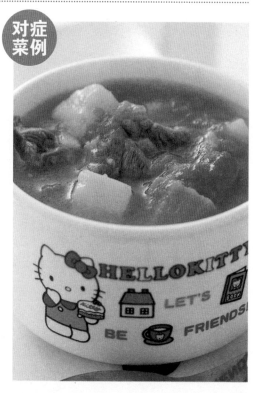

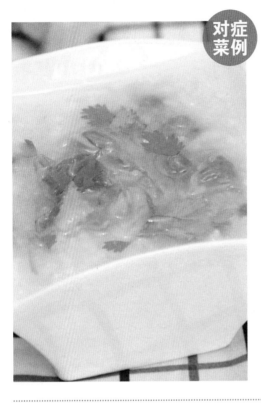

对症菜例

羊肉草果豌豆粥

原料：羊肉100克，草果15克，豌豆50克，大米80克，盐、味精、香菜各适量。

做法：

❶ 草果、豌豆洗净；羊肉洗净，切片；大米淘净，泡好。

❷ 大米放入锅中，加适量清水，大火煮开，下入羊肉、草果、豌豆，改中火熬煮。

❸ 用小火将粥熬出香味，加盐、味精调味，撒上香菜即可。

功效解读：本粥有温脾胃、止呕吐的作用，可用于脾胃虚寒型厌食症。

🍄 药材档案

　　草果性温，味辛，归脾、胃经，具有燥湿温中、除痰截疟的作用，可用于治疗寒湿内阻、脘腹胀痛、痞满呕吐、疟疾寒热等症，对治疗小儿厌食症效果显著。

党参生鱼汤

原料：党参20克，陈皮10克，生鱼1条，胡萝卜50克，油、葱、盐各适量。

做法：

❶ 党参切段；胡萝卜洗净切块；陈皮洗净。

❷ 生鱼处理干净后切段。油锅置于火上烧至八成热，下入生鱼，小火煎至两面金黄。

❸ 另起油锅烧热，烧至六成热时，下入葱爆香，再下入党参、陈皮、生鱼、胡萝卜，烧开，调入盐即可食用。

功效解读：此汤有消食开胃、滋阴补气的作用。

🍄 药材档案

　　陈皮有健脾胃的作用，常用于治疗脾胃气滞之脘腹胀满或疼痛、消化不良等症，对小儿厌食症疗效显著。

对症菜例

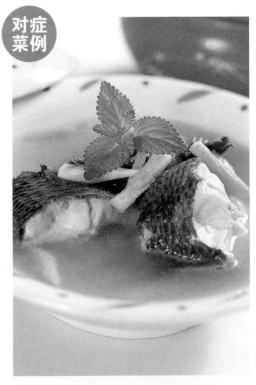

小儿厌食症患者 忌 吃的食物

厌食症患儿忌食过于滋补的中药，如人参、熟地、龟板等，否则容易损伤脾胃，加重厌食症。以下两类食物也不宜食用。

难消化食物

不宜食用难消化食物的原因

厌食症患儿忌食高糖、高蛋白及不易消化的食物，如冰激凌、奶油、糖果、黄豆、碳酸饮料等。这些食物中的糖、蛋白质含量很高，如100克冰激凌含糖17.3克，100克奶油含糖67.1克，100克什锦糖果含糖98.9克，100克黄豆含蛋白质36.49克，100毫升可乐含糖10.58克。过多的糖分和蛋白质的摄入，会导致小儿消化不良和腹胀，从而引发厌食。

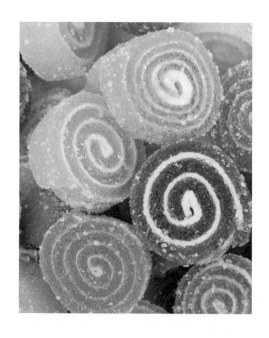

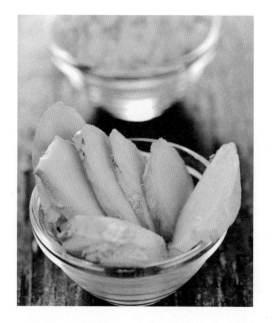

刺激性食物

不宜食用刺激性食物的原因

如辣椒、花椒、生姜、胡椒、茴香等。这些食物均有强烈的刺激性，小儿脾胃功能的发育不够完善，容易对这些刺激性食物产生较强烈的反应，引发胃部的不适，从而导致厌食的出现。而且这些食物均是性温热之品，食用后可使胃肠中积聚燥热，并且耗损大肠津液，使大便干燥积滞，从而导致便秘，便秘的发生可加重小儿厌食症的程度。

小儿疳积

临床症状

小儿面黄肌瘦、烦躁爱哭、睡眠不安、食欲不振或呕吐酸馊乳食、腹部胀实或时有疼痛、小便短黄或如米泔、大便酸臭或溏薄或兼发低热，此为乳食积滞的实证。患儿身体逐渐消瘦，甚至骨瘦如柴，腹部坚硬胀大，水肿，生长发育迟缓，头发枯槁萎黄，还伴有各个器官功能低下等。

保健提示

预防小儿疳积应从小儿出生时开始着手，婴儿时期用母乳喂养，孩子断奶后，应当及时增添辅食。但是，要注意循序渐进，掌握"从少到多，从软到硬，从细到粗"的原则。1~3岁时，建议每天的食品要多样，选择细、软、烂的食物。必须纠正小儿不良的饮食习惯，如偏食、挑食等。

治疗原则

小儿疳积的一个主要原因是脾胃的消化功能出现了障碍，因此强化小儿的消化功能可有效缓解疳积症状。小儿疳积患者的脾胃较薄弱，治疗此病应兼顾脾胃，宜以健脾益胃、益气补虚为主。

民间秘方

方一：取胡黄连、广木香、焦甘草各2克，六曲、焦白术、炒扁豆各9克，青皮、陈皮各4克，佛手3克一并入锅，加水煎汁两次，合并煎液。每日1次，有健脾和胃的功效，适合小儿疳积患者。

方二：取茯苓、山药、芡实、莲子各等量制成粉，加糯米粉及砂糖制成糕食用，有健胃消食的功效，适合小儿疳积患者食用。

宜吃食物

○ **宜** 山楂、大米、小麦、莲子、鲫鱼、胡萝卜、香菇、山药、奶类、陈皮、麦芽、黄芪、茯苓、白术

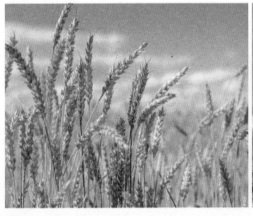
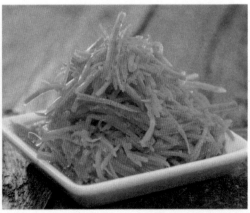

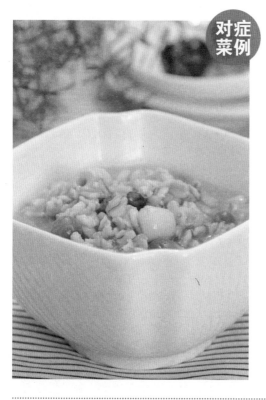

对症菜例

牛奶山药麦片粥

原料：牛奶100毫升，豌豆30克，麦片50克，莲子20克，山药适量，白糖3克，葱5克。

做法：

1 豌豆、莲子、山药均洗净，山药切丁；葱洗净，切成葱花。

2 锅中放适量水，放入麦片煮开。

3 加入豌豆、莲子、山药同煮至浓稠状，再倒入牛奶煮5分钟后，撒上葱花，调入白糖拌匀即可。

功效解读：此粥含有多种营养素，可补充体质，并且还有促进睡眠的作用，可用于小儿疳积、营养不良等症。

🍲 食材档案

豌豆性平，味甘，归脾、胃、大肠经，有和中下气、利小便、解疮毒的作用，可治疗小儿疳积、食欲不振、脚气、痈肿等症。

党参佛手猪心汤

原料：猪心200克，党参段8克，豆芽50克，佛手10克，枸杞、清汤、盐、姜末各适量。

做法：

1 将猪心洗净，汆水，切片备用。

2 党参、佛手、枸杞均洗净；豆芽洗净，备用。

3 汤锅上火，倒入清汤，调入盐、姜末，下入猪心、党参、佛手、枸杞、豆芽煮至熟即可。

功效解读：本品具有益气健脾、行气消积的功效，可用于小儿疳积、腹胀食积、食欲不振等症。

🍲 药材档案

佛手可疏肝理气、和胃止痛，常用于治疗肝胃气滞、胸胁胀痛、胃脘痞满引起的食欲不振、消化不良，对一切食积不化有不错的调理作用，常食有助于健脾开胃。

对症菜例

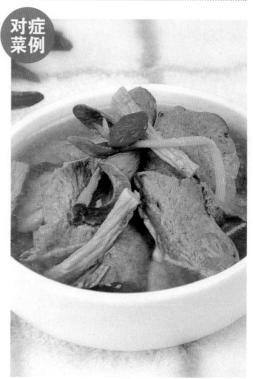

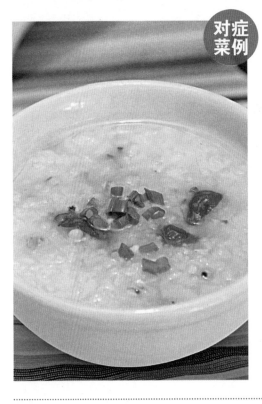

对症菜例

佛手薏米粥

原料：大枣、薏米各20克，佛手15克，大米70克，白糖3克，葱5克。

做法：

❶ 大米、薏米均泡发，洗净；大枣洗净，去核，切成小块；葱洗净，切成葱花；佛手洗净，切小块，备用。

❷ 锅置火上，倒入清水，放入大米、薏米、佛手，以大火煮开。

❸ 加入大枣，转小火煮至浓稠状，撒上葱花，调入白糖拌匀即可。

功效解读：此粥能促进新陈代谢、减少肠胃负担，可缓解小儿疳积的症状。

🌿 药材档案

佛手既具有较高的观赏价值，又具有珍贵的药用价值，李时珍曾在《本草纲目》中说它"治下气，除心头痰水；煮酒饮，治痰多咳嗽；煮汤，治心下气痛"。临床常用来治疗食欲不振、脾胃不佳等症。

姜橘鲫鱼汤

对症菜例

原料：生姜片30克，鲫鱼250克，陈皮10克，胡椒粉3克，盐适量。

做法：

❶ 将鲫鱼宰杀，去鳞、去内脏，用清水洗净；陈皮洗净备用。

❷ 锅中加适量水，放入洗净的鲫鱼，大火烧开后，转小火煨熟。

❸ 加生姜片、陈皮，稍煨一会儿，再加胡椒粉、盐调味即可。

功效解读：此汤具有健脾化湿、开胃消食的作用，适用于小儿偏食、食欲不振等症。

🌿 食材档案

现代医学发现，姜能刺激胃黏膜，引起中枢及交感神经的反射性兴奋，有助于促进血液循环，刺激胃肠蠕动，从而达到健脾胃的作用；还能增强胃液的分泌，促进消化。

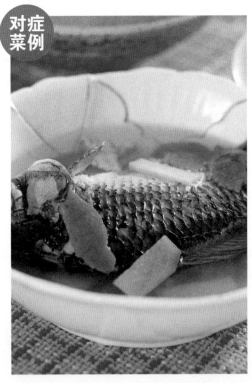

小儿疳积患者 忌 吃的食物

小儿疳积患者不宜食用生冷、性寒食物，如冰激凌、螃蟹。这类食物会加重胃肠道消化负担，加重病情。以下两类食物也不宜食用。

油腻肥厚食物

不宜食用油腻肥厚食物的原因

油腻肥厚的食物如猪肥肉、鹅肉、猪油、奶油、黄油等。这些食物中的脂肪含量很高，如 100 克猪肥肉中含有脂肪 88.6 克，100 克鹅肉中含有脂肪 33.62 克，100 克猪油中含脂肪 88.7 克，100 克奶油中含脂肪 97 克，100 克黄油中含脂肪 98 克。脂肪不容易消化，且易导致消化功能紊乱，并且这些食物还可助长脾胃之湿邪，从而加重小儿疳积患者的病情。

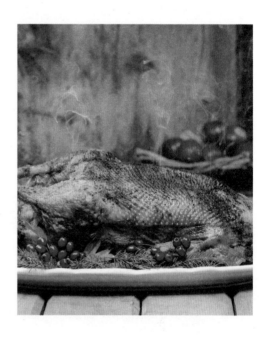

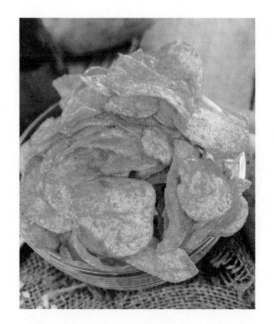

油炸食物

不宜食用油炸食物的原因

患者不宜食用辛辣、烧烤、油炸食物，如油条、方便面、薯片等食品，这些食物食用过多可助湿生热，损伤脾胃之气，耗损气血津液，容易导致消化功能的紊乱，可使胃肠中积聚燥热，并且耗损大肠津液，使大便干燥积滞，从而导致便秘。此外，这些食物营养成分很低，甚至毫无营养，还含有许多致癌物质，对小孩百害无益，常食这些食物，会诱发和加重小儿疳积患者的病情。

小儿流涎

临床症状

多见于3岁以内的小儿（3~6个月的婴儿流涎属正常的生理现象，若孩子超过7个月大，仍在流涎，应考虑属于病理现象）。患儿不断流涎，浸渍于两颊及胸前，衣服胸前部常被浸润湿透，且口腔周围发生粟样红疹及糜烂。一般无特殊症状，少数患儿伴有食欲不振、啼哭等症。

保健提示

父母应培养小儿从小养成良好的卫生习惯，注意及时清洁口腔。小儿断奶前后，要注意饮食多样化，加强营养的供给。一般情况下，小儿流涎持续的时间较长，但若调理医治得当，通常一个月内即可治愈。如是由脾胃积热引起的，可用适量温开水调匀石榴汁，取石榴汁涂于口腔。

治疗原则

由于小儿乳牙的萌生和食物刺激神经、唾液腺，使得小儿口水的分泌量增多，因此治疗小儿流涎首先要减少唾液的分泌，这在一定程度上可缓解流涎症状。其次，流涎患儿多脾胃虚弱，所以治疗时应改善其脾胃功能，以健脾益气、摄纳津液为主。

民间秘方

方一：取益智仁8克、白术12克一起研成粉末，平分为12包。每次1包，每日2次，以温开水送服，有调和脾胃、减少唾液的功效，适用于小儿流涎。

方二：取鲜桑根皮100克洗净，捣烂，装入纱布袋中绞取汁液饮用。每日1次，有减少唾液分泌的作用，适用于小儿流涎。

宜吃食物

○ 宜　山药、猪肚、大米、小麦、莲子、鲫鱼、薏米、绿豆、苦瓜、鸡内金、远志、陈皮、砂仁、茯苓、黄芪、白术、党参

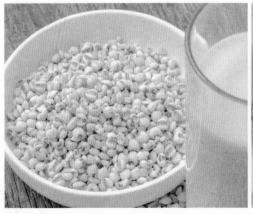
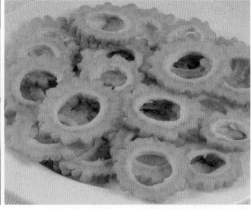

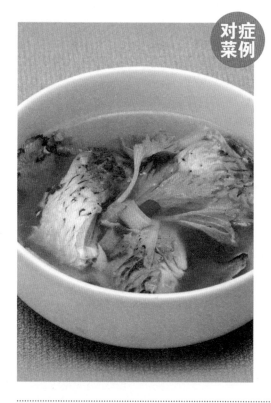

对症菜例

白术黄芪煮鱼

原料：虱目鱼肚1片，白术、黄芪、茯苓各10克，芹菜、红甜椒块、盐、味精、淀粉各适量。

做法：

① 将虱目鱼肚洗净，切薄片，以盐、味精、淀粉腌制20分钟，备用；白术、黄芪、茯苓均洗净；芹菜洗净切段。

② 锅置火上，倒入清水，将白术、黄芪、茯苓、虱目鱼肚一起煮至味出时，加入芹菜、红甜椒块即可。

功效解读：本品有益气健脾、祛湿止涎的作用，适合脾虚湿盛型小儿流涎患者食用。

🍲 药材档案

　　茯苓性平，味甘，主治胸胁间气逆上行、因受到惊吓而产生的恐慌心悸、心下胃脘部的聚积疼痛、身体恶寒发热、心中烦满郁闷、咳嗽气逆、口干舌燥等症，且能够通利小便。

陈皮猪肚粥

原料：陈皮10克，猪肚、大米各60克，黄芪15克，盐、鸡精、葱花各适量。

做法：

① 猪肚洗净切长条；大米淘净，浸泡半小时，捞出沥干；黄芪、陈皮均洗净，分别切片、切丝。

② 锅中注水，下入大米，大火烧开，放入猪肚、陈皮、黄芪，转中火熬煮。

③ 待米粒开花，小火熬煮至粥浓稠，加盐、鸡精调味，撒上葱花即可。

功效解读：此粥具有健脾养胃、滋补虚损的功效，对于脾虚引起的小儿流涎有较好的调理作用。

🍲 食材档案

　　大米性平，味甘，归脾、胃、肺经，具有补中益气、健脾养胃、益精强志、润燥除湿等作用，主治烦躁口渴、赤痢热燥、伤暑发热、脾胃气虚、食少纳呆、倦怠乏力、心烦口渴、泻下痢疾等症。

对症菜例

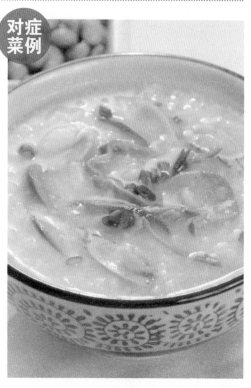

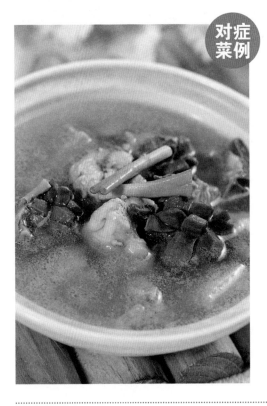

对症菜例

益智仁鸭汤

原料：净鸭肉250克，净鸭胗1个，益智仁15克，白术10克，葱白5克，生姜块3克，油、味精、黄酒、盐各适量。

做法：

❶ 将鸭肉洗净切块；鸭胗剖开，去黄皮和杂物，洗净切成4块；生姜块洗净拍松；葱白洗净切段。

❷ 汤锅置于大火上，加清水1500毫升大火煮沸，加入所有原料小火炖3小时即可。

功效解读：此汤具有健脾益气、固精止涎的功效，对小儿流涎有很好的辅助治疗作用。

🌸 药材档案

　　益智仁性温，味辛，归脾、肾经，具有温脾、止泻、摄涎、暖肾、固精等作用，主治脾胃虚寒、呕吐、泄泻、腹中冷痛、口多唾涎、肾虚遗尿、白浊等症。

桂圆益智仁粥

对症菜例

原料：桂圆肉20克，益智仁15克，大米100克，白糖、姜丝各5克。

做法：

❶ 大米淘洗干净，放入清水中浸泡；桂圆肉、益智仁洗净备用。

❷ 锅中放入大米，加适量清水，先大火烧开，再转小火熬煮至粥将成。

❸ 放入桂圆肉、益智仁、姜丝，继续用小火煮，煮至米烂后放入白糖调匀即可食用。

功效解读：此粥具有补益心脾、益气养血的功效，适用于小儿流涎患者。

🌸 药材档案

　　益智仁是治疗小儿流涎的要药，除了可通过制成药膳调理小儿体质，还可与白术、党参、茯苓、陈皮等煎水，有助于治疗脾虚性流涎。

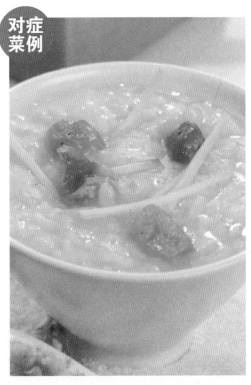

小儿流涎患者 忌 吃的食物

小儿流涎患者不宜食用辛辣刺激性食物，如辣椒、花椒、茴香、芥末、胡椒等，这类食物会促进唾液的分泌，加重病情。以下两类食物也不宜食用。

酸味食物

不宜食用酸味食物的原因

小儿流涎患者不宜食用柠檬、杨梅、山楂、杏等酸味食物，因为这些食物在咀嚼的过程中可促进唾液的分泌，使唾液分泌过多，从而加重小儿流涎患者的病情。而且小儿的脾胃功能多数较弱，不适宜食用柠檬、杨梅、山楂等这类具有较强酸性刺激的食物，否则容易促使胃酸增多，引起胃部的不适症状，不利于小儿流涎患者的病情。

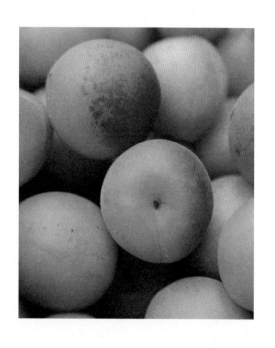

难消化食物

不宜食用难消化食物的原因

糯米、年糕等属于黏滞性的食物，芹菜、韭菜含有大量的膳食纤维，这些食物均不容易消化。部分小儿很迟才开始添加辅食，有些甚至推迟至断奶以后，这样的做法不利于小儿脾胃的正常发育，导致脾胃虚弱，从而引起流涎。这类患者多伴有消化不良，此时若再食用糯米、年糕、芹菜、韭菜等难以消化的食物，会加重消化不良的症状，加重肠胃的负担。

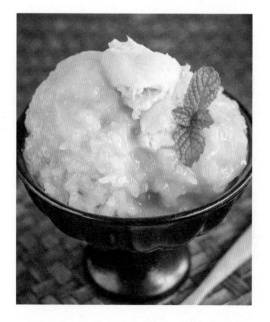

小儿遗尿

临床症状

多数患儿易兴奋、性格活泼、活动量大、夜间睡眠过深、不易醒。遗尿在睡眠过程中一夜发生1~2次或更多，醒后方觉，并常发生在固定时间。主要类型分两种，一种为遗尿频繁，几乎每夜发生；另一种遗尿可为一时性，可隔数日或数月发作一次或发作一段时间。

保健提示

对于遗尿患儿要耐心教育引导，切忌打骂、责罚，鼓励患儿消除怕羞和紧张情绪，建立起战胜疾病的信心。每日晚饭后注意控制患儿的饮水量。在夜间经常发生遗尿的时间之前，及时唤醒患儿起床排尿，坚持训练1~2周，可改善遗尿现象。

治疗原则

由于小儿的肾功能没有发育完善，调控膀胱排尿的能力比较差，只要强化肾功能、有效控制膀胱的排泄功能，就能缓解此症。肾气不足所致的遗尿者宜温补固涩、缩尿止遗；肝胆火旺所致的遗尿者，宜清肝泻火。

民间秘方

方一：取覆盆子15克加水煎汁，滤渣取汁液与瘦肉一起放入砂锅中，加水煮汤，吃肉喝汤。1日3次，有补益肝肾、缩小便的功效，适用于小儿遗尿患者。

方二：取金樱子1.5千克加少量白糖熬成药膏。每次取1大汤匙服用，每日2次，有固精涩肠、缩尿止遗的功效，适用于小儿遗尿患者。

宜吃食物

○宜 猪肚、鸭肉、白果、莲子、韭菜、黑芝麻、山药、桂圆、苦瓜、金樱子、覆盆子、桑螵蛸、菟丝子、益智仁、党参、陈皮

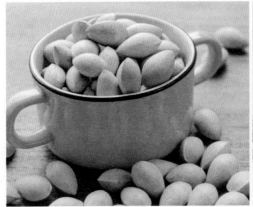

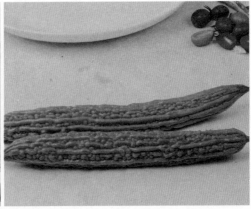

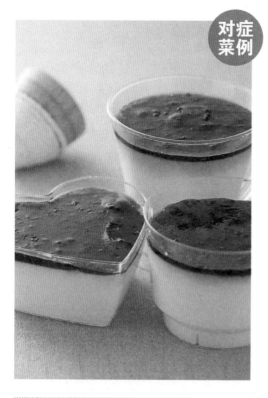

山茱萸覆盆子奶酪

原料：山茱萸10克，覆盆子果酱30克，明胶片12克，鲜奶350毫升，动物性鲜奶油150克，细粒冰糖15克。

做法：

❶ 山茱萸洗净，加300毫升水，大火煮至100毫升，去渣；明胶片用冰水泡软，备用。

❷ 将鲜奶和鲜奶油加热至80℃，加入明胶片拌至溶化，隔冰水冷却到快要凝结时，倒入模型中，冷藏凝固。

❸ 将备好的山茱萸汁和果酱、冰糖一起煮匀，淋在奶酪上即可。

功效解读：可改善小儿遗尿的症状。

🍄 药材档案

　　覆盆子性微温，味甘酸，归肾、膀胱经，具有补肝肾、缩小便、助阳、固精、明目等功效，可治阳痿、遗精、遗尿、虚劳、目暗等病。

白果煲猪小肚

原料：猪小肚100克，白果10克，覆盆子10克，盐3克，味精2克。

做法：

❶ 猪小肚洗净，切丝。炒锅不加水，置于火上，放入白果炒熟，去壳备用。

❷ 将猪小肚、白果、覆盆子一起放入砂锅，加适量水，先大火煮沸后再改小火炖煮1小时。

❸ 调入盐、味精即可。

功效解读：本品具有益气健脾、补肾固精、缩尿止遗的功效，适合肾气亏虚所致的小儿遗尿患者食用。

🍄 药材档案

　　覆盆子是治疗遗尿的要药，《本草正义》中说："覆盆，为滋养真阴之药，味带微酸，能收摄耗散之阴气而生精液，故寇宗奭谓益肾缩小便，服之当覆其溺器。"

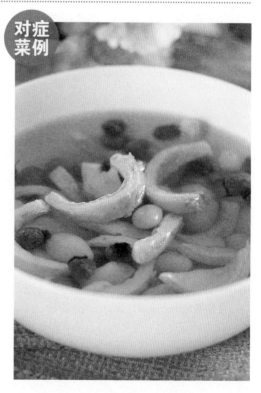

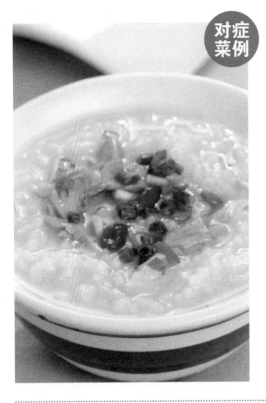

对症菜例

猪腰枸杞大米粥

原料：猪腰80克，枸杞10克，大米120克，盐3克，鸡精2克，葱花5克。

做法：

❶ 猪腰洗净，去腰臊，切花刀；枸杞洗净；大米淘净，泡好。

❷ 大米放入锅中，加适量水，以大火煮沸，下入枸杞，以中火熬煮。

❸ 待米粒开花后放入猪腰，转小火，待猪腰变熟，加盐、鸡精调味，撒上葱花即可。

功效解读：此粥有补肾强腰、缩尿止遗的功效，常食可改善小儿遗尿的症状。

🥢 食材档案

猪腰性平，味甘、咸，归肾经，具有补肾气、通膀胱、消积滞、止消渴之功效，对肾虚腰痛、遗精盗汗、产后虚羸、身面浮肿等症有较好的食疗作用。一般人群均可食用。

薏米猪肠汤

原料：薏米20克，猪小肠120克，金樱子、山茱萸、枸杞各10克，核桃仁50克，盐、葱花各适量。

做法：

❶ 薏米洗净，用热水泡1小时；猪小肠洗净，放入开水中汆烫至熟，切小段。

❷ 将金樱子、山茱萸装入纱布袋中，扎紧，与洗净的枸杞、核桃仁、猪小肠、薏米一起放入锅中，加水煮沸，转中火续煮2小时。

❸ 煮至熟烂后，将药袋捞出，加入盐调味，撒上葱花即可。

功效解读：本品具有补肾健脾、缩尿止遗的功效，适合遗尿的小儿食用。

🥢 药材档案

金樱子性平，味酸、涩，归肾、膀胱、大肠经，具有利尿补肾、解毒消肿、活血散瘀等作用，可治遗精滑精、遗尿尿频、崩漏带下、久泻久痢等症。

对症菜例

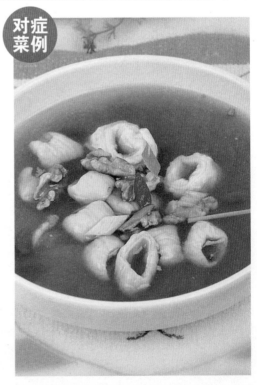

小儿遗尿患者 忌 吃的食物

遗尿的小儿不宜食用高盐、高糖食物，如薯片、松花蛋、巧克力、柑橘等。这类食物会使患者口渴多饮，加重病情。以下两类食物也不宜食用。

利尿食物

不宜食用利尿食物的原因

如冬瓜、赤小豆、西瓜、鲤鱼、玉米等。这些食物均具有明显的利尿作用，食用后可加重小儿遗尿患者的病情。如玉米含有蛋白质、脂肪、糖类、胡萝卜素、B族维生素、维生素E及丰富的钙、铁、铜、锌等多种矿物质，它与玉米须均有较强的利尿作用。赤小豆含蛋白质、脂肪、碳水化合物、粗纤维、灰分、钙、磷、铁、维生素B_1、维生素B_2、烟酸，同样也有明显的利尿作用。

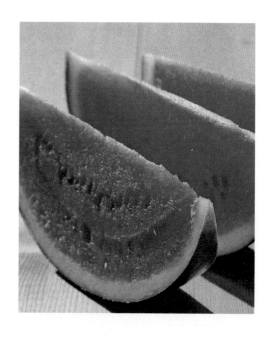

刺激性食物

不宜食用刺激性食物的原因

辣椒、咖喱、生姜、肉桂等食物具有强烈的刺激性，可对神经系统产生一定的刺激，对于小儿来说，由于其神经系统的发育尚未成熟，食用这类刺激性的食物，容易导致大脑皮质的功能失调，从而引起遗尿。另外，也不宜食用冰激凌等生冷食物，这类食物可削弱脾胃的功能，也会对肾形成一定的刺激，不利于小儿遗尿患者的病情。

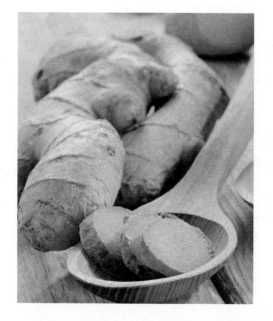

小儿惊风

临床症状

急惊风患者以发病急为特征，患儿突然出现高热、神昏、面红唇赤、气促、两眼上翻、头项强硬、角弓反张、四肢抽搐、牙关紧闭，可持续几秒至数分钟，严重者可反复发作甚至呈持续状态而危及生命。慢惊风患者多起病缓慢，病程较长，症见面色苍白、嗜睡无神、两手握拳、手足抽搐无力，或两手颤动、突发性痉挛等。

保健提示

未到医院前，应尽快地控制患儿惊厥，否则易引起脑组织损伤。可以先要让患儿在平板床上侧卧，以免气道阻塞。可用毛巾包住筷子或勺柄垫在其上下牙齿间，以防其咬伤舌头。惊风时切忌喂食物，以免食物呛入呼吸道。

治疗原则

小儿受到惊吓刺激或高热时，容易引起急惊风，出现高热抽搐、神志昏迷的现象，治疗小儿惊风可通过安定小儿神志、消除惊恐两方面来进行。其次，惊风就是癫痫的症状之一，因此，控制癫痫的发作也可减少小儿惊风的发病。

民间秘方

方一：取天麻6克与绿茶2克一同放入杯中，冲入适量的沸水，加盖闷5分钟即可趁热饮用，有平肝息风、镇静安神的作用，适用于小儿惊风。

方二：取蝉蜕10克、辰砂0.6克、薄荷叶12克一同研成细末，分数次用开水送服，有抗惊厥、抑制癫痫发作的作用，适用于小儿惊风。

宜吃食物

○宜　小米、牛奶、桑葚、核桃、猪心、芝麻、银耳、天麻、地龙、羚羊角、石决明、远志、蝉蜕、钩藤、薄荷、石菖蒲、酸枣仁

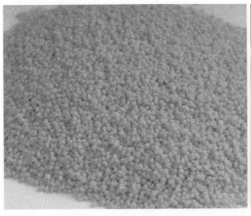
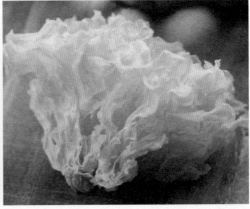

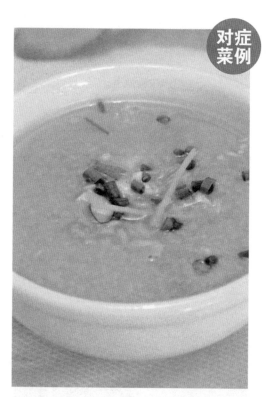

对症菜例

石决明小米瘦肉粥

原料：石决明10克，小米80克，猪瘦肉150克，盐3克，姜丝、葱花各10克，油适量。

做法：

① 猪瘦肉洗净，切小块；小米淘净，泡半小时。

② 油锅烧热，爆香姜丝，放入猪瘦肉过油，捞出备用。锅中加适量清水烧开，下入小米、石决明，大火煮沸，转中火熬煮。

③ 小火将粥熬出香味，再下入猪瘦肉煲5分钟，加盐调味，撒上葱花即可。

功效解读：本品具有补虚益血、息风止痉的功效，可辅助治疗小儿惊风。

🍄 药材档案

石决明性寒，味咸，具有平肝潜阳、清肝明目的作用，可用于治疗头痛眩晕、目赤翳障、视物昏花等症，对于治疗小儿惊风疗效显著。

玉米炒猪心

原料：玉米150克，猪心1个，豌豆50克，姜片5克，淀粉15克，糖、盐各3克，生抽、料酒各10毫升，香油5毫升，油适量。

做法：

① 猪心切丁；豌豆焯5分钟，取出沥水。锅中注水烧开，放入猪心余熟。

② 油烧热，爆香姜片，调入料酒，下入玉米、猪心、盐、糖、生抽，注少许清水煮开，慢火再煮片刻，下入豌豆煮开，用淀粉加水勾芡，淋入香油即可。

功效解读：本品有养心气、益心血的功效。其中的猪心含蛋白质、脂肪、维生素B_1、维生素B_2等成分，营养价值较高，适合儿童食用。

🍄 食材档案

猪心性平，味甘咸，具有补虚、安神定惊、养心补血等功效，适宜心虚多汗、自汗、惊悸恍惚、怔忡之人食用，对小儿惊风有辅助治疗效果。

对症菜例

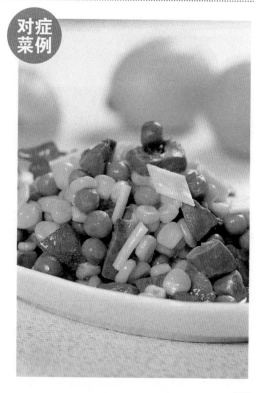

小儿惊风患者 忌 吃的食物

惊风患儿应禁食辛辣刺激性食物，如羊肉、狗肉、胡椒、生姜、花椒、洋葱、榴梿等。以下两类食物也不宜食用。

油腻食物

不宜食用油腻食物的原因

油条、油饼、炸薯条、腊肠、腊肉、肥肉、鹅肉等食物均含有大量的油脂，食用后可助湿生热。小儿惊风以外感六邪、疫毒之邪为主，其中又以风邪、暑邪、湿热疫疬之气为主，故不宜食用油腻食物。油条在制作过程中还加入了人体非必需的微量元素铝，长期食用可影响小儿神经系统的发育。

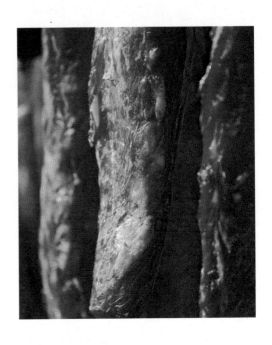

动风发物

不宜食用动风发物的原因

如韭菜、茄子、蟹、虾、贝等。小儿惊风者食用这些动风发物可诱发惊风或加重小儿惊风者的病情。关于这些食物的食用禁忌，古书中早有记载，如茄子，《本草求真》中有记载曰："茄味甘气寒，服则多有动气，生疮。"又如虾，《随息居饮食谱》有记载："虾，发风动疾，生食尤甚，病人忌之。"

小儿夏热

临床症状

　　一些患儿盛夏时节开始发热，体温在38～40℃，持续不退，天气越热，体温越高。发热期可长达1～3个月，待气候凉爽时自然下降。患儿口干舌燥、口渴多饮，小便频数、清长。大多数患儿不出汗，仅有时在起病时头部稍有汗出。伴有食欲减退、面色苍白、形体消瘦、倦怠乏力、烦躁不安等症。

保健提示

　　父母要密切关注孩子，注意营养，饮食宜清淡，多补充水分。高热时可适当对其物理降温，必要时可通过空调设备或打开风扇等方式让室内的空气流通，降低居室温度。常洗温水浴，可帮助发汗降温。避免患儿着凉、中暑，防止并发症。

治疗原则

　　由于小儿的体温调节系统不健全，当外部温度过高时，体内的热气无法排出去，容易患上夏热症，在此种情况下，只有驱除体内的热气，才能有效治疗此病。其次，热会耗伤津液，导致阴液亏虚，因此在清热的同时也要滋阴生津、解渴。

民间秘方

　　方一：取莲子15克、太子参10克、扁豆10克、冬瓜100克、大米50克一同加水煮粥。下入冰糖，分2次服用，每日1剂，可滋阴生津、清热解渴，适用于小儿夏热。

　　方二：取麦冬10克、石斛6克、玄参6克一起放入锅中，加水煮沸即可饮用。每日1次，有生津止渴、清热解毒的功效，适合小儿夏热患者饮用。

宜吃食物

○宜　西瓜、冬瓜、丝瓜、苦瓜、莲子、绿豆、甘蔗、梨、西红柿、百合、蚌、鸭肉、淡竹叶、麦冬、藕粉、金银花、玉竹

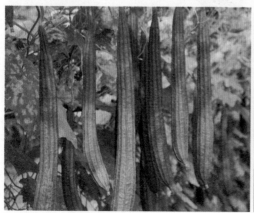
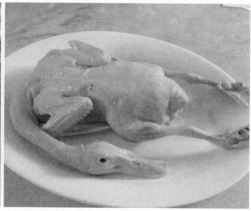

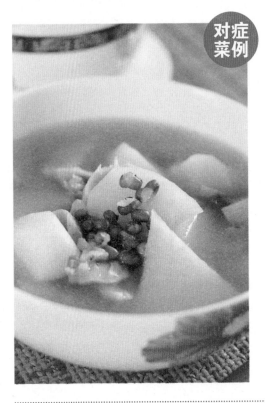

对症菜例

百合绿豆凉薯汤

原料：百合150克，绿豆300克，凉薯1个，瘦肉1块，盐、味精、鸡精各适量。

做法：

❶ 百合泡发，再用清水洗净，沥干；瘦肉洗净，切成块；绿豆放水中浸泡10分钟，洗净备用。

❷ 凉薯洗净，去皮，切成大块。

❸ 将所有备好的材料放入煲中，以大火煲开，转用小火煲15分钟，加入盐、味精、鸡精调味即可。

功效解读：本品具有清热泻火、滋阴利尿的功效，适用于小儿夏热、口干咽燥、小便黄赤等症。

🍲 食材档案

凉薯含有人体所需的多种营养素，如淀粉、糖分、蛋白质、钙、铁、锌、铜、磷等，脆嫩多汁，口感好，且有清凉去热的功效，适合小儿夏热患者食用。

豆腐冬瓜汤

原料：豆腐、冬瓜各200克，盐适量。

做法：

❶ 豆腐洗净，切小块；冬瓜去皮，洗净，切薄片。

❷ 锅中加水，放入豆腐，先大火烧开，再转小火炖30分钟，然后放入冬瓜，继续煮汤。

❸ 小火煮至冬瓜熟后，加盐调味即可食用。

功效解读：本品具有清热解暑、生津止渴、生津润燥的功效，可缓解小儿夏热的症状。

🍲 食材档案

豆腐性凉，味甘，归脾、胃、大肠经，具有益气宽中、生津润燥、清热解毒、抗癌等作用，又兼具清热功效，非常适合小儿夏热患者食用。豆腐中丰富的大豆卵磷脂有益于神经、血管、大脑的生长发育，有助于促进儿童大脑发育。

对症菜例

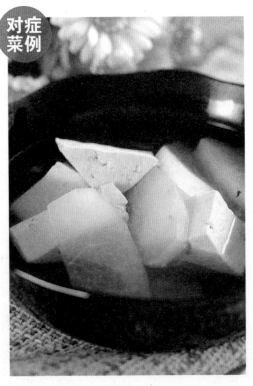

小儿夏热患者 忌 吃的食物

夏热患儿禁吃辛辣刺激性食物，如胡椒、桂皮、丁香、辣椒、葱、生姜、大蒜、洋葱等，否则会加重病情。以下两类食物也不宜吃。

助热上火食物

不宜食用助热上火食物的原因

如羊肉、狗肉、鸡肉、荔枝、炒饭、薯片等。这类食物食用后均会助热上火，从而加重小儿夏热的症状。关于这些食物的食用禁忌，古书中早有记载。如狗肉，《本草经疏》中有记载曰："凡病人阴虚内热，多痰多火者慎勿食之。"而关于炒饭，古人也有告诫曰："炒米虽香，性燥助火，非中寒便泻者忌之。"

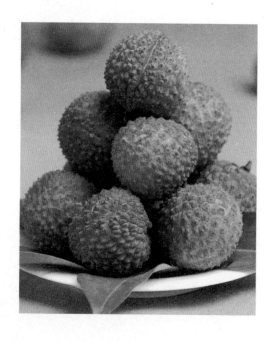

过咸食物

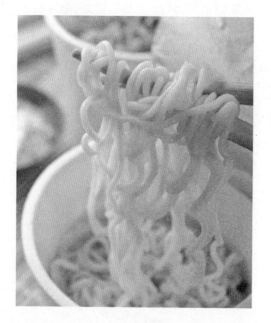

不宜食用过咸食物的原因

如榨菜、腊肠、松花蛋、方便面、扒鸡等。这些食物中的含钠量很高，如 100 克榨菜中含有钠 2777.4 毫克，100 克腊肠中含有钠 2309.2 毫克，100 克松花蛋中含有钠 542.7 毫克，100 克方便面中含有钠 1144 毫克，100 克扒鸡中含有钠 1000.7 毫克。过多的钠摄入会改变血液的渗透压，从而使机体出现"口渴"的状态，加重患儿口渴多饮的症状。

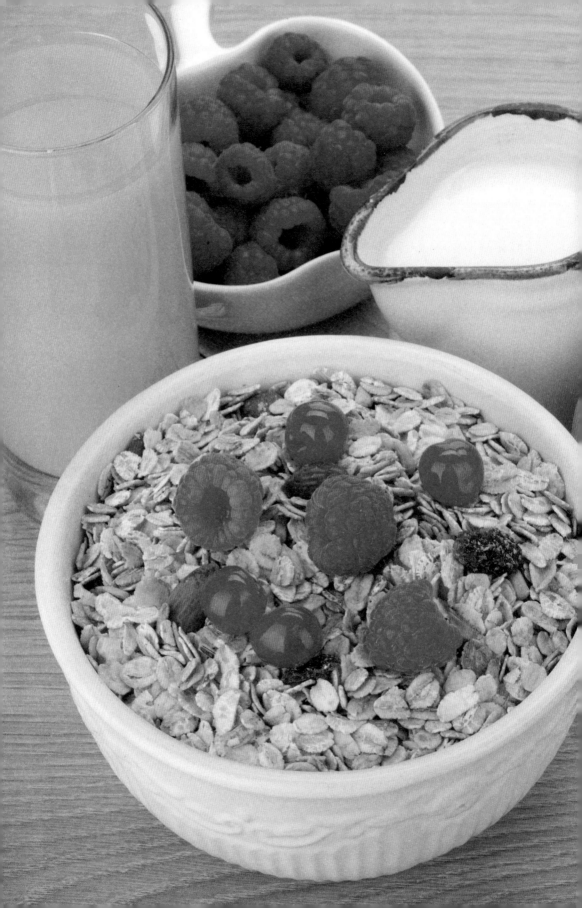

第九章

骨科及皮肤科
常见病饮食宜忌

　　骨科疾病围绕骨骼、关节展开，因此饮食上要多吃具有健壮骨骼作用的食物，如豆类及豆制品、牛奶、虾、骨碎补、补骨脂、肉桂等，不宜吃耗钙食物、生冷食物、油腻食物及刺激类食物。皮肤病常表现为发热、瘙痒及疼痛，因此饮食宜清淡，少吃刺激性食物，过敏体质者还要预防致敏食物及各种发物。

颈椎病

临床症状

患者颈肩酸痛，疼痛可放射至头枕部和上肢，常伴有头颈肩背手臂酸痛、脖子僵硬、活动受限。患侧肩背部有沉重感，上肢无力，手指发麻，肢体皮肤感觉减退，手握物无力，有时不自觉中握物落地。下肢麻木无力，步态不稳，如踩踏棉花的感觉，严重者甚至出现大、小便失控，性功能障碍，甚至四肢瘫痪。

保健提示

患者要注意防寒保暖，避免颈肩部受到寒冷和潮湿的侵袭；避免参加重体力劳动、提取重物等；避免长时间地持续低头工作，并且要注意休息，保证充足的睡眠，选用中间低、略向内凹的蝶形保健枕，有助于强力保持颈椎正常的生理曲度。

治疗原则

治疗颈椎病可从疏通颈椎部的经络、促进血液运行着手，防治疼痛、麻木、颈部僵硬等症状，常用活血化瘀的方法。此外，感受风寒湿邪也会诱发和加重颈椎不适症状，对于这类颈椎病患者，治疗应以祛风湿、止痹痛为主。

民间秘方

方一：取红花、地鳖各10克与白酒200毫升一起以小火煎煮30分钟，滤去药渣，取药酒适量饮用，有活血祛瘀、通络止痛的功效。

方二：取川芎、当归各15克，桃仁、白芷、牡丹皮、红花、乳香、没药各9克，苏木、泽泻各12克捣碎，放入2升白酒中，密封浸泡7天后饮用，可祛瘀消肿、活血止痛。

宜吃食物

〇宜　小米、牛奶、桑葚、核桃、猪心、芝麻、银耳、天麻、地龙、羚羊角、石决明、远志、蝉蜕、钩藤、薄荷、石菖蒲、酸枣仁

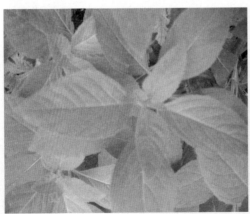
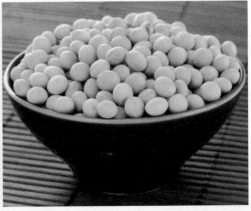

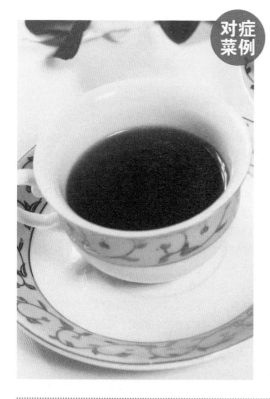

川芎桂枝茶

原料： 川芎、丝瓜络各10克，桂枝8克，冰糖适量。

做法：

❶ 将川芎、桂枝、丝瓜络洗净，一起放入砂锅中。

❷ 往砂锅里加入适量水，大火烧开后转小火煲20分钟。取药汁，药渣留在砂锅内。

❸ 砂锅中再加入水，按照上一次煎水的方法再煎一次，取药汁，将两次药汁兑在一起，加入冰糖煮至溶化即可。

功效解读： 本品具有行气活血、温经散寒的功效，适合肩颈部气血运行不畅的颈椎病患者饮用。

�);食材档案

丝瓜络性平，味甘，归肺、胃、肝经，具有通络、活血、祛风的作用，可用于治疗痹痛拘挛、胸胁胀痛、乳汁不通等症，对颈椎病所致的颈肩酸痛有调理作用。

山药鳝鱼汤

原料： 鳝鱼2条，山药25克，枸杞5克，补骨脂10克，盐5克，葱花、姜片各2克。

做法：

❶ 将鳝鱼处理干净，切段，放沸水中汆水。

❷ 山药去皮，洗净，切片；补骨脂、枸杞洗净，备用。

❸ 净锅上火，调入盐、葱花、姜片，下入鳝鱼、山药、补骨脂、枸杞，先大火烧开，再转小火煲至熟即可。

功效解读： 本品具有行气活血、补肾壮骨的功效，适合颈椎病患者、腰膝酸痛患者食用。

�);药材档案

补骨脂性温，味辛、苦，归肾、脾经，主五劳七伤、风虚冷、骨髓伤败、肾虚滑精及妇人血气堕胎，可治男子腰疼、膝冷囊湿，能逐诸冷顽痹、止小便、祛腹中寒气。

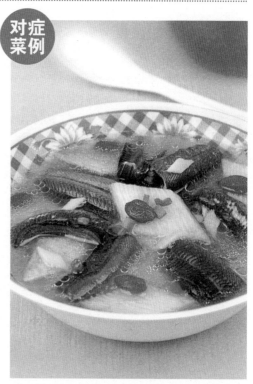

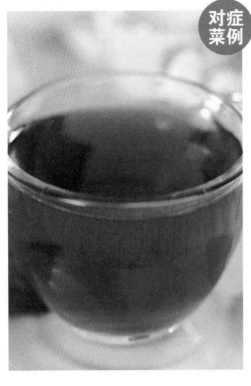

对症菜例

淫羊藿药酒

原料：淫羊藿60克，白酒500毫升。

做法：

❶ 淫羊藿洗净，控干水分。

❷ 将淫羊藿浸泡在白酒内，封口。

❸ 3周后即可饮用。一日两次，一次饮用30毫升，饭前饮用效果更好。

功效解读：本品具有补肾阳、强筋骨、祛风湿、活血通络的功效，适合颈椎病患者饮用，对于腰膝痿弱、四肢麻痹、神疲健忘等症也有较好的治疗作用，另外，本品还有辅助治疗腰酸骨痛、四肢痿软等症的作用。

🍲 食材档案

白酒性温，味辛、甘、苦，归心、肝、肺、胃经，具有活血通络、抵御寒气的作用，主治风寒痹痛、筋脉挛急、胸痹、脘腹冷痛等症，对于颈椎病所致的颈肩酸痛有调理作用。

排骨桂枝板栗汤

原料：排骨350克，桂枝20克，板栗20克，盐少许，味精3克，高汤、枸杞各适量。

做法：

❶ 将排骨洗净，斩块。锅置于火上，加适量清水，放入排骨块余水后捞出。

❷ 桂枝、枸杞洗净；板栗去壳备用。

❸ 净锅上火倒入高汤，调入盐、味精，放入余好的排骨、桂枝、板栗、枸杞，煲至成熟即可。

功效解读：本品具有温经散寒、行气活血的功效，适合气血运行不畅的颈椎病患者食用。

🍲 食材档案

板栗性温，味甘，归脾、胃、肾经。板栗具有养胃健脾、补肾强腰之功效，可防治高血压、冠心病、动脉硬化、骨质疏松等疾病，是抗衰老、延年益寿的滋补佳品。

对症菜例

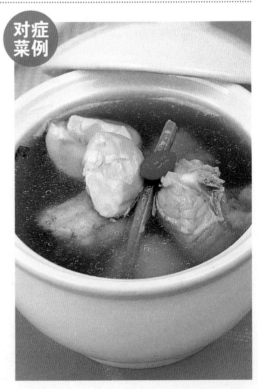

颈椎病患者 忌 吃的食物

颈椎病患者应禁食影响钙吸收的食物，如菠菜、茭白、可乐、咖啡、巧克力等，否则易导致钙相对缺乏，加重病情。以下两类食物也不宜食用。

油腻食物

不宜食用油腻食物的原因

颈椎病患者应禁食肥甘厚味食物，如猪肥肉、猪油、奶油蛋糕等。这些食物的脂肪含量都很高，如 100 克猪肥肉中含脂肪 88.6 克，100 克猪油中含脂肪 88.7 克，100 克奶油中含脂肪 97 克。摄入过多脂肪，会使血液黏稠度升高，影响颈椎的血液供应，从而加重颈椎病患者的病情，长期食用这些食物，还有可能引起动脉粥样硬化等心脑血管疾病。

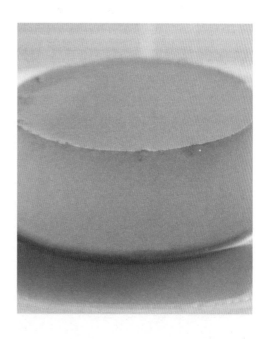

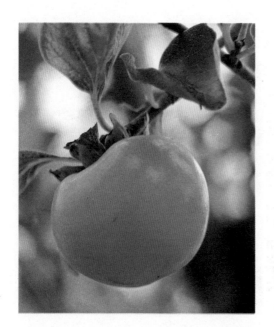

性寒生冷食物

不宜食用性寒生冷食物的原因

螃蟹、柿子、苦瓜、西瓜、生黄瓜等均属于性寒生冷的食物。这类食物有凉血作用，食用后可使局部血运不畅、筋骨失养，不利于颈椎病患者的病情。此外，中医认为，外感风寒湿邪是引起颈椎病发作的重要原因，这类患者再食用性寒生冷的食物，无疑会加重其风寒之邪的内聚，从而加重其病情。

肩周炎

临床症状

患者肩部疼痛，呈钝痛、刀割样痛或撕裂样剧痛，呈阵发性发作，昼轻夜重，多因气候变化或劳累后加重，疼痛可向颈项及上肢扩散。肩关节活动受限，以外展、上举、内外旋等活动更为明显，特别是梳头、穿衣、洗脸、叉腰等动作均难以完成，严重时肘关节功能也可受影响。患肩怕冷，不少患者终年用棉垫包肩，暑天也不敢吹风。

保健提示

受凉是肩周炎的诱发因素，因此要注意防寒保暖，尤其是肩部。其次要加强功能锻炼，特别是肩关节肌肉的锻炼，经常伏案、双肩经常处于外展工作的人，要注意纠正不良姿势，要加强营养，补充足够的钙质。

治疗原则

肩周炎患者发病期间，肩部会出现剧烈疼痛，十分痛苦，因此止痛是缓解肩周炎的首要任务。此外，肩周炎大多因感受寒湿邪气引起，治疗应温通经脉、散寒除湿，缓解患者肩部怕冷、疼痛等症状。

民间秘方

方一：取熟附子20克与羊肉300克、适量的姜片一同放入砂锅内，注入2500毫升清水，以大火烧沸，转小火继续煲2小时，捞起熟附子丢弃，调入适量盐食用，可消炎止痛。

方二：取附片15克、川芎10克、羊肉300克一起放入炖锅内，加入适量水、葱、盐、料酒煲汤食用。将6克全蝎磨成细粉，分两次用羊肉汤送服，有补气活血、消炎止痛的功效。

宜吃食物

〇 宜　大枣、桑葚、板栗、羊肉、牛肝、狗肉、黄鳝、生姜、胡椒、阿胶、附子、当归、桑枝、川芎、羌活、蕲蛇、肉桂、桂枝

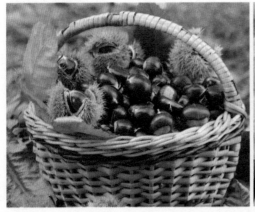
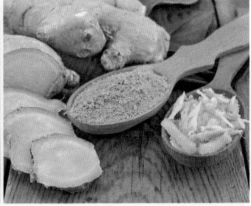

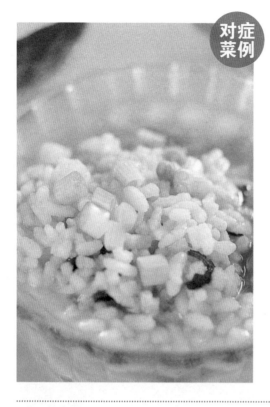

川乌粥

对症菜例

原料： 制川乌、桂枝各10克，肉桂5克，葱白2根，大米100克，红糖适量。

做法：

❶ 先将制川乌洗净，放砂锅中加水煎制90分钟；葱白切丁。

❷ 下入洗净的桂枝、肉桂、葱白，再煎40分钟。

❸ 取汁与洗净的大米一同煮粥，粥熟后调入红糖稍煮即成。

功效解读： 本品具有活血通络、祛风除湿的功效，可辅助治疗手足痹痛、肩周炎、风湿性关节炎等寒证。

🌿 **药材档案**

肉桂性热，味辛、甘，归肾、脾、心、肝经，具有补火助阳、引火归元、散寒止痛、活血通经的作用，主治腰膝冷痛、肾虚作喘、阳虚眩晕、虚寒吐泻等症。

排骨汤

原料： 排骨250克，羌活、独活、川芎、细辛各15克，党参12克，柴胡10克，茯苓、甘草、枳壳、干姜各5克，盐4克。

做法：

❶ 将所有药材洗净，煎取药汁备用。

❷ 排骨斩成块，入沸水中余烫，捞起冲净，放入炖锅，加入熬好的药汁，再加水至盖过材料，以大火煮开，转小火炖约30分钟。

❸ 最后加盐调味即可。

功效解读： 本品有祛湿散寒、理气止痛的作用，适合肩周炎、风湿性关节炎患者食用。

🌿 **药材档案**

羌活性温，味辛、苦，归膀胱、肾经，具有散寒、祛风、除湿、止痛的作用，主治风寒感冒头痛、风湿痹痛、肩背酸痛，对肩周炎有较好的治疗作用。

对症菜例

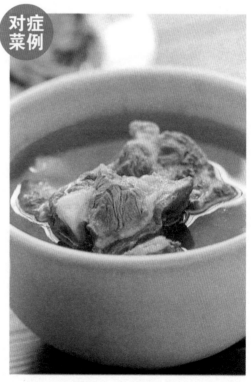

肩周炎患者 忌 吃的食物

肩周炎患者不宜多食鲢鱼、牡蛎、干贝等。这类食物食用过多易导致尿酸沉积，从而诱发关节炎，加重肩周炎患者的病情。以下两类食物也不宜食用。

高热量食物

不宜食用高热量食物的原因

肩周炎患者忌食高热量的食物，如油条、猪油、猪肥肉、奶油、鹅肉等。因为这些食物中的脂肪含量很高，脂肪在体内的氧化过程中会产生大量酮体，而过多的酮体会对关节形成刺激作用，从而加重肩周炎患者的病情。中医认为，肩周炎属于"痹证"范畴，多由体内气血痹阻不畅而致，而这类食物属于肥厚油腻之品，可助湿生痰，湿乃阴邪，可加重气血痹阻，加重病情。

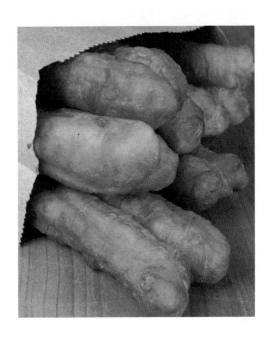

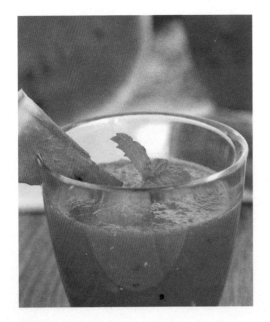

性寒生冷食物

不宜食用性寒生冷食物的原因

肩周炎患者不宜食用性寒生冷食物，如豆腐、绿豆、海带、香蕉、柿子、西瓜、冰激凌、冰粥等。肩周炎多是因为感受了外界风、寒、湿三种邪气，居住环境或工作环境潮湿，邪气长久滞留在肩部的关节内等所致，再食用这类寒凉食物，会加重病情。

骨质疏松

临床症状

疼痛是原发性骨质疏松症最常见的症状，以腰背痛多见，疼痛沿脊柱向两侧扩散，仰卧或坐位时减轻，久立、久坐时疼痛加剧，日间疼痛轻，夜间和清晨醒来时加重。患者骨骼变形，身长缩短、驼背弯腰。患者易骨折，骨折常发生在脊椎、腕部和髋部。脊椎骨折常是压缩性、楔形骨折，使整个脊椎骨变扁变形。患者呼吸功能下降，可出现胸闷、气短、呼吸困难等症状。

保健提示

锻炼可使骨量增加，骨骼负重和肌肉锻炼可获理想效果，包括走路、慢跑和站立的锻炼，同时需要补充足量的钙，如果钙剂在进餐后服，喝200毫升液体钙则吸收较好。

治疗原则

骨质疏松的主要致病因素是体内缺钙、磷等矿物质，因此补充钙质是治疗此病的关键。此外，维生素D能促进人体对钙的吸收，人体缺乏维生素D，也会引起缺钙，因此补充维生素D对改善骨质疏松有很大作用。

民间秘方

方一：取酒炒川芎10克放入锅内，注入100毫升水，煮25分钟，取药液放入炖锅内，加入牛奶烧沸即可饮用，可活血行气、补充钙质，适用于骨质疏松患者。

方二：取枸杞20克、大枣12颗，一起入锅煮沸，打入2个鸡蛋，煮熟，调入红糖即可。每次食用1小碗，每日2次，可补充维生素D，促进钙吸收，防治骨质疏松。

宜吃食物

○ **宜**　紫菜、海带、发菜、木耳、黑芝麻、牛奶、虾、螃蟹、青菜、牡蛎、蛋类、鸡肝、鱼肝油、鱼类、坚果类、水果类

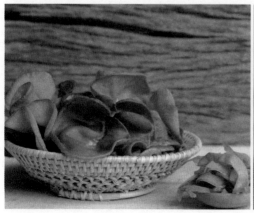
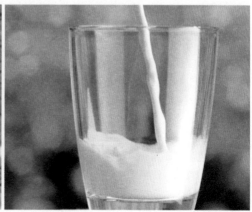

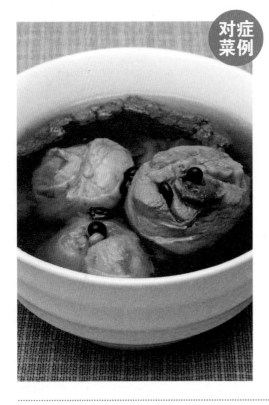

黑豆鸡汤

原料： 黑豆100克，鸡腿200克，巴戟天15克，盐5克。

做法：

❶ 将鸡腿剁块，放入沸水中氽烫，捞出洗净；巴戟天洗净沥干，备用。

❷ 将黑豆淘净泡发好，与鸡腿、巴戟天一起放入炖锅中，加水至盖过材料。

❸ 先以大火煮开，再转小火慢炖，直至鸡肉和黑豆都熟透，加盐调味即可。

功效解读： 本品具有补肾阳、强筋骨的功效，还可补充钙质，对骨质疏松有较好的疗效。

🍲 食材档案

　　黑豆性平，味甘，归心、肝、肾经，具有祛风除湿、调中下气、活血、解毒、利尿、明目等食疗作用，对体虚、脾虚水肿、白带频多、妊娠腰痛、腰膝酸软的女性有明显作用。

锁阳炒虾仁

原料： 虾仁100克，胡萝卜50克，锁阳、腰果各15克，生姜、葱、盐、素油各适量。

做法：

❶ 把锁阳、腰果洗净；虾仁洗净；胡萝卜洗净，去皮切块；姜切片；葱切段。

❷ 锁阳放入炖杯内煎成药汁。

❸ 油锅置火上烧热，加入腰果，用小火炸香，下入姜、葱爆香，再下虾仁、胡萝卜、盐、锁阳汁液，炒熟即成。

功效解读： 本品具有补肾阳、益精血、壮筋骨的作用。其中的腰果含有丰富的蛋白质及不饱和脂肪酸，可以促进骨骼健康，对骨质疏松有较好的食疗作用。

🍲 药材档案

　　锁阳性温，味甘，归脾、肾、大肠经，具有补肾阳、益精血、润肠通便的作用，可用于腰膝痿软、阳痿滑精、肠燥便秘，对于骨质疏松患者的腰背疼痛有缓解作用。

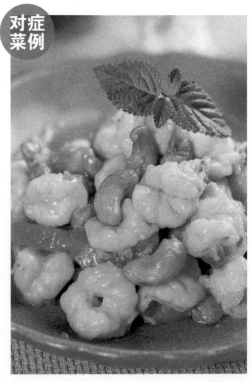

骨质疏松患者 忌 吃的食物

骨质疏松患者禁食过于甜腻、过咸的食物，如白糖、糖果、大枣、巧克力、榨菜、咸鱼、腊肠、腌肉等，否则会加重病情。以下两类食物也不宜食用。

高脂肪食物

不宜食用高脂肪食物的原因

骨质疏松患者禁食脂肪含量高的食物，如猪肥肉、动物内脏等，因为这类食物含有大量的脂肪，脂肪不容易消化，易增加骨质疏松患者的消化负担，也阻碍了骨质疏松患者对钙质的吸收。此外，猪肝、鸡肝、羊肝还含有大量的维生素A，如每100克中猪肝含维生素A4972微克。维生素A有抑制骨细胞发挥功能、刺激破骨细胞形成的作用，长期食用会引起骨质疏松。

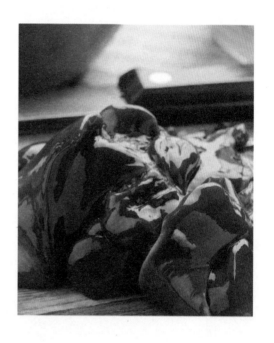

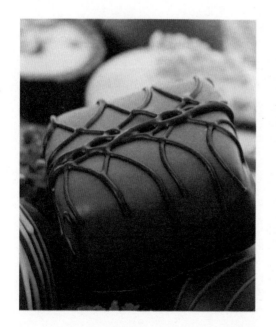

耗钙食物

不宜食用耗钙食物的原因

咖啡、可乐、巧克力、浓茶中含有咖啡因，会使骨密度降低，使骨质对钙盐的亲和力降低，从而使骨质主动摄取钙质减少，引发骨质疏松或加重骨质疏松的症状。白酒中的酒精浓度很高，酒精可以与机体内的某些物质发生化学反应，从而产生一种可以抑制骨细胞功能的物质，从而加重骨质疏松患者的病情，因此也不宜饮用。

风湿性关节炎

临床症状

患者风湿出现之前会出现不规则的发热现象，用抗生素治疗无效。关节红、肿、热、痛明显，不能活动，发病部位常常是膝、髋、踝等下肢大关节，其次是肩、肘、腕关节，手足的小关节少见。疼痛游走不定，但疼痛持续时间不长，几天就可消退。治愈后很少复发，关节不留畸形，有的患者可遗留心脏病变。

保健提示

患者平时要加强锻炼，增强身体素质。防止受寒、淋雨和受潮，关节处要注意保暖。夏季时不要贪凉暴饮冷饮，空调温度要适宜；秋季和冬季要添衣保暖，防止风寒侵袭。保持正常的心理状态及愉悦的心情，有利于维持机体正常的免疫功能。

治疗原则

风湿性关节炎的主要症状为关节红、肿、热、痛，患者发热症状明显，因此消除发热症状是治疗风湿性关节炎的前提。其次，风湿性关节炎多因感受风湿外邪引起，治疗应以祛风除湿、消炎镇痛、活血通络为主。

民间秘方

方一：当归、川芎、桂枝、白芍各15克，生地、陈皮、半夏（姜汁炒）、白芥子各12克，茯苓、桃仁（去皮）各10克，红花6克，甘草5克水煎服。可化痰行瘀、通络止痛，适用于风湿性关节炎。

方二：取薏米60克装入纱布袋中，放入装有500毫升白酒的酒罐中，密封浸泡7天即可。每次取适量饮用，有健脾祛湿的功效。

宜吃食物

○宜　薏米、甘蔗、西瓜、莲藕、丝瓜、赤小豆、绿豆、鳝鱼、金银花、肉桂、附子、桑枝、延胡索、川芎、桂枝、黄芩、薄荷

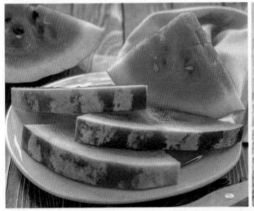
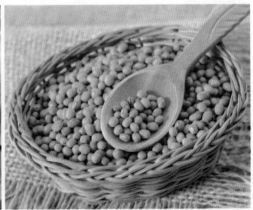

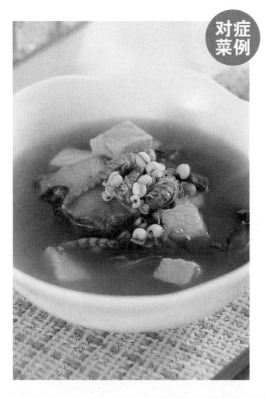

对症菜例

土茯苓薏米蝎子汤

原料：土茯苓50克，薏米、生地、蝎子各30克，猪瘦肉200克，大枣3颗，盐5克。

做法：

❶ 土茯苓、大枣、生地、薏米均洗净；猪瘦肉洗净，入开水氽烫后捞出切大块。

❷ 将蝎子先放入锅内煎煮1小时，再将其他材料放入锅内，大火煲开后，改用小火煲3小时，加盐调味即可。

功效解读：本品具有解毒利湿、息风散结、活血通络的功效，适合湿热型风湿病、关节炎患者食用。

🦂 药材档案

蝎子性平，味辛，归肝经，具有息风镇痉、攻毒散结、通络止痛的作用，主治小儿惊风、抽搐痉挛、中风口歪、半身不遂、破伤风、风湿顽痹、偏正头痛、疮疡、瘰疬等症。

薏米黄芩酒

原料：薏米、牛膝、生地各50克，防风、五加皮各30克，秦艽、黄芩、羌活、独活、肉桂各20克，地骨皮、枳壳各15克，白酒2.5升。

做法：

❶ 将以上各味药均洗净，捣成粗末，置于净器中，倒入白酒浸泡，封口，置阴凉干燥处，7日后开取，过滤去渣。

❷ 一日两次，一次饮用30毫升，饭前服用效果较好。

功效解读：本品有清热解毒、祛风除湿的作用，主治风湿痹痛、四肢拘急、项背强直等症。

🦂 药材档案

黄芩性平，味苦，归肺、胆、脾、大肠、小肠经，具有清热燥湿、泻火解毒、止血、安胎等作用，可治湿温、暑温胸闷呕恶，湿热痞满，泻痢，痈肿疮毒，胎动不安等症。

对症菜例

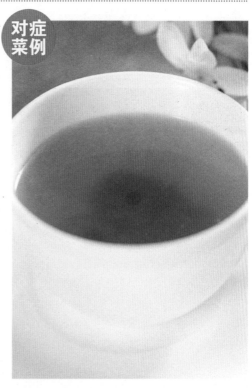

风湿性关节炎患者 忌 吃的食物

　　风湿性关节炎患者禁食螃蟹、海带、柿子、冰激凌等性寒生冷食物，否则可加重其肢体关节疼痛剧烈的症状。以下两类食物也不宜食用。

油腻食物

不宜食用油腻食物的原因

　　风湿性关节炎患者禁食肥肉、鹅肉、腊肠、奶油、猪肝等油腻之品。中医认为，这些食物属于肥甘厚味之品，可助湿生痰。湿乃阴邪，可加重气血痹阻，风湿性关节炎患者食用这些食物后可加重其肢体关节沉重、麻木、酸痛等症状。现代医学也认为，这些食物的脂肪含量很高，脂肪在体内的氧化过程中会产生大量酮体，而过多的酮体会对关节形成刺激作用，从而加重患者的病情。

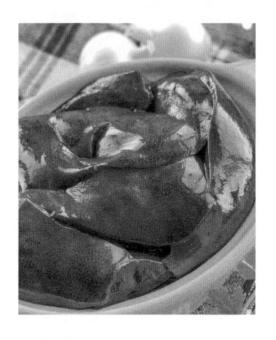

含茶碱食物

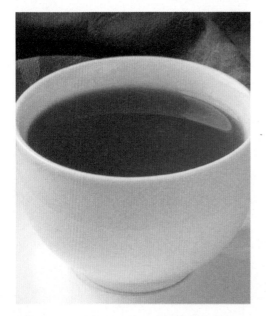

不宜食用含茶碱食物的原因

　　如咖啡、浓茶、可乐、巧克力等。这些食物能够增加尿钙的排泄，降低肠道对钙的吸收，从而使体内的钙相对缺乏，容易导致骨质疏松，不利于风湿性关节炎患者的病情。此外，这些食物中含有一种黄嘌呤生物碱化合物——咖啡因，咖啡因是一种中枢神经兴奋剂，可兴奋人的中枢神经，兴奋心肌，人们常把它作为提神醒脑之物，多饮咖啡会影响睡眠质量，久之还可引起神经衰弱。

骨质增生

临床症状

颈椎骨质增生患者颈背疼痛，上肢无力，手指发麻有触电样感觉，头晕、恶心甚至视物模糊。腰椎骨质增生患者常出现腰椎及腰部软组织酸痛、胀痛、僵硬与疲乏感，甚至不能弯腰。膝盖骨质增生表现为膝关节疼痛僵硬、发软，易摔倒，伸屈时有弹响声。足跟骨质增生表现为足跟压痛，脚底疼痛，起床下地第一步痛不可忍，活动开后症状减轻。

保健提示

骨质增生患者要避免在潮湿处躺卧，不要在出汗后立即洗凉水浴，以防邪气对骨关节的侵害。不要让膝关节过于劳累或负荷过重。关节肿胀、疼痛加重时应休息。要适当增加户外活动量，尽量避免长期卧床休息。

治疗原则

骨质增生多因肝肾亏虚、筋骨失养所致，因此治疗本病可从补肝肾、强筋骨这方面着手。骨质衰老退变是导致骨质增生的直接因素，因此治疗此病宜多食用具有抗衰老、抗氧化作用的食物。

民间秘方

方一：将200克黑豆炒熟，桂枝、丹参、制川乌各150克捣碎，装入3升的料酒坛子里，密封浸泡3日。每日饮用30毫升，可祛瘀除痹。

方二：取人参、枸杞、何首乌、天冬、麦冬、熟地、当归各60克，白茯苓30克一同捣碎，装入6升白酒酒坛中密封浸泡7天后饮用。可补肾活血，主治骨质增生。

宜吃食物

○宜 菠菜、洋葱、贝类、牛奶、黑芝麻、黑豆、鳝鱼、山药、补骨脂、骨碎补、续断、熟地、冬虫夏草、枸杞、人参

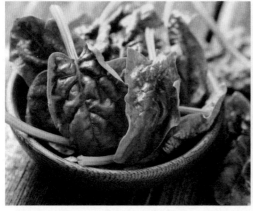
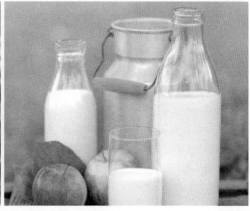

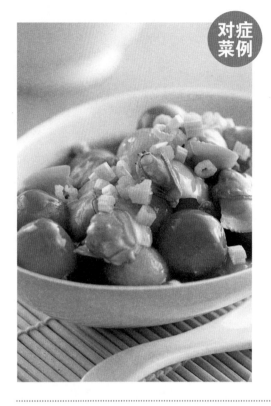

对症菜例

双色牡蛎

原料：萝卜、胡萝卜各30克，牡蛎25克，芹菜末10克，肉苁蓉10克，当归20克，淀粉、盐各适量。

做法：

❶ 胡萝卜、萝卜洗净，去皮煮熟，挖成小球；淀粉加20毫升水拌匀。

❷ 牡蛎洗净，放入蒸笼蒸10分钟，取出牡蛎肉及汤汁；肉苁蓉、当归煎取药汁备用。

❸ 将胡萝卜、萝卜、牡蛎汁、牡蛎肉及芹菜末、药汁、盐、1/4碗水放入锅中，焖煮3分钟加入淀粉水勾芡即可。

功效解读： 本品适合颈椎病患者、骨质疏松患者食用。

🍲 食材档案

《神农本草经》中曾记载："（牡蛎）久服，强骨节，杀邪气，延年。"现代医学认为，牡蛎中的钙和铁的含量丰富，对骨骼保养十分有好处。

高丽参鸡汤

原料：童子鸡1只，高丽参1克，枸杞5克，大枣3颗，板栗2个，葱2段，泡好的糯米50克，盐5克。

做法：

❶ 鸡处理干净再用清水洗净，与洗净的板栗、大枣、葱段、枸杞、高丽参及泡好的糯米一起放入锅中。

❷ 锅中注适量水，先大火烧开，再转小火炖40分钟。

❸ 鸡肉熟透后调入盐拌匀即可。

功效解读： 本品具有益气补肾、补充钙质的功效，适合骨质增生患者食用。

🍲 药材档案

高丽参具有大补元气、滋补强壮、生津止渴、宁神益智等功效，对身体的各种疼痛症状有缓解作用。高丽参还有预防糖尿病、动脉硬化及抗癌等功效，有助于增强免疫力。

对症菜例

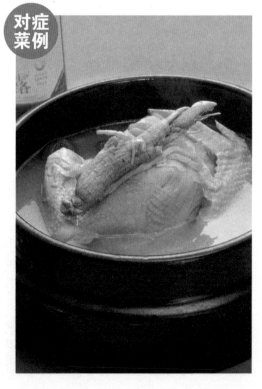

骨质增生患者 忌 吃的食物

骨质增生患者禁食性寒生冷的食物，如螃蟹、香蕉、苦瓜、西瓜、生黄瓜、生菜瓜、柿子等，否则不利于病情。以下两类食物也不宜食用。

油腻食物

不宜食用油腻食物的原因

骨质增生患者禁食油腻、高脂肪食物，如猪肥肉、猪油、奶油等。因为这些食物中含有大量的脂肪。如 100 克猪肥肉中含脂肪 88.6 克以上，100 克猪油中含脂肪 88.7 克，100 克奶油中含脂肪 97 克。摄入过多脂肪一方面会使血液黏稠度升高，使局部血运不畅，筋骨失养，不利于骨质增生患者的病情；另一方面还会导致肥胖，而体重增加可增加关节负重，从而加重骨质增生患者的病情。

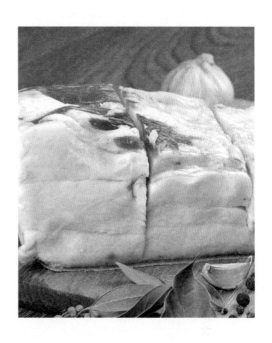

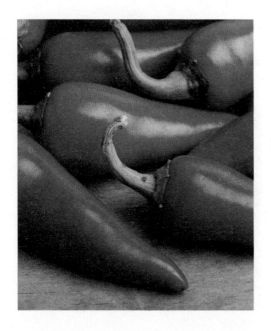

刺激性食物

不宜食用刺激性食物的原因

茴香、辣椒、花椒、胡椒、桂皮、白酒等食物均具有强烈的刺激性，它们可刺激关节的炎症部位，从而使其炎症加重，加剧骨质增生患者的关节疼痛的症状，严重影响骨质增生患者的病情。

腰椎间盘突出

临床症状

腰痛是本病最常见的症状，大多数患者还会出现下肢疼痛，少数患者仅出现下肢麻木感。腰椎的前屈后伸活动受限，患者不能弯腰、后倾。患者为减轻疼痛，通常采取脊柱侧凸的姿势导致代偿畸形，表现为腰椎向左或右侧弯曲。患者行走一段距离后会出现下肢疼痛、无力，弯腰或蹲下休息后症状可缓解。

保健提示

患者不宜穿任何带跟的鞋，因为中跟鞋、坡跟鞋和高跟鞋都会让重心前移，容易使脊柱的弯曲加大，有条件的可以选择负跟鞋。宜多睡硬板床，以减少腰椎间盘承受的压力。患者还要加强腰背肌肉的锻炼，这对防治本病有一定的作用。

治疗原则

腰椎间盘的退行性变是腰椎间盘突出的一个根本原因，因此增强脊椎功能是治疗本病的关键。其次，骨骼老化也是腰椎间盘突出的一个重要原因，因此抗衰老、抗氧化也可以延缓本病的发生。由于长时间的腰部受力不当，导致血液循环不畅，瘀阻腰部也是引起腰椎间盘突出的一个重要原因，治疗应以活血化瘀为主。

民间秘方

方一：取煅龙骨、煅牡蛎、锁阳各等份研为细末，每次取6克，以黄酒送服，有强筋益髓的作用。

方二：取丹参30克、延胡索15克、白芷9克一起加水共煎，取汁加酒内服，有活血通经的功效，适用于腰椎间盘突出患者。

宜吃食物

○ **宜**　板栗、猪骨、猪腰、黑豆、黑芝麻、核桃、骨碎补、补骨脂、续断、党参、杜仲、何首乌、熟地、牛膝、丹参、延胡索

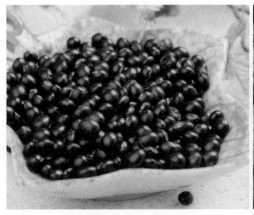
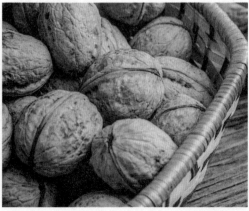

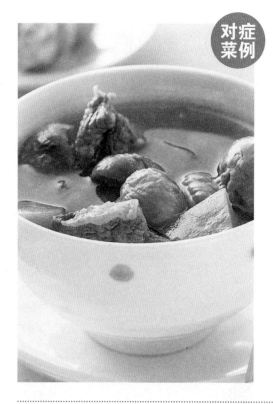

对症菜例

板栗排骨汤

原料：鲜板栗、排骨各150克，胡萝卜1根，人参片少许，苏木15克，盐1小匙。

做法：

❶ 板栗煮约5分钟，剥膜；排骨洗净后放入沸水中汆烫，冲洗干净；胡萝卜削皮，洗净，切块；人参片、苏木均洗净，备用。

❷ 将所有的材料放入锅中，加水至盖过材料，以大火煮开，转小火续煮约30分钟，加盐调味即成。

功效解读：本品有补肾强腰、强筋壮骨的作用，适合腰椎间盘突出、腰椎扭伤等患者食用。

🦴 药材档案

苏木性平，味甘、咸，归心、肝、脾经，具有行血祛瘀、消肿止痛的作用，主治经闭痛经、产后瘀阻、胸腹刺痛、外伤肿痛等症，对腰椎间盘突出引起的疼痛有缓解作用。

骨碎补脊骨汤

原料：骨碎补15克，猪脊骨500克，大枣4颗，盐5克。

做法：

❶ 骨碎补洗净，浸泡1小时；大枣洗净，备用。

❷ 猪脊骨斩件，洗净，汆水。

❸ 将2000毫升清水放入瓦煲内，煮沸后加入骨碎补、猪脊骨、大枣，大火煲开后，改用小火煲3小时，再加盐调味即可。

功效解读：本品具有活血祛瘀、强筋壮骨的功效，适合腰椎间盘突出以及瘀血凝滞之骨折患者食用。

🦴 药材档案

骨碎补性温，味苦，归肾、肝经，具有补肾、活血、止血等功效，主要用于治疗肾虚久泻及腰痛、风湿痹痛、齿痛、耳鸣、跌打闪挫、骨伤、阑尾炎、斑秃、鸡眼等疾病。

对症菜例

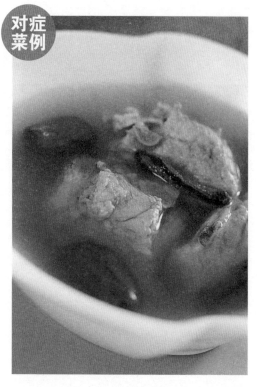

腰椎间盘突出患者 忌 吃的食物

腰椎间盘突出患者忌食性寒生冷的食物，如绿豆、海带、香蕉、冰激凌、西瓜、生黄瓜等，否则会加重病情。以下两类食物也不宜食用。

肥腻食物

不宜食用肥腻食物的原因

腰椎间盘突出患者忌食肥腻食物，如猪肥肉、猪油、奶油等，这些食物的脂肪含量很高。如 100 克猪肥肉中含脂肪 88.6 克，100 克猪油中含脂肪 88.7 克，100 克奶油中含脂肪 97 克。过多的脂肪摄入，会使血液黏稠度升高，影响腰椎的血液供应，从而加重腰椎间盘突出的程度。长期食用这些食物，还有可能引起动脉粥样硬化等心脑血管疾病。

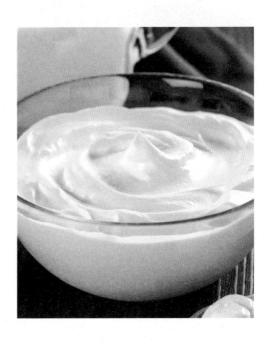

刺激性食物

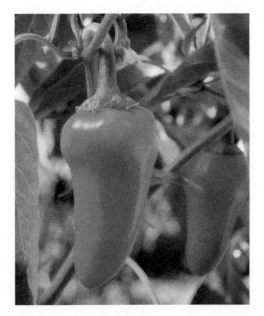

不宜食用刺激性食物的原因

如辣椒、花椒、茴香、芥末、白酒等。这些食物均具有较强的刺激性，其可能刺激腰椎引起局部化学性炎症，使其腰腿痛的病情加重。此外，白酒中的酒精成分乙醛，会刺激神经、血管、肌肉，使椎间盘的压力增加，从而加重腰椎间盘突出患者的病情。另外，也不宜饮用咖啡。咖啡能增加尿钙的排泄，降低肠道对钙的吸收，从而使体内的钙相对缺乏。

痤疮

临床症状

初起皮损多为位于毛囊口的粉刺，在发展过程中可产生红色丘疹、脓疱、结节、脓肿、囊肿及疤痕。粉刺成熟后，表面中央有白色脓点，挤压溃破后可见豆渣样脓性分泌物。皮损好发于颜面部，尤其是前额、颊部、颏部，其次为胸背部、肩部皮脂腺丰富区，对称性分布，偶尔也发生在其他部位。

保健提示

患者不要用手挤压痤疮，否则愈合后容易出现疤痕，影响外观。要注意个人卫生及皮肤清洁，每日用温水和洗面奶洗脸，去除黑头和油腻。保持大便通畅，要定时排便，预防便秘。保持良好的心情，不熬夜，养成良好的生活作息习惯。

治疗原则

痤疮多因机体内雄性激素水平增高，导致皮脂腺分泌过剩所引起，控制皮脂腺分泌可有效治疗此病。其次，当饮食不当导致上火时，也会引起痤疮，对于此类型的痤疮患者，治疗应以清热泻火、消炎杀菌为主。

民间秘方

方一：板蓝根20克，丝瓜250克。板蓝根洗净；丝瓜洗净切片，二者加水大火烧沸，改用小火煮15分钟，去渣饮汤。每日1剂，同时配合药液外洗患处，每日数次。

方二：海带、绿豆、扁豆、甜杏仁各15克，玫瑰花7.5克，白糖适量。将诸药同放锅中，加清水适量煮至豆熟汤浓，加白糖调服，每日1剂。可清热凉血、解毒散结。

宜吃食物

○ 宜　绿豆、冬瓜、薏米、丝瓜、西瓜、苦瓜、苹果、莲子、糙米、鸡蛋、土豆、丹参、牡丹皮、板蓝根、黄连、川芎

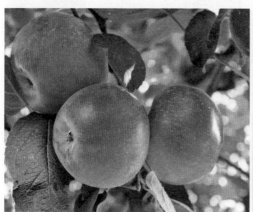
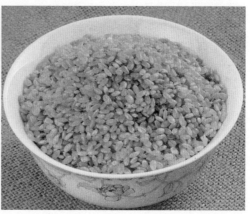

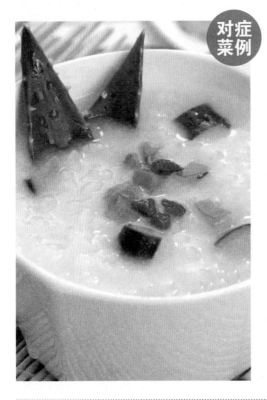

黄瓜芦荟大米粥

原料：黄瓜、芦荟各20克，大米80克，盐2克，枸杞少许。

做法：

❶ 大米洗净，泡发；芦荟洗净，切成小粒备用；黄瓜洗净，切成小块；枸杞洗净。

❷ 锅置火上，注入清水，放入大米煮至米粒熟烂后，放入芦荟、黄瓜、枸杞。

❸ 用小火煮至粥成时，调盐入味即可食用。

功效解读：此粥有滋润皮肤的作用，对面部疤痕、雀斑、痤疮等均有一定的食疗效果。

🌿 食材档案

黄瓜性寒，味甘，归肺、脾、胃经，具有清热、利水、解毒等作用，主治热病口渴、小便短赤、水肿尿少、汗斑等症，对内热火盛引起的痔疮不消有较好的治疗作用。

苦瓜汤

原料：苦瓜400克，盐适量。

做法：

❶ 苦瓜洗净，去籽切片，入沸水中焯一下，避免苦味太重，然后再用清水洗净，控干。

❷ 净锅上火，加入适量清水，先以大火煮开。

❸ 水开后，放入苦瓜，转小火，继续熬煮。苦瓜煮熟后调入盐即可起锅，喝汤吃苦瓜片。

功效解读：本品具有清热泻火、祛痘消痱的功效，适合肺经风热型或热毒内蕴型痤疮患者食用。

🌿 食材档案

苦瓜是治痤疮的佳品。夏季高温高湿，人体出汗多，皮肤分泌皮脂增加，如果衣服透气性能差，痤疮就呈暴发特点，因而夏季是痤疮的高发季节，要多吃苦瓜。

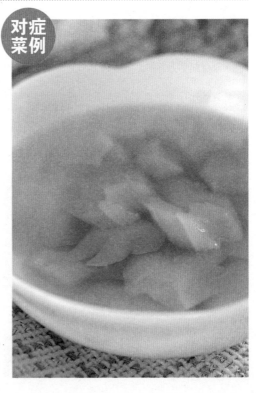

痤疮患者 忌 吃的食物

痤疮患者应忌食会让痤疮加重的发物，如虾、蟹、带鱼、黄鱼等，否则会加重病情。以下两类食物也不宜食用。

肥腻食物

不宜食用肥腻食物的原因

痤疮患者应忌食肥甘厚味食物，如猪肥肉、猪油、腊肠、奶油、巧克力等。这些食物中的脂肪含量很高。现代医学认为，食用过于油腻的食物，可刺激皮脂腺肥大、增生，从而会分泌大量的皮脂，诱发痤疮或引起痤疮患者的病情加重。中医也认为，过食油腻肥厚的食物，可使脾胃蕴热，湿热内生，最后熏蒸于面而致痤疮，故痤疮患者不宜食用这类油腻肥厚的食物。

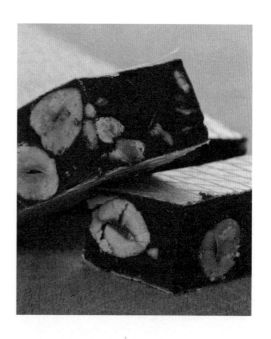

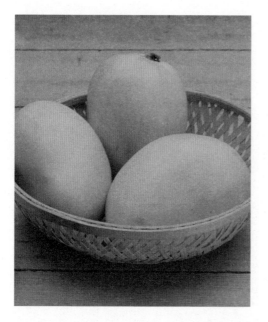

辛热食物

不宜食用辛热食物的原因

羊肉、榴梿、杧果、辣椒、白酒、咖啡等辛热的食物，如过多食用会导致身体燥热积聚，引起"上火"，可加重痤疮患者的湿热程度。还可以使大便燥结，导致便秘，使毒素不能及时排出，诱发或促使痤疮患者病情加重。此外，它们还具有强烈的刺激性，可刺激皮脂腺肥大增生，从而使皮脂量分泌增多，加重痤疮患者的病情。

湿疹

临床症状

急性湿疹发病迅速，皮肤灼热红肿，或见大片红斑、丘疹、水疱、渗水多，甚至有大片渗液及糜烂，瘙痒剧烈，如继发感染，可出现脓包或脓痂。慢性湿疹常因急性、亚急性湿疹反复发作不愈发展而来，表现为患处皮肤浸润肥厚，表面粗糙，呈暗红色或伴色素沉着，皮损往往和鳞屑混合而成鳞屑痂，长期摩擦搔抓能引起显著的苔藓样化。

保健提示

尽量避免外界刺激物刺激和局部刺激，不抓挠，不用力揩擦，不用热水和肥皂烫洗。湿疹发作期，忌食容易引起过敏的食物。患有湿疹的婴儿应注意避免与种痘者和单纯疱疹患者接触，以免发生水痘样疹并发症。

治疗原则

引起湿疹的一个内在因素是患者本身就是过敏体质，当患者接触到某些物质时，就会发生过敏反应，引发湿疹，因此增强机体的抗过敏能力，可有效防治湿疹。湿疹患者常因剧烈瘙痒而痛苦不堪，所以治疗此病的当务之急是止住瘙痒。

民间秘方

方一：取枳实、黄芩、猪苓、知母、瞿麦、通草、升麻、海藻、葵子各3克，地肤子9克共煎汤服用。分3次温服，可祛风止痒、消肿、抗过敏，适用于湿疹患者。

方二：取苦参200克、荆芥500克、白芷500克研为细末，加入适量水和蜂蜜炼成梧桐子大的药丸。每次服用4.5克，每日2次，可止痒消肿。

宜吃食物

〇 **宜**　绿豆、苋菜、苦瓜、木瓜、土茯苓、防己、甘草、防风、白鲜皮、地肤子、牡丹皮、地榆、薄荷、蛇床子、苦参、白芷

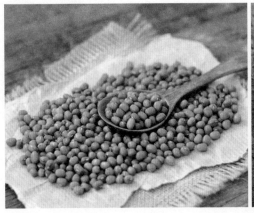
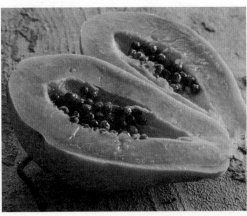

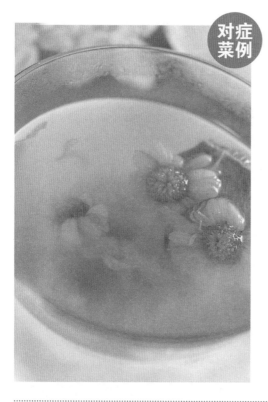

对症菜例

菊花土茯苓汤

原料：野菊花、土茯苓各30克，冰糖10克。

做法：

❶ 将野菊花去杂洗净；土茯苓洗净，切成薄片备用。

❷ 砂锅内加适量水，放入土茯苓片，大火烧沸后改用小火煮10～15分钟。

❸ 加入冰糖、野菊花，再煮3分钟，滤去药渣，取药汁，直接饮用即可。

功效解读： 本品具有清热解毒、利湿止痒的功效，对湿热型湿疹、荨麻疹以及皮肤瘙痒等症均有疗效。

药材档案

　　野菊花性微寒，味苦、辛，归肺、肝经，具有清热解毒、疏风平肝的作用，可用于治疗疔疮、痈疽、丹毒、湿疹、皮炎、痤疮、风热感冒、咽喉肿痛、高血压等症。

马蹄煲乳鸽

原料：马蹄200克，桂圆肉150克，乳鸽1只，大枣、姜各10克，白芷20克，枸杞、鸡精、香油、盐、高汤各适量。

做法：

❶ 马蹄、大枣、白芷、桂圆肉、枸杞洗净；乳鸽去毛及内脏洗净；姜切片。

❷ 锅上火，加水煮沸，放进乳鸽氽烫去血水捞出。

❸ 另起锅入水，将所有材料放入锅中，小火煲2小时至乳鸽熟烂调味即可。

功效解读： 本品有清热祛风、利尿排毒的功效，适合风热型湿疹和荨麻疹患者食用。

药材档案

　　现代医学研究认为，白芷可改善人体微循环，有助于促进皮肤的新陈代谢，去除面部色斑瘢痕，治疗各种皮肤病。白芷还有解热、镇痛与抗炎的作用，可改善湿疹症状。

对症菜例

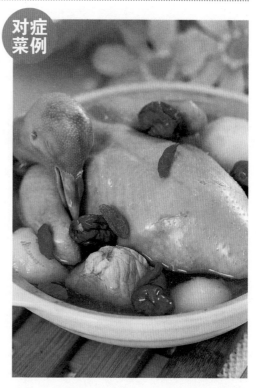

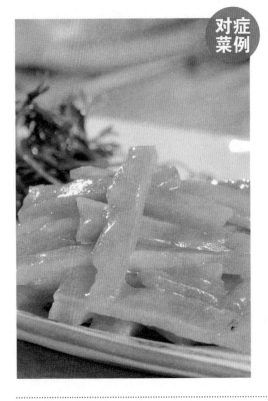

对症菜例

芦荟炒苦瓜

原料： 芦荟350克，苦瓜200克，油、盐、味精、香油各适量。

做法：

❶ 芦荟去皮，洗净切成条；苦瓜去瓤，洗净，切成条。锅中加水烧沸加盐，放入苦瓜条做焯水处理。

❷ 炒锅加油烧热，放苦瓜条煸炒，再加入芦荟条、盐、味精一起翻炒，炒至断生，淋入香油即可。

功效解读： 本品具有清热解毒、利湿止痒的功效，对湿毒内蕴型湿疹患者尤其具有不错的调理作用。

🍲 食材档案

芦荟性寒，味苦，归肝、胃、大肠经，具有清肝热、通便、排毒等作用，可用于治疗便秘、小儿疳积、惊风；外治湿癣、痤疮。痤疮且便秘者，可将其与茯苓、朱砂等配伍应用。

枳实薏米冬瓜粥

原料： 薏米、枳实各50克，猪瘦肉、冬瓜各适量，盐2克，绍酒5毫升，葱8克。

做法：

❶ 薏米泡发洗净；枳实洗净；冬瓜去皮，洗净，切丁；猪瘦肉洗净，切丝；葱洗净，切葱花。

❷ 锅中加水、薏米，以大火煮至米粒开花，加入冬瓜煮至浓稠状。

❸ 再下入猪肉丝、枳实煮熟，调入盐、绍酒，撒上葱花即可。

功效解读： 此粥具有清热燥湿、消炎杀菌的功效，适合湿热型湿疹、荨麻疹患者食用。

🍲 药材档案

枳实性温，味苦、辛、酸，归脾、胃经，具有破气消积、化痰散痞的作用，可用于治疗痞满胀痛、泻痢后重、大便不通、痰滞气阻胸痹、胃下垂、脱肛、子宫脱垂等症。

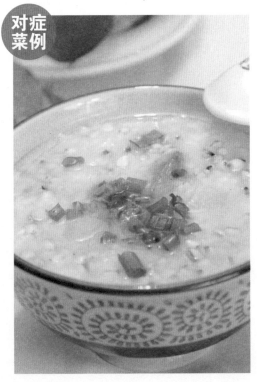

对症菜例

湿疹患者 忌 吃的食物

湿疹患者应忌食一些常见的发物，如芥菜、香菜、香椿头等，这类食物会加重病情。以下两类食物也不宜食用。

肥腻壅滞食物

不宜食用肥腻壅滞食物的原因

湿疹患者应忌食糯米、羊肉、鸡肉、樱桃、荔枝等肥腻壅滞及温热性的食物。中医认为，皮肤湿疹多为湿热之邪在体内滋生，缠绵不愈而致，湿疹患者食用这类食物后可助长湿热之邪，从而使病情加重，加剧皮肤瘙痒、神倦乏力、食欲不振等症状，不利于湿疹患者的病情。现代医学认为，湿疹的引发因素有很多，但是多与变态反应有关，羊肉富含蛋白质，容易引起变态反应，加重病情。

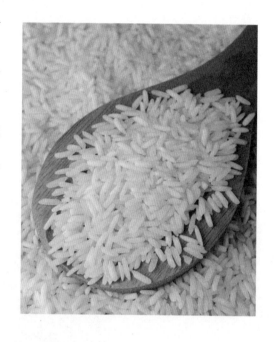

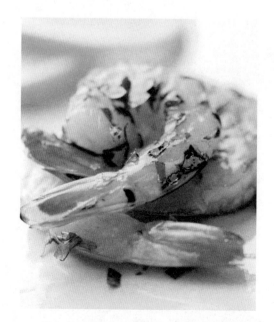

腥臊发物

不宜食用腥臊发物的原因

带鱼、鲤鱼、黄鳝、虾、蟹等属于腥臊发物，湿疹患者食用后可使病情加重，加剧皮肤瘙痒、神倦乏力、食欲不振等症状，不利于湿疹患者的病情。关于这些食物的食用禁忌，古书中早有记载，如带鱼，《随息居饮食谱》有记载云："带鱼，发疥动风，病人忌食。"又如鲤鱼，《随息居饮食谱》中有告诫："鲤鱼，多食热中，热则生风，变生诸病。"

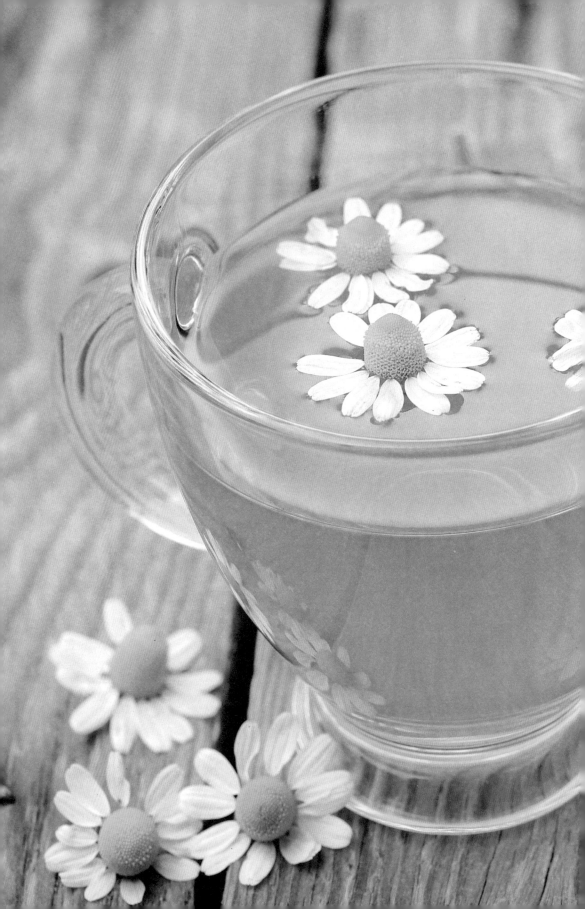

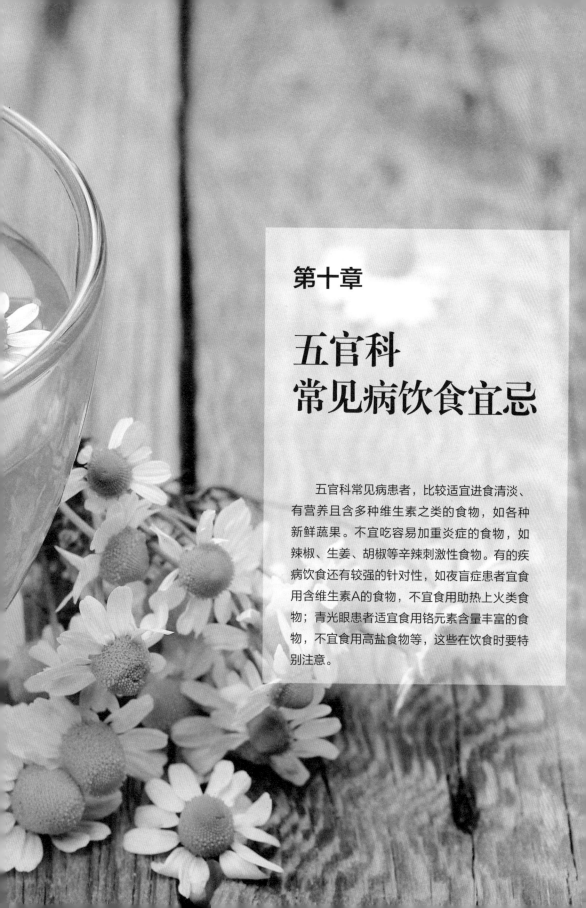

第十章

五官科
常见病饮食宜忌

五官科常见病患者，比较适宜进食清淡、有营养且含多种维生素之类的食物，如各种新鲜蔬果。不宜吃容易加重炎症的食物，如辣椒、生姜、胡椒等辛辣刺激性食物。有的疾病饮食还有较强的针对性，如夜盲症患者宜食用含维生素A的食物，不宜食用助热上火类食物；青光眼患者适宜食用铬元素含量丰富的食物，不宜食用高盐食物等，这些在饮食时要特别注意。

结膜炎

临床症状

患病前与结膜炎患者有接触，发病急，常在感染后1~2天内发病。患者初起双眼发烫、烧灼、畏光、眼红，自觉眼睛磨痛，紧接着眼皮红肿、怕光、流泪；晨起时分泌物多而难以睁眼。有的患者结膜上出现黏液脓性分泌物。患者一般无明显全身症状，病情严重的患者可伴有头痛、发热、耳前淋巴结肿大等症状。

保健提示

患者要注意不用脏手揉眼睛，勤剪指甲，饭前便后要洗手。不能遮盖患眼。应在光线较暗的房间休息，避免强光刺激引起不适，外出可戴墨镜遮光。尽可能避免与患者及其使用过的物品接触，如洗脸毛巾、脸盆等，对个人用品要注意消毒隔离。

治疗原则

结膜炎是由某些病原微生物或细菌感染引起的，具有很强的传染性，可通过毛巾、脸盆、游泳池水等传播给他人。因此，防治病原微生物感染才能有效防治此病。

民间秘方

方一：将桑叶15克、板蓝根15克洗净入锅，加适量清水煮沸后去渣取汁，加入适量蜂蜜即可代茶饮用。可清热散风、解毒明目，适合结膜炎患者饮用。

方二：用金银花10克和绿豆80克搭配，与适量大米一起加水熬成粥后佐餐食用，也非常适合结膜炎患者，可清热解毒、缓解疲劳。

宜吃食物

○宜 橙子、柚子、猕猴桃、柠檬、西红柿、草莓、田螺、丝瓜、苦瓜、马齿苋、桑叶、白菊花、决明子、金银花、板蓝根、薄荷

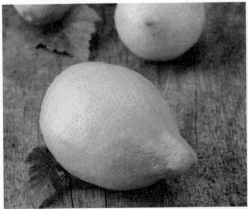
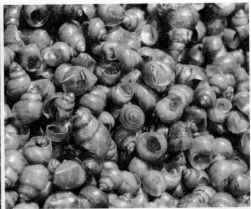

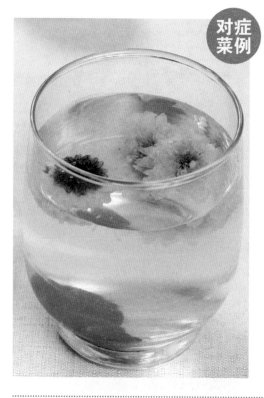

对症菜例

枸杞菊花茶

原料： 白菊花8克，枸杞15克，薄荷5克，冰糖适量。

做法：

❶ 将白菊花、枸杞、薄荷洗净备用。

❷ 将上述三味药材放入保温杯中，用沸水冲泡。

❸ 加盖闷10~15分钟即可，代茶频饮（还可根据个人喜好加入冰糖，不但口感佳，而且疗效更显著）。

功效解读： 本品有清热泻火、清肝明目的作用，还能缓解眼部疲劳，对流行性结膜炎尤其具有较好的治疗效果。

🍃 **药材档案**

　　薄荷性凉，味甘，具有宣散风热、清头目、透疹的作用，可用于风热感冒、头痛、目赤、喉痹、口疮、风疹、麻疹、胸胁胀闷等症，常与荆芥、桑叶、菊花、牛蒡子等配合治疗头痛目赤。

丝瓜猪肝汤

原料： 丝瓜250克，熟猪肝75克，苍术15克，高汤、枸杞各适量，盐4克。

做法：

❶ 将丝瓜洗净，去皮切片；熟猪肝切片备用。

❷ 苍术、枸杞洗净备用。

❸ 净锅上火倒入高汤，调入盐，下入熟猪肝、丝瓜、枸杞、苍术，先大火烧开，再转小火煲至熟即可。

功效解读： 本品具有清热解毒、清肝明目的功效，对目赤肿痛、眼睛分泌物多等症有较好的食疗作用。

🍃 **药材档案**

　　苍术性温，味辛、苦，归脾、胃、肝经，具有燥湿健脾、祛风散寒、明目等作用，可用于治疗脘腹胀满、泄泻、水肿、风湿痹痛、风寒感冒、夜盲、头痛目赤等症。

对症菜例

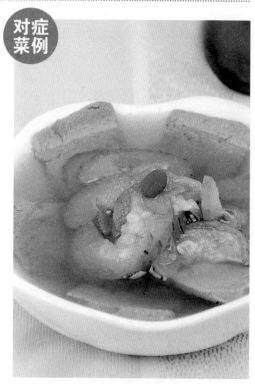

结膜炎患者 忌 吃的食物

结膜炎患者忌食辛辣刺激性食物，如辣椒、生姜、茴香、洋葱、胡椒等，否则会加重炎症。以下两类食物也不宜食用。

腥臊发物

不宜食用腥臊发物的原因

结膜炎患者忌食腥臊发物，如黄鱼、带鱼、鳜鱼、鳝鱼、蟹、虾等腥臊发物，因这类食物会导致风热及热毒之邪更盛，从而加重结膜炎患者的病情。关于这类食物的饮食禁忌，古书中也早有相关的记载，如带鱼，《随息居饮食谱》有记载云："带鱼，发疥动风，病人忌食。"再如蟹，《本草衍义》有记载曰："此物极动风，体有风疾人，不可食。"

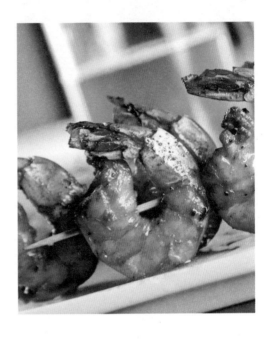

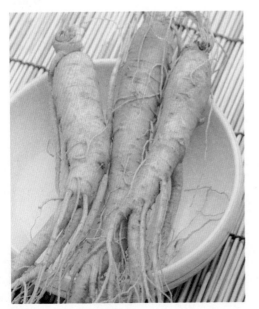

性温热食物

不宜食用性温热食物的原因

如羊肉、鹅肉、人参、荔枝、白酒等。中医认为，结膜炎为风热邪毒或兼胃肠积热侵犯肝经，上攻于目所致，而此类食物性温热，可助邪热毒气，对于结膜炎患者来说，无疑是火上浇油，同时它们还能够损及肝阴，使机体更容易受风热邪毒的侵袭，从而加重病情。此外，鹅肉还是常见的发物，《饮食须知》中指出："鹅卵性温，多食鹅卵发痼疾。"

白内障

临床症状

患者眼前有黑点，发病常呈双侧性，但两眼发病可有先后。在早期，还常有固定不飘动的眼前黑点。患者无痛楚下视力逐渐减弱，对光敏感，经常需要更换眼镜镜片的度数，需在较强光线下阅读，晚上视力比较差，看到颜色褪色或带黄。由于晶状体不同部位屈光力的变化，可有多视、单眼复视等症状。

保健提示

多饮茶可防治白内障。医学研究认为，白内障是由于自由基作用于眼球的晶状体引起的，而茶叶中含有大量的茶多酚，可以阻断体内产生自由基的氧化反应，从而减少体内的自由基。避免在太阳下暴晒，因为紫外线的照射也会加重白内障的症状。

治疗原则

中医认为，白内障与肝脏密切相关，因此治疗本病宜以清肝泻火、养肝明目为主。此外，缺乏维生素C、锌等营养成分也会诱发或加重白内障，因此应多补充维生素C和锌等营养成分。

民间秘方

方一：将桑白皮60克、芒硝18克洗净，放进药罐内，加入适量的水煎洗，倒出澄清的汁液，待其温凉后用来洗眼，每天可洗多次，适合白内障患者。

方二：将桑寄生15克洗净，和煮熟去壳的2个鸡蛋一起放入锅内，加入适量的水煮25分钟，加适量白糖调味即可食用。每日1次，有退翳障、明眼目的功效，适合白内障患者食用。

宜吃食物

○ 宜　动物肝脏、大枣、贝类、鱼类、坚果类、菊花、桑叶、决明子、枸杞叶

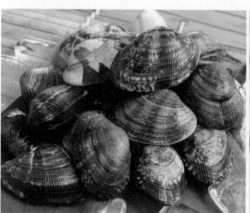
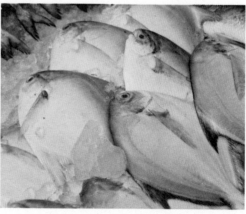

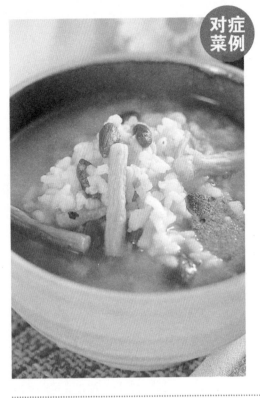

党参枸杞猪肝粥

原料： 党参20克，枸杞30克，猪肝50克，大米60克，盐适量。

做法：

1 猪肝洗净，切片；大米洗净；党参洗净，切段；枸杞洗净备用。

2 将党参、枸杞、猪肝、大米放入锅中，加适量水，大火烧开后转小火同煮成粥。

3 粥将成时，加入盐调味即可食用。

功效解读： 本品具有补肝明目、益气健脾的功效，适合脾胃功能虚弱的白内障患者食用。

药材档案

枸杞含有丰富的胡萝卜素、多种维生素以及钙、铁等对眼睛有益的营养素，有明目之效，对目昏不明、视物不清有很好的调理作用，因此自古就有"明眼子"之称。

肝杞蒸蛋

原料： 猪肝200克，鸡蛋2个，枸杞30克，绍酒10毫升，胡椒粉、盐、味精、姜汁各适量，清汤400毫升。

做法：

1 猪肝去白筋，切成细粒；枸杞用温水浸泡。

2 鸡蛋打入碗内搅散，加入猪肝粒、姜汁、绍酒、味精、盐、胡椒粉拌匀。

3 入味后加一勺清汤，再将蛋液调匀，最后撒上枸杞，入蒸笼蒸熟即成。

功效解读： 本品具有补肝养血、益肾补虚的功效，对白内障患者有较好的调理作用。

食材档案

猪肝中富含维生素A，维生素A是维持视觉功能正常的重要营养素，可调理各种眼科疾病。猪肝还可起到抗眼疲劳、延缓病情的作用。

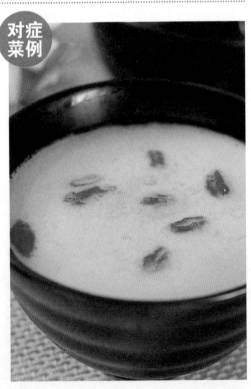

白内障患者 忌 吃的食物

白内障患者应忌食热性和辛辣刺激性食物，如羊肉、白酒、胡椒、花椒等，否则会加重病情。以下两类食物也不宜食用。

高脂肪食物

不宜食用高脂肪食物的原因

白内障患者应忌食脂肪含量很高的食物，如猪肥肉、奶油、牛油、黄油、油条等。一般的猪肥肉的脂肪含量可达 88.6%，奶油的脂肪含量可达 97% 以上。大量的脂肪的摄入，会使血脂水平升高，血液的黏稠度增大，使眼部的营养供给相对缺乏，同时还会造成动脉硬化，使晶状体的营养和代谢失调，从而加重白内障患者的病情。

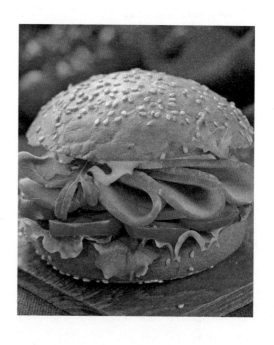

高乳糖食物

不宜食用高乳糖食物的原因

如牛奶、冰激凌、奶酪等。这些乳制品中含有丰富的乳糖，乳糖在乳酸酶的作用下，可分解成半乳糖，半乳糖会干扰人体对奶制品中维生素 B_2 的利用，使其沉积在老年人眼睛的晶状体上，蛋白质容易发生变性，从而导致晶状体透明度降低，诱发白内障或加重白内障患者的病情。此外，冰激凌等寒冷刺激食物还会使血液凝滞，影响眼部的血液循环，从而加重白内障患者的病情。

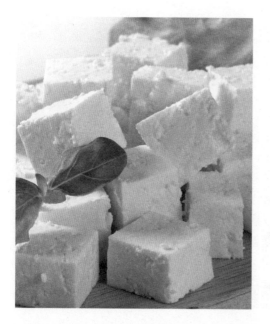

夜盲症

临床症状

夜盲症是指夜间或白天在黑暗的环境中不能视物或视物不清的一种疾病。早期有夜盲，即在白天可以看见东西，一到夜晚看东西便不清楚。初期视野慢慢缩窄，晚期形成管状视野，只能看见前面中央部分的东西，看不见周边的东西。患者最后视力、视野、眼底都有改变，病情不断地进展，视力逐渐减退，直至失明。

保健提示

夜盲症患者应尽量避免在夜间以及天气状况不好的白天外出或开车。如要开车，应保持前灯的干净，以增加可见度，在光线不足的白天，应避免佩戴太阳镜。服用大量的维生素A虽然可在短期内使症状改善，但须在临床医生的指导下服用。

治疗原则

视网膜是靠一种叫作视紫红质的色素来看清暗光线下的东西的，若缺乏维生素A，则视紫红质就少，因而容易引起夜盲症。因此，补充足量的维生素A，可有效治疗因维生素A缺乏所引起的夜盲症。中医认为，肝开窍于目，因此滋养肝肾对此病也有一定的治疗作用。

民间秘方

方一：将桑叶20克、猪肝150克、姜3克一同煲汤食用。每日1次，有清热明目的功效，适用于视物模糊、夜盲症患者。

方二：将绣球防风全草20克放入锅内，加入水熬煮内服。每日1剂，分两次服，专治夜盲症，对皮疹、疳积、痈肿也有很好的疗效。

宜吃食物

○宜   猪肝、羊肝、鸡肝、鸭肝、胡萝卜、鱼肝油、苹果、南瓜、牡蛎、花生、玉米、桑叶、桑葚、枸杞、女贞子、何首乌

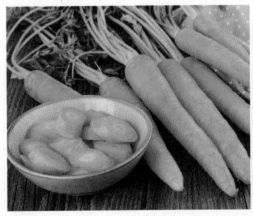
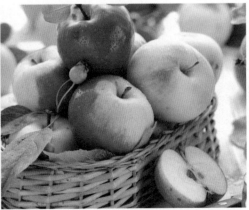

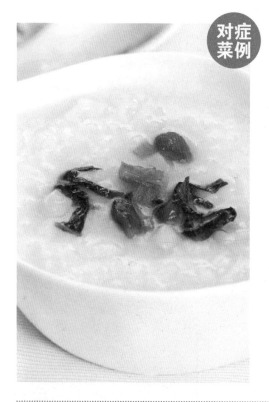

对症菜例

菠菜玉米枸杞粥

原料：菠菜、玉米粒、枸杞各15克，大米100克，盐3克，味精1克。

做法：

❶ 大米泡发洗净；枸杞、玉米粒洗净；菠菜去根，洗净，切成碎末。

❷ 锅置火上，注入适量清水后，放入大米、玉米、枸杞用大火煮开，再转小火煮至米粒开花。

❸ 再放入菠菜，用小火煮至粥成，调入盐、味精即可食用。

功效解读：此粥具有滋阴养血、养肝明目、降低眼内压的作用，适合夜盲症、青光眼患者食用。

🍲 食材档案

　　菠菜性平，味甘，归肝、胃、大肠、小肠经，具有养血止血、平肝润燥的作用，可用于治疗头痛、目眩、目赤、夜盲症、消渴引饮、便闭、痔疮等症。

何首乌炒猪肝

原料：猪肝300克，韭菜花250克，何首乌15克，当归10克，原味豆瓣酱8克，盐3克，淀粉5克，油适量。

做法：

❶ 猪肝洗净，余烫去腥，捞出切成薄片，备用。

❷ 韭菜花洗净，切成小段；将何首乌、当归洗净，放入清水中煮沸，转小火续煮10分钟，滤去药汁后，与淀粉混合均匀。

❸ 起油锅烧热，下豆瓣酱，与猪肝、韭菜花翻炒，倒入与药汁混合后的水淀粉炒至熟，加盐即可。

功效解读：本品具有滋阴补血、养肝明目的功效。

🍲 食材档案

　　韭菜花富含钙、磷、铁、胡萝卜素，其中的胡萝卜素被人体摄入后可转化成对眼睛有益的维生素A，是目前补充维生素A最安全的方式。

对症菜例

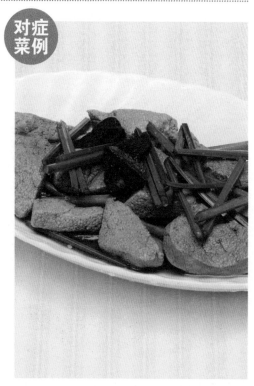

夜盲症患者 忌 吃的食物

夜盲症患者不宜饮用含有酒精、咖啡因的饮品，如白酒、啤酒、咖啡、浓茶等。这类食物影响神经功能，不利于病情。以下两类食物也不宜食用。

辛辣刺激性食物

不宜食用辛辣刺激性食物的原因

夜盲症患者不宜食用辛辣刺激性食物，如花椒、辣椒、大蒜、桂皮、丁香、茴香、砂仁、大葱等。食用这类辛辣刺激的食物后，会助长体内的邪热毒气，损及肝阴，肝开窍于目，从而使双目失养，使病情加重。关于该类食物的食用禁忌，古书早有相关记载，如胡椒，古书认为其有"动火燥液，耗气伤阴"之弊。

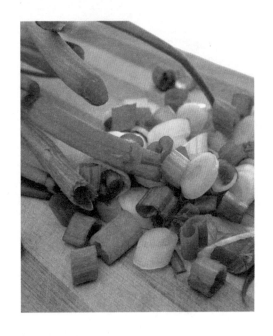

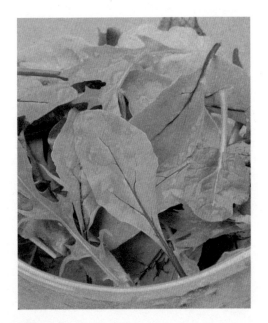

伤眼食物

不宜食用伤眼食物的原因

如雪里蕻、莴苣。雪里蕻，性温，味辛，容易助热上火，从而损人元气，关于它的食用禁忌，《本草纲目》中早有记载曰："久食则积温成热，辛散太甚，耗人真元，肝木受病，昏人眼目。"近代临床研究发现，有人因过多食用莴苣而引起夜盲症，故夜盲症患者也不宜食用莴苣。

青光眼

临床症状

急性闭角型青光眼患者患眼侧头部剧痛、眼球充血、视力骤降。亚急性闭角型青光眼患者仅轻度不适，患者视力下降，眼球充血。慢性闭角型青光眼患者自觉症状不明显，发作时轻度眼胀、头痛，阅读困难。原发性开角型青光眼发病隐蔽，早期一般无任何症状，当病变到一定程度时，可出现轻度眼胀、视力疲劳和头痛。

保健提示

患者要保持愉快的情绪，防止眼内压升高；保持良好充足的睡眠；避免在光线暗的环境中工作；避免过度劳累；不要暴饮暴食；常检查自己的眼球是否发硬、看灯光有无虹圈；防止便秘，避免引起眼内压升高；经常进行体育锻炼，增强体质。

治疗原则

继发性青光眼多因外伤、炎症、肿瘤等破坏了眼睛结构，使得眼球中的房水循环受阻而导致眼内压升高，进而导致青光眼。因此，解除房水循环受阻可以缓解此症。此外，铬与视力减退及近视有一定关系，应适当补充铬元素。

民间秘方

方一：将200克芦荟洗净去皮，切小丁后，放入锅中，加入适量清水煮沸后熄火，待其凉后过滤取芦荟汁，加入20毫升蜂蜜搅拌均匀可饮。每日1次，有助于减轻眼压，适用于青光眼患者。

方二：将9~15克羌活洗净，放入锅里，加适量的水煎煮，取汁服。每日1次，适用于青光眼患者。

宜吃食物

○宜 马齿苋、马蹄、香蕉、白萝卜、梨、柠檬、玉米、小米、牛肉、糙米、粗面粉、红糖、葡萄、熟地、枸杞

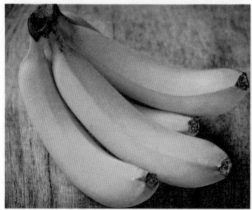
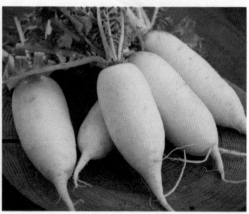

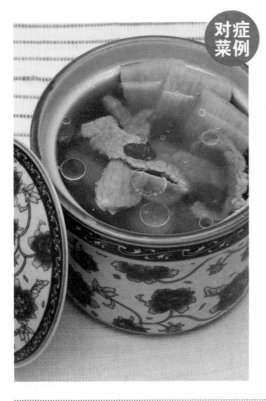

枸杞牛肉汤

对症菜例

原料： 新鲜山药200克，枸杞20克，牛肉500克，盐3克。

做法：

① 牛肉洗净，放沸水中余水后捞起，再冲净1次，待凉后切成薄片备用；山药削皮，洗净切片。

② 将牛肉放入炖锅中，加适量水，以大火煮沸后转小火慢炖1小时。

③ 加入山药、枸杞，续煮10分钟，加盐调味即可。

功效解读： 本品具有养肝明目的功效，对眼科疾病有一定的食疗作用，适合青光眼患者食用。

🍲 **食材档案**

　　山药是药食两用的食物，《本草求真》中说它"本属食物，气虽温而却平，为补脾肺之阴。是以能润皮毛，长肌肉，味甘兼咸，又能益肾强阴"。因此常用来滋补身体。

蝉花熟地猪肝汤

原料： 蝉花10克，熟地12克，猪肝180克，大枣6颗，盐、香油各适量。

做法：

① 蝉花、熟地、大枣洗净；猪肝洗净，切薄片，加香油腌制片刻。

② 将蝉花、熟地、大枣放入瓦煲内，注入适量清水，大火煲沸后改为中火煲约2小时，放入猪肝滚熟。

③ 放入盐调味即可。

功效解读： 本品可滋补肝肾、养血明目，常食对青光眼、夜盲症等均有改善作用。

🍲 **药材档案**

　　蝉花性寒，味甘，归肺、肝经，具有疏散风热、透疹、息风止痉、明目退翳等作用，可用于治疗外感风热、头昏、咽痛、目赤肿痛、翳膜遮睛、小儿惊风、夜啼等症。

对症菜例

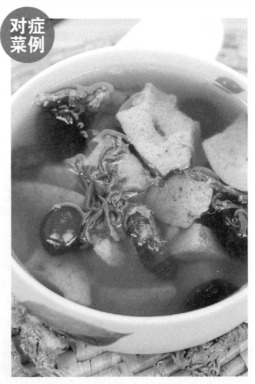

青光眼患者 忌 吃的食物

青光眼患者限制饮水，慎摄入含有刺激血管的酒精、咖啡因、茶碱类的食物，否则会加重病情。以下两类食物也不宜食用。

高盐食物

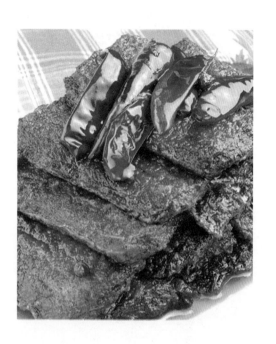

不宜食用高盐食物的原因

青光眼患者慎食过咸及发物，如雪里蕻、咸肉、咸鱼、腌菜、皮蛋、带鱼、黄鱼等。这些食物的含盐量很高，如腌渍的雪里蕻中含钠量可达3.3%。摄入过多的钠会造成水钠潴留，引起水肿、血压升高，从而引起眼内压增加，加重青光眼患者的病情。而带鱼、黄鱼等为海鲜发物，青光眼患者食用后可引起病情的急性发作或加剧病情，故也不宜食用。

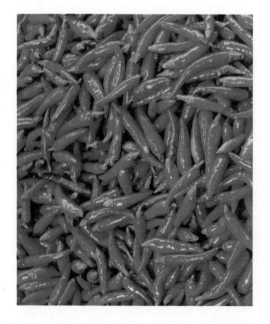

刺激性食物

不宜食用刺激性食物的原因

如辣椒、胡椒、桂皮、生姜等。这类辛辣刺激的食物均为性热之品，有助热上火之弊，青光眼患者食用后会使病情加重。而古书中也有相关的记载，如胡椒，古书认为其有"动火燥液，耗气伤阴"之弊。《本草备要》中也有记载说："多食目昏。"《随息居饮食谱》也有记载曰："多食损目，目疾者忌之。"故青光眼患者不宜食用胡椒等辛辣刺激性食物。

口腔溃疡

临床症状

轻型口腔溃疡表现为溃疡呈圆形或椭圆形，大小、数目不等，分布较散，溃疡面边缘整齐，周围有红晕，有疼痛感。疱疹样口腔溃疡表现为溃疡小且数目可多达20个，分布较广泛，患者有疼痛并伴有头痛、低热等全身症状。腺周口腔溃疡，溃疡好发于唇内侧及口角区黏膜，多单个发生，且大而深，边缘隆起，底不平，微硬，病程较长，愈后易留下瘢痕。

保健提示

口腔溃疡通常发生在身体免疫力下降，疲劳，维生素、微量元素缺乏的情况下，这时应保证休息和补充维生素。另外，还可以用温水漱口，然后在溃疡面敷上少量的原汁蜂蜜，重复多次，可使溃疡快速恢复。

治疗原则

大多数口腔溃疡与饮食上火有关，治疗宜清热泻火。其次，缺锌也会导致或加重溃疡，影响创面愈合，因此缺锌的口腔溃疡患者宜补锌。复发性口腔溃疡常与缺乏B族维生素有关，此类口腔溃疡患者，治疗时宜补充足够的B族维生素。

民间秘方

方一：取决明子、牛膝各10克，沙参、枸杞各15克，煎取药汁饮用。每日一次，有滋阴清热、抑制口腔细菌的功效，适用于口腔溃疡患者。

方二：取20克决明子、10克枸杞、3克菊花分别洗净，入杯中加沸水冲泡，闷15分钟即可代茶饮用。可疏风清热、清肝泻火、活血解毒，适合口腔溃疡患者饮用。

宜吃食物

○宜　绿豆、赤小豆、薏米、苦瓜、牡蛎、动物肝脏、瘦肉、蛋类、西红柿、胡萝卜、菠菜

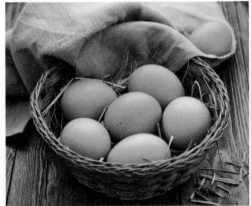
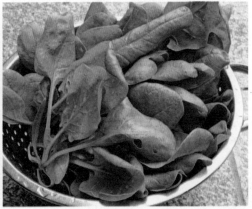

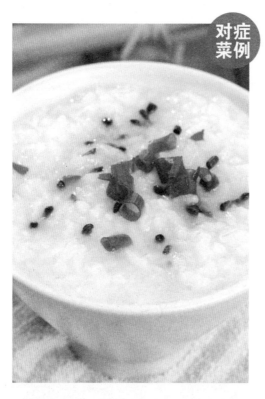

大米决明子粥

对症菜例

原料：大米100克，决明子、枸杞各适量，盐2克，葱8克。

做法：

❶ 大米泡发，洗净；决明子、枸杞洗净；葱洗净，切葱花。

❷ 锅置火上，倒入清水，放入大米，以大火煮至米粒开花。

❸ 加入决明子、枸杞煮至粥呈浓稠状，调入盐拌匀，再撒上葱花即可。

功效解读： 此粥具有抑制口腔细菌的作用，对口腔溃疡有食疗作用。此粥还有润肠通便的功效。

🍲 **药材档案**

　　决明子具有抗菌作用，对葡萄球菌、白喉杆菌、伤寒杆菌、副伤寒杆菌、大肠杆菌均有抑制作用。决明子还可抗真菌，对奥杜盎小孢子菌、许兰黄癣菌及石膏样小孢子菌有抑制作用，可防治口腔溃疡。

黄连甘草饮

对症菜例

原料：黄连8克，甘草、连翘、玄参、玉竹各5克，白糖适量。

做法：

❶ 将黄连、甘草、连翘、玄参、玉竹洗净，放入炖盅内，然后加入适量的清水，用小火蒸煮大约5分钟。

❷ 取汁倒入杯中加入适量白糖，搅拌均匀等稍凉后即可饮用。每日3次，温热服用。

功效解读： 本品有清热泻火、生津止渴的作用，可辅助治疗口腔溃疡、目赤肿痛、热泻腹痛、咽喉肿痛等症。

🍲 **药材档案**

　　黄连味道极苦，一般苦味食物有降泄燥湿、泻火存阴的作用，常用来治疗阴虚所致各种上火症状，如口腔溃疡、便秘、目赤等症。现代医学也认为，黄连有抗菌、抗病毒作用，可治疗口腔溃疡。

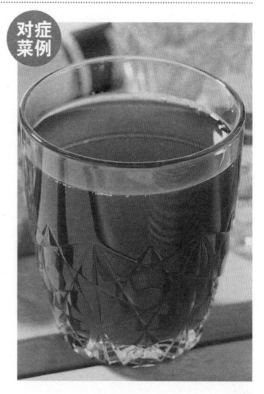

口腔溃疡患者 忌 吃的食物

口腔溃疡患者应忌食干硬食物，如槟榔、炒黄豆、老玉米粒等。这类食物太硬，咀嚼时会摩擦到口腔的溃疡面，加重疼痛。以下两类食物也不宜食用。

性温热食物

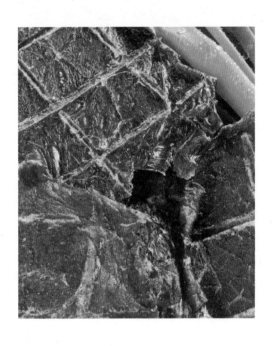

不宜食用性温热食物的原因

如羊肉、牛肉、狗肉等。这些食物都是燥热伤阴之品，而中医认为，口腔溃疡的主要原因是阴虚内热、虚火上扰，食用羊肉、狗肉、牛肉无疑是助长了"内热"和"虚火"，使口腔溃疡患者的病情加重。而且羊肉、狗肉、牛肉均为高蛋白食物，口腔溃疡患者食用后容易造成消化不良，加重胃的消化负担。

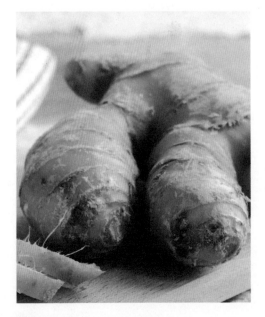

辛辣食物

不宜食用辛辣食物的原因

口腔溃疡患者不宜食用辛辣食物，如韭菜、生姜、酒、辣椒、花椒、胡椒、桂皮、八角、小茴香等。这类食物不但具有很强的刺激性，而且还具有"发散"作用，容易"耗气"、上火，导致机体免疫力降低，刺激溃疡面，使口腔溃疡创面进一步扩大，加重疼痛。

鼻炎

临床症状

间歇性和交替性鼻塞，在白天、天热、劳动或运动时鼻塞减轻，而夜间、静坐或寒冷时鼻塞加重。或侧卧时，居下侧之鼻腔阻塞，上侧鼻腔通气良好。多涕，鼻涕常为黏液性或黏脓性，偶成脓性，多有腥臭味。患者嗅觉下降，伴有头痛、头昏。慢性鼻窦炎多表现为头沉重感，说话呈闭塞性鼻音。多数人有疲倦、记忆力减退、失眠、食欲不振等症状。

保健提示

患者应常开窗，保持室内通风，注意家居卫生，避免过敏源，如螨虫、花粉等。平时应注意锻炼身体，参加适当的体育活动。鼻塞时不宜强行擤鼻涕，不要用手挖鼻，不宜长久使用具有收缩血管作用的滴鼻剂。

治疗原则

单纯性鼻炎多因细菌感染引起，治疗应注重消炎杀菌、通鼻窍，改善患者鼻塞、鼻痒、流脓涕等症状。而过敏性鼻炎，治疗应以抗过敏、抗变态反应为主，主要改善患者敏感体质，缓解鼻痒、喷嚏连连等症状。

民间秘方

方一：慢性鼻炎患者可将苍耳子12克、辛夷9克、白芷9克、薄荷4.5克、茶叶2克、葱白2根，烘干并研成粉末，将粉末入杯中用沸水冲泡即可代茶饮用。每日1次，可宣肺通窍、消炎止痛、消肿排脓，使通气顺畅。

方二：将苍耳子5克、辛夷5克、冰片0.5克研成极细的粉末吹入鼻中，可治慢性鼻炎。

宜吃食物

○宜 鱼类、杏仁、核桃、豆腐、蘑菇、黄花菜、辛夷、白芷、细辛、苍耳子、金银花、鱼腥草

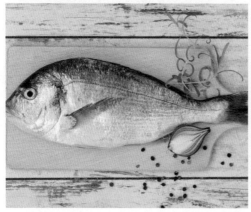
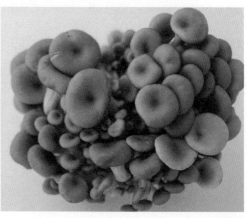

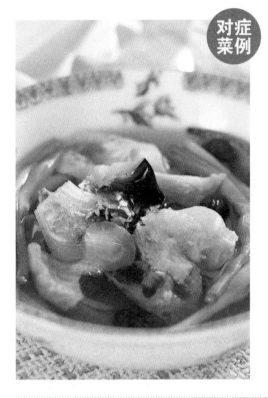

对症菜例

黄花菜鱼头汤

原料：鳙鱼头100克，大枣、黄花菜各15克，苍耳子6克，白芷、白术各8克，细辛5克，油、生姜片、盐各适量。

做法：

❶ 将鳙鱼头洗净，切块，锅内放油，烧热后把鱼头稍煎一下，盛出备用。

❷ 将所有材料放入砂锅中，加水适量，以小火炖煮2小时。

❸ 最后加盐调味即可。

功效解读：本品具有消炎通窍的作用，适合鼻炎患者食用，可缓解鼻塞流涕、打喷嚏、头痛头昏、鼻痒的症状。

🌿 药材档案

　　细辛性温，味辛，归心、肺、肾经，具有祛风散寒、通窍止痛、温肺化痰等作用，可治疗风寒感冒、头痛、牙痛、鼻塞鼻渊、风湿痹痛、痰饮喘咳等症。

金银花鱼腥草白芷茶

原料：金银花15克，鱼腥草、白芷各10克，辛夷8克，白糖适量。

做法：

❶ 将金银花、鱼腥草、白芷、辛夷洗净，备用。

❷ 将洗净的药材放入炖盅内，然后加入适量的清水，大火烧开后，再转小火蒸煮大约5分钟。

❸ 取汁倒入杯中加入适量白糖，搅拌均匀等稍凉后即可饮用。

功效解读：本品有清热解表、通窍排脓的作用，可辅助治疗风热感冒引起的鼻塞以及慢性鼻炎、鼻窦炎等症。

🌿 药材档案

　　辛夷性温，味辛，归肺、胃经，具有散风寒、通鼻窍的作用，常用于治疗风寒头痛、鼻塞不通、鼻渊、鼻流浊涕等症，是各类型鼻炎患者必不可少的治疗药材。

对症菜例

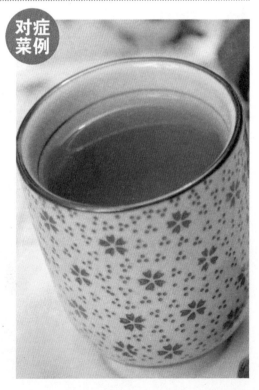

鼻炎患者 忌 吃的食物

鼻炎患者应忌食容易引起过敏的食物，如虾、蟹等，这些食物会作用于鼻黏膜，从而引起过敏性鼻炎或加重鼻炎患者的病情。以下两类食物也不宜食用。

寒凉食物

不宜食用寒凉食物的原因

如苦瓜、黄瓜、冰激凌、冷饮等。中医认为，鼻炎是由于肾虚、气不归元导致脾气虚、肺气虚，肺气虚则卫表不固，风寒乘虚而入，侵入机体而致病。所以，中医常将鼻炎辨证分为肺气虚，或肺脾两虚、肺肾两虚，又或肺、脾、肾三脏俱虚，而这些生冷寒凉的食物最容易损肺脾阳气，加重风寒之邪在体内的积聚，使虚寒症状加重。

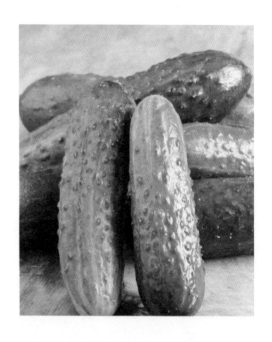

辛辣食物

不宜食用辛辣食物的原因

辣椒、胡椒、芥末等食物均具有强烈的刺激性，可刺激鼻腔黏膜，使其充血、水肿，加重鼻炎的症状，而且辣椒、胡椒、芥末等食品均为燥热之品，多食会助热上火，对于感染风热之邪，致热毒浊涕阻鼻窍而致的鼻炎患者来说，食用后只会加重热毒的积聚，从而加重病情。

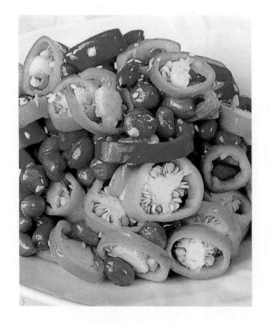

咽炎

临床症状

急性咽炎起病急，初起时咽部干燥，灼热；继而疼痛；可伴发热、头痛、食欲不振和四肢酸痛，大便干、口干渴；侵及喉部，可伴声嘶和咳嗽。如果急性咽炎治疗不及时，会反复发作，转为慢性咽炎。慢性咽炎主要表现为咽部不适，干、痒、胀，分泌物多而灼痛，咽痒引起阵阵刺激性咳嗽，易干呕，咽部有异物感，咯之不出，咽之不下。

保健提示

咽炎患者要积极防治口鼻疾病，注意口腔卫生，坚持早晚及饭后刷牙；要戒烟戒酒，减少有害气体的刺激；要保持室内合适的温度和湿度，开窗通气，保持室内空气新鲜；加强锻炼，增强体质，预防呼吸道感染。

治疗原则

慢性咽炎与患者自身免疫功能低下有直接关系，因此，只要增强患者的抗病能力，便可治愈此病。急性脓毒性咽炎多由溶血性链球菌引起，症状较严重，咽喉部红肿化脓，治疗时应以杀灭溶血性链球菌为主。

民间秘方

方一：将麦冬15克、玄参10克、桔梗10克、甘草6克用水煎服。每日1剂，频频饮用，可清热利咽、化痰止咳，对慢性咽炎有较好疗效。

方二：取马鞭草（叶子）10克，洗净捣成汁，加入人乳调和，分2～3次含服。每日1次，可清热、消炎、止痛，治疗咽喉疼痛，对慢性咽炎反复发作有很好的疗效。

宜吃食物

○ **宜**　香菇、猴头菇、老鸭、木耳、银耳、薏米、人参、灵芝、蒲公英、鱼腥草、薄荷

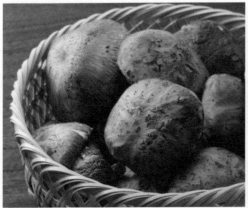
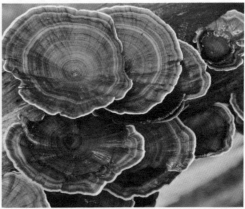

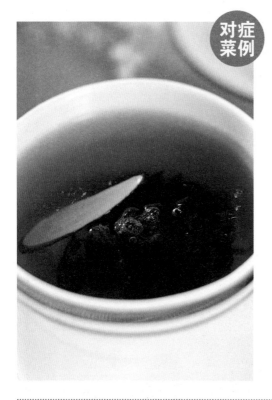

甘草汤

原料：甘草5克，胖大海、玄参、玉竹各10克，白糖少许。

做法：

❶ 将玄参、玉竹、甘草分别洗净放入锅内。

❷ 锅置于火上，加适量清水，开火，以大火煮沸15分钟后离火。

❸ 加入白糖，最后加入洗净的胖大海，凉后放入冰箱，饮用时取出即可。

功效解读：本品有清热利咽、生津止渴的作用，可解咽喉干燥，对干燥性咽炎有很好的疗效。可代茶频饮。

🌰 药材档案

　　胖大海性寒，味甘，归肺、大肠经，具有清热润肺、利咽解毒、润肠通便的作用，经常用胖大海泡茶喝，可治疗肺热声哑、干咳无痰、咽喉干痛、热结便闭、头痛目赤等症。

蒲公英罗汉果茶

原料：罗汉果1颗，胖大海5颗，蒲公英10克，冰糖适量。

做法：

❶ 将罗汉果洗净后，拍碎；胖大海、蒲公英洗净，备用。

❷ 将罗汉果、胖大海、蒲公英放进锅内，加1500毫升水，煮开后小火再煮20分钟，滤渣。

❸ 加入适量冰糖调味即可。

功效解读：本品具有润喉爽声、化痰清热、益气补虚的功效，适合咽喉充血疼痛、口干咽燥、咳吐黄痰的患者饮用。

🌰 药材档案

　　罗汉果性凉，味甘，归肺、大肠经，具有清热润肺、滑肠通便的作用，可用于肺火燥咳、咽痛失音、肠燥便秘等症。罗汉果对身体无毒副作用，用嗓子频繁的人（如教师、歌手等）可常用罗汉果泡茶喝。

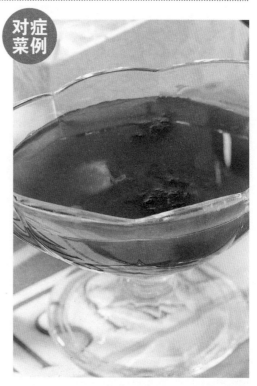

咽炎患者 忌 吃的食物

咽炎患者忌食燥热食物，如羊肉、狗肉等，否则可助热致燥，使津液亏损，不利于咽炎患者的病情。以下两类食物也不宜食用。

辛辣刺激性食物

不宜食用辛辣刺激性食物的原因

咽炎患者应忌食姜、胡椒、辣椒、芥末、大蒜等辛辣刺激性食物。这些食物食用后咽喉部有灼热感，易引起咽喉干燥、疼痛、充血等症状，甚至可使咽喉黏膜发生溃疡，加重咽炎患者的病情。此外，此类食物均属于性温热的食物，食用后可助热致燥，使津液亏损，对干燥性咽喉不利，也可导致咽喉溃疡面化脓，引起脓毒性咽炎。

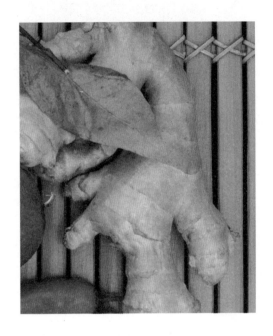

燥热食物

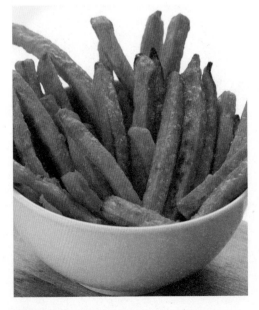

不宜食用燥热食物的原因

如炸薯条、炒花生、爆米花、炒瓜子等。经过炸、烤、爆等烹调方式制作出来的食物，表面较粗糙，下咽时会刺激咽喉的局部黏膜，加重咽部的不适感。此外，此类食物均属于性热之品，食用后可助热致燥，使津液亏损，从而加重咽炎患者的病情。花生等原本是性平之物，但是经过炒制的花生由于"结合水"氢键被破坏掉，而变成了性燥热的食物了，所以咽炎患者也不宜食用。

腮腺炎

临床症状

患者主要表现为一侧或两侧耳垂下肿大，肿大的腮腺常呈半球形，以耳垂为中心边缘不清，表面发热有触痛，张口或咀嚼时局部感到疼痛。腮腺在发病初期的3~5天，患者可有发热、乏力、肌肉疼痛、食欲不振、头痛、呕吐、咽痛等症状，但多数儿童患者症状不重或不明显。

保健提示

患者在呼吸系统疾病流行期间，尽量减少到人群拥挤的公共场所；出门应戴口罩。养成良好的个人卫生习惯，做到勤洗手、勤通风、勤晒衣被、勤锻炼身体、多喝水。家人一旦发现孩子患疑似流行性腮腺炎，有发热或出现上呼吸道感染症状时，应及时到医院诊治，有利于早期康复。

治疗原则

腮腺炎多因感染腮腺病毒引起，因此治疗本病首先要使用抗腮腺炎病毒药。由于患者的腮腺肿胀疼痛，因此应多吃清淡易消化的流质、半流质食物，避免咀嚼加重腮腺疼痛。此外，治疗流行性腮腺炎还应抗感染、清热解毒。

民间秘方

方一：将黄柏10克、苍术10克分别洗净，入锅中加适量水，以大火煮沸后转小火熬30分钟，去渣取汁后加少许冰糖末调匀代茶饮，可抑制腮腺炎病毒。

方二：将金银花、薏米各30克，茯苓、川牛膝各20克，苍术、白术各12克一起煎汤服用。每日1剂，分两次服，可清热解毒。

宜吃食物

○ 宜

香菜、绿豆、赤小豆、西瓜、马齿苋、板蓝根、金银花、黄连、连翘、苍术、鱼腥草、丹参

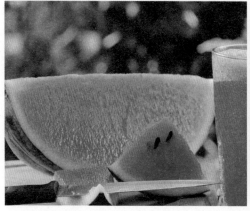
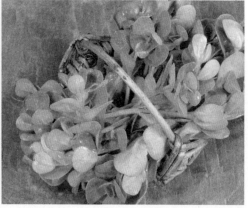

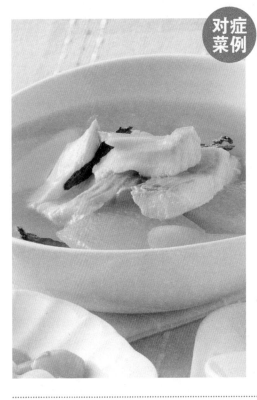

黄连冬瓜鱼片汤

对症菜例

原料： 鲷鱼100克，冬瓜150克，黄连8克，大青叶10克，盐2小匙。

做法：

① 鲷鱼洗净，切片；冬瓜去皮洗净，切片；黄连、大青叶放入纱布袋。

② 鲷鱼、冬瓜和纱布袋放入锅中，加入清水，以中火煮至熟。

③ 取出纱布袋，加入盐调味，关火即可食用。

功效解读： 本品具有发散风热、泻火排毒、消肿止痛的功效，适合急性腮腺炎患者食用。

🌿 **药材档案**

　　大青叶性寒，味苦，归心、胃经，具有清热解毒、凉血消斑的作用，可用于治疗温邪入营、高热神昏、发斑发疹、黄疸、热痢、痄腮、喉痹、丹毒、痈肿等症。

板蓝根排毒茶

原料： 板蓝根、甘草各5克，小麦牧草粉2克，柠檬汁5毫升，蜂蜜适量。

做法：

① 板蓝根、甘草分别洗净，沥干水，备用。

② 砂锅洗净，加入适量清水，放入板蓝根和甘草，以大火煮沸后转入小火，续煮30分钟左右。

③ 加入小麦牧草粉续煮，去渣取汁待凉，加入柠檬汁、蜂蜜，拌匀即可。

功效解读： 本品有清热解毒、消炎止痛的作用，适合流行性腮腺炎、流感及流脑患者饮用。

🌿 **药材档案**

　　现代医学研究发现，甘草可抗炎和抗变态反应，临床常用作缓和剂，对咳嗽、咳痰、咽喉炎有较好的治疗作用。甘草制剂还能促进胃部黏液生成和分泌，有助于治疗胃病。

对症菜例

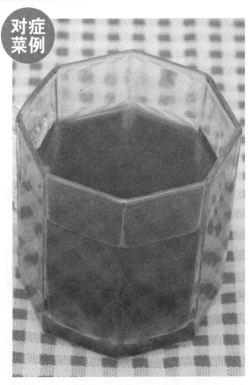

腮腺炎患者 忌 吃的食物

腮腺炎患者应忌食鹅肉、虾、蟹、带鱼、鲤鱼等发物，否则会加重病情。以下两类食物也不宜食用。

温热食物

不宜食用温热食物的原因

如羊肉、牛肉、桂圆、桃子、鸡肉等。中医认为，腮腺炎是由于机体感受风湿邪毒所致，伴有发热、腮腺肿大等火热邪毒之症，故饮食宜冷不宜温热。而鸡肉、羊肉、牛肉、狗肉、桃子、桂圆均属于性温热之物，食用后可助热上火，加重腮腺炎患者的病情。且桃子、桂圆还是味甘酸、味甜之物，能刺激腮腺分泌液增多，加重疼痛和肿胀，故不宜食用。

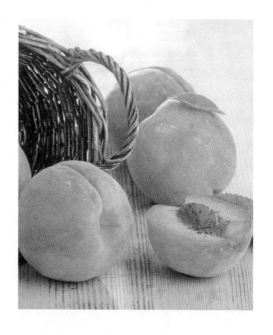

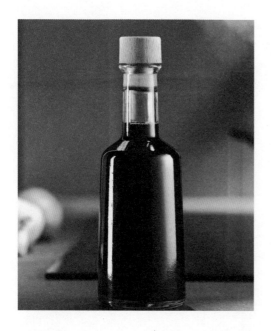

致病发物

不宜食用致病发物的原因

腮腺炎患者应忌食酸、辣、过甜、坚硬的食物，如辣椒、生姜、醋、巧克力等。这些食物非酸即辣或甜，能刺激腮腺分泌液增多，加重腮腺疼痛，还会导致腮腺炎病灶扩散，加重红、肿、热、痛的症状。而且这些刺激性的调味品同时也是性热之品，对于腮腺炎患者来说无疑是火上浇油。烙饼等质地坚硬的食物会加重腮腺炎患者张口受限、咀嚼疼痛的症状，故腮腺炎患者也不宜食用。

耳鸣、耳聋

临床症状

轻度耳鸣间歇发作，仅在夜间或安静的环境下出现耳鸣；中度耳鸣表现为持续耳鸣，在十分嘈杂的环境中仍感到耳鸣；重度耳鸣表现为持续耳鸣，严重影响听力和注意力，经常听不清别人的讲话；极重度耳鸣表现为长期持续的耳鸣，常有头晕目眩症状，面对面交谈都难以听清对方的讲话。耳聋表现为早期常不自觉，在发作期可感听力减退。

保健提示

耳鸣、耳聋患者应调整心态，及时接受医生的诊治。平日里可培养其他业余爱好，分散对耳鸣的注意力。避免过多地接触噪声，避免使用耳毒性药物，戒烟戒酒。生活作息要规律，睡眠时间不宜过长。

治疗原则

中医认为，耳鸣、耳聋与肝肾亏虚有着密切的关系。因此，治疗重在滋补肝肾。此外，缺铁、缺锌也会使耳部养分供给不足，听觉细胞功能受损，导致听力下降，补铁、补锌则能有效预防耳鸣、耳聋的发生。

民间秘方

方一：将鸡血藤15克、熟地15克、当归12克、白芍10克一起加水煎汁饮用，可滋养肝肾、明目解毒、补益精血，对耳聋耳鸣、头晕目眩、心悸等均有疗效。

方二：将磁朱丸9克（布包）、杭芍9克、远志9克、菖蒲3克、龙胆草1克用水煎服。每日1剂，分2～3次服，可治心肝火旺型耳鸣。

宜吃食物

○ **宜**　海蜇皮、黑芝麻、黄花菜、木耳、韭菜、豆制品、红葡萄酒、黄酒、白菜、柑橘、熟地、当归、山茱萸、鹿角胶

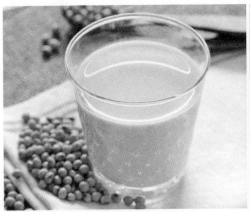
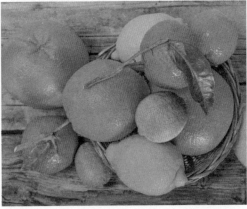

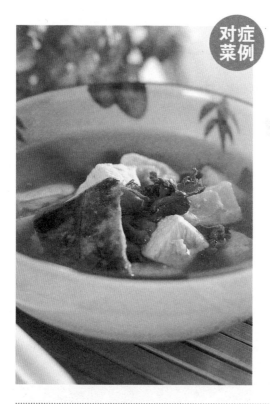

对症菜例

山茱萸枸杞瘦肉汤

原料： 猪瘦肉100克，山茱萸10克，枸杞30克，龟板20克。

做法：

❶ 猪瘦肉洗净，切块。

❷ 山茱萸、枸杞、龟板放入砂锅中，加适量水，大火烧开后，转小火煎40分钟，去渣取汁。

❸ 锅中加水烧开，放入猪瘦肉、药汁同煮至肉熟即可食用。

功效解读： 本品具有滋养肝肾、滋阴养血的功效，适合肝肾阴虚引起的耳鸣、耳聋患者食用。

🦴 **药材档案**

山茱萸中含有丰富的营养物质，对人体有多重补益作用，李时珍在《本草纲目》中将其列为补血固精、补益肝肾、调气、补虚、明目和强身之要药，对肾虚所致的眩晕耳鸣、腰膝酸痛等有较好的治疗作用。

熟地双味肠粉

原料： 虾仁20克，韭菜80克，猪肉丝40克，河粉100克，大枣5颗，枸杞10克，熟地25克，米酒、酱油各适量。

做法：

❶ 枸杞、熟地、大枣煎取药汁备用。

❷ 虾仁由背部划开，去虾线；韭菜洗净切段；猪肉丝、虾仁加酱油、米酒腌制15分钟；将一部分河粉包入猪肉和韭菜，另一部分河粉包入虾仁和韭菜，摆盘，移入蒸笼蒸熟，淋入药汁即可。

功效解读： 本品有补肾养血、聪耳明目的作用，适合耳鸣、耳聋患者食用。

🦴 **食材档案**

虾性温，味甘，归肝、肾经，具有补肾壮阳、抗早衰、通乳等作用，可治肾虚、阳痿、乳汁不下、丹毒等症。现代医学认为，虾营养价值极高，常吃可增强免疫力，抗衰老。

对症菜例

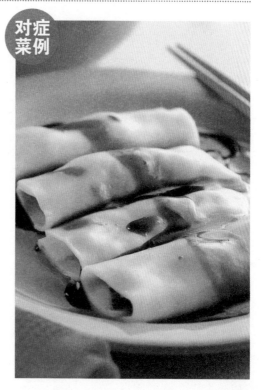

耳鸣、耳聋患者忌吃的食物

耳鸣、耳聋患者禁食煎炸类食物以及冷饮，如油条、薯片、冰激凌等，否则会加重病情。以下两类食物也不宜食用。

高脂肪食物

不宜食用高脂肪食物的原因

耳鸣、耳聋患者忌食富含脂肪的食物，如肥肉、鱼子、奶油、动物内脏等。这些食物脂肪含量很高，如肥肉，一般的猪肥肉中脂肪含量可达 88.6%，奶油的脂肪含量可达 97%。大量脂肪的摄入，会使血脂水平升高、血液的黏稠度增大，从而引起动脉硬化，使内耳出现血液循环障碍，导致听神经营养缺乏，引起耳聋、耳鸣，或促使耳聋、耳鸣的症状加重。

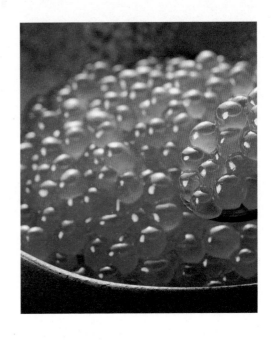

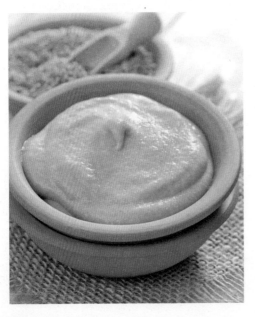

刺激性食物

不宜食用刺激性食物的原因

如辣椒、芥末、生姜、白酒等。这些辛辣刺激的食物均具有耗散的作用，久食可耗散精血、伤及肝肾，从而使耳鸣、耳聋症状加重。而且辣椒、芥末、生姜、白酒等均为性燥热之品，耳鸣、耳聋患者食用后可加重湿热之邪的积聚，使五脏六腑、十二经脉之气血不调而导致耳鸣、耳聋的症状加剧。